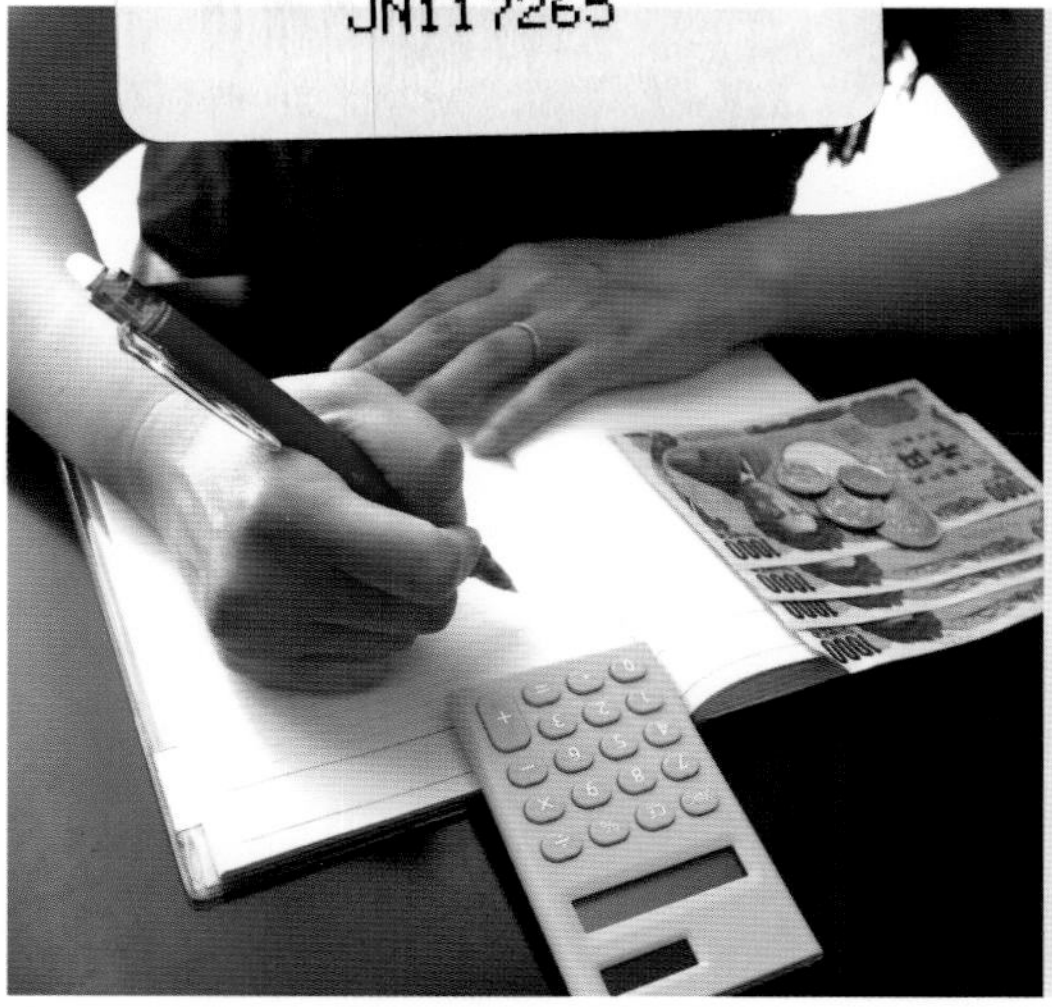

高額な医療費の一部を取り戻すため、助成制度の案内があります。簡単な計算ができるシステムもあります。

Subsidy

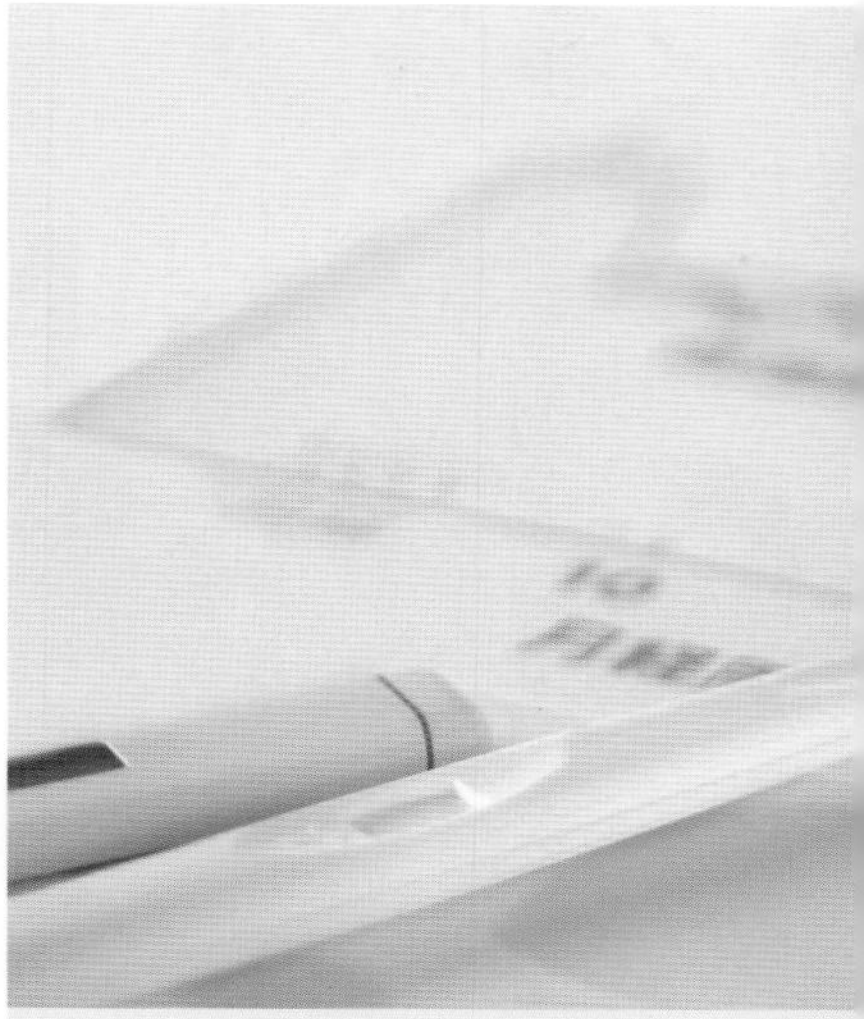

いろいろ悩みも迷いもあるでしょう。その時は無料相談コーナーがありますので、メールを送ってください。

Consultation

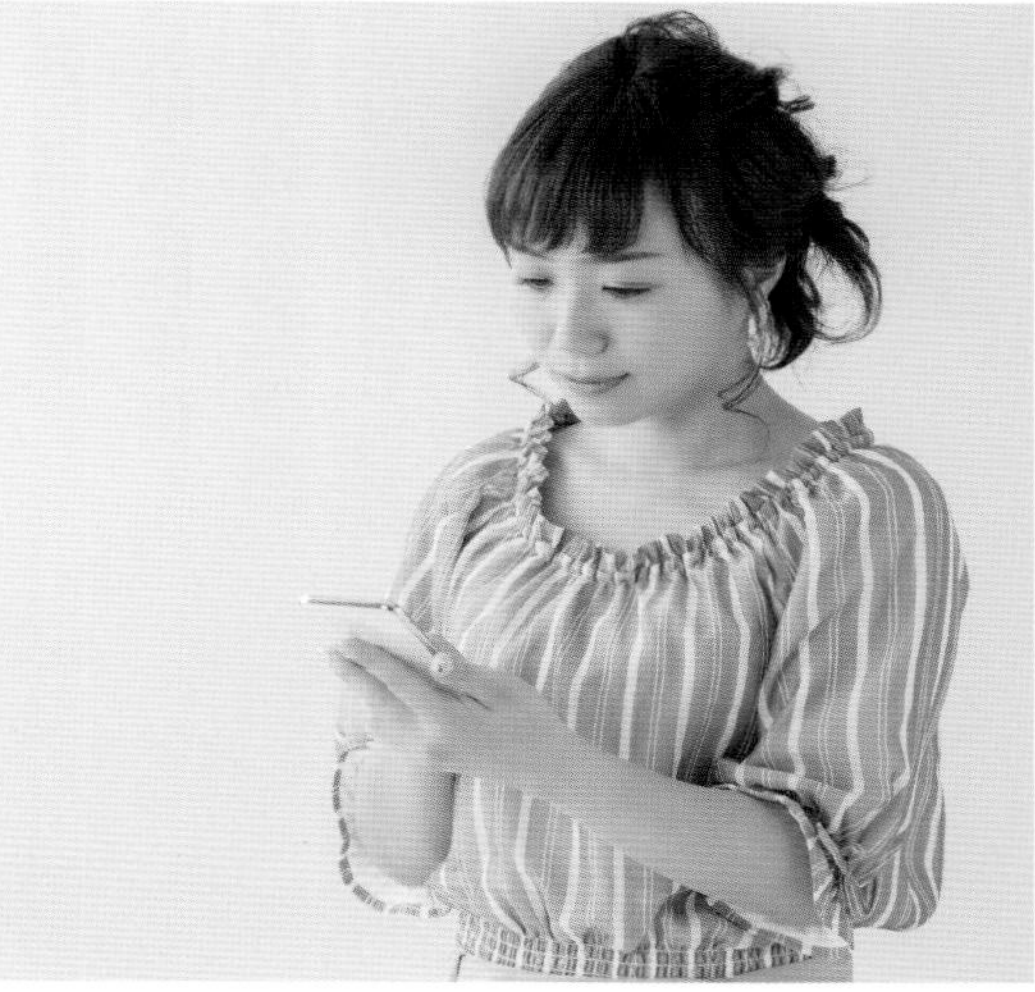

基礎体温は、月経を知るにはとてもよいものです。基礎体温からわかること、わからないことなどお伝えしています。

BBT

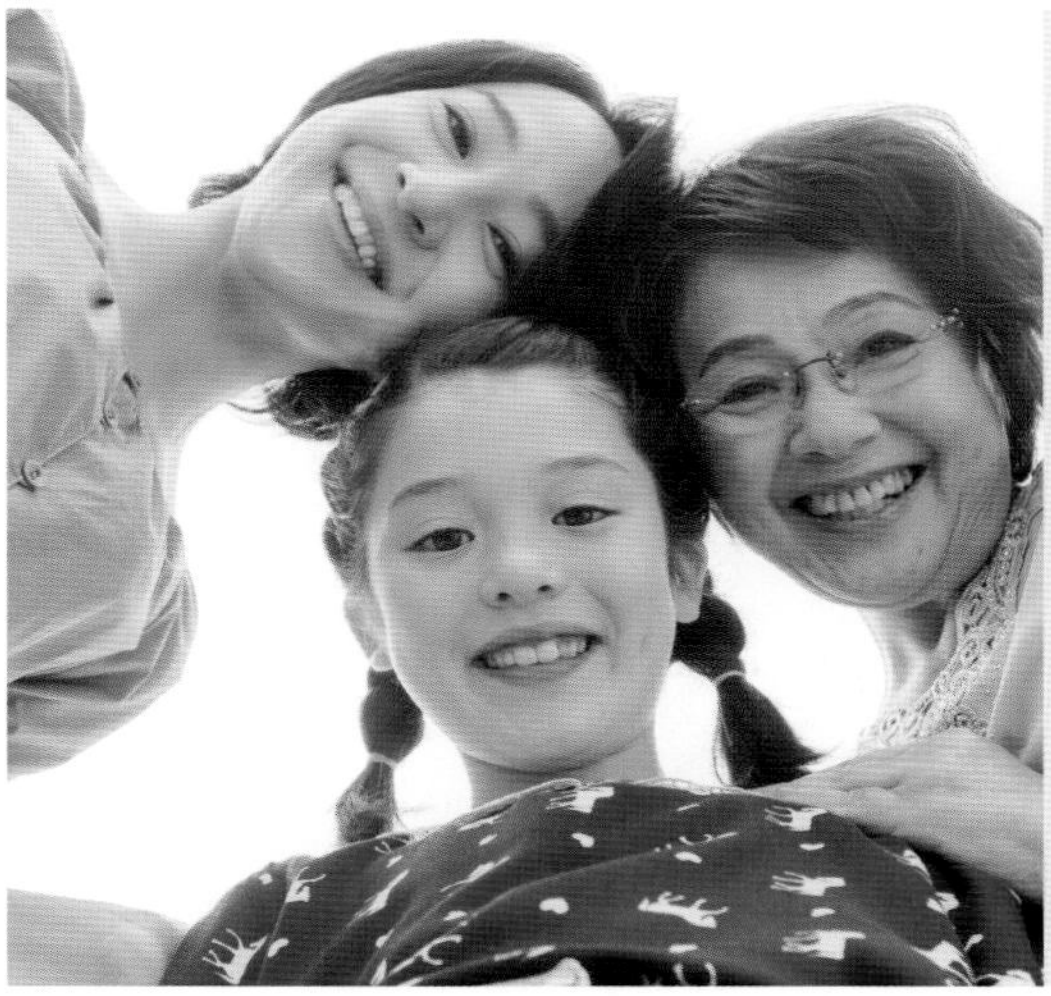

母親、私（自分）、そして子どもへ！受け継がれていく遺伝子の話と卵子の話があります。詳しく説明しているので、覚えておくと後々 GOOD です。

Egg

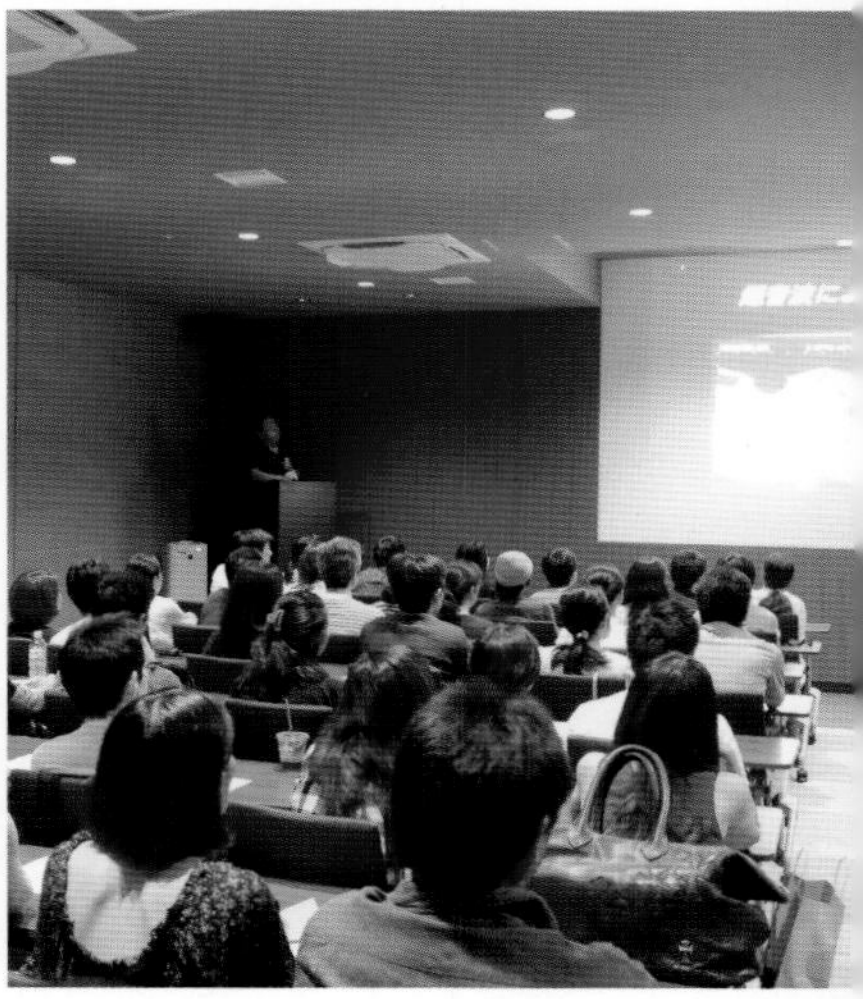

www.funin.info

不妊治療情報センター

funin.info

funin.info

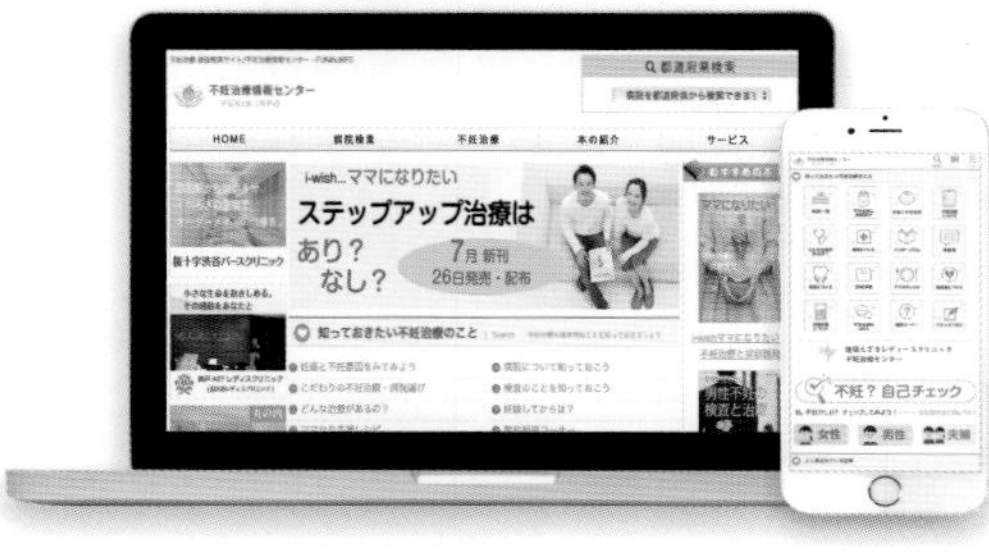

No more! 流産

目次

企画・編集／不妊治療情報センター funin.info（CION corporation）　スタッフ／谷高哲也、松島美紀、織原靖子、土屋恵子、飯田早恵、織戸康雄、天野美雪、小林香奈　イラスト／植木美江
（おうちでレッスン　ママなり教室／撮影：中村 隆史）

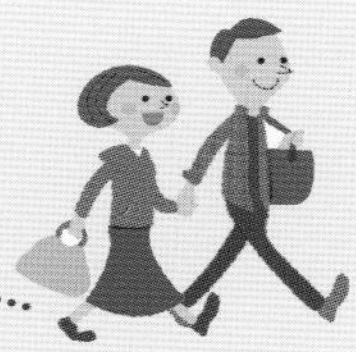

治療を考えているご夫婦にオススメ！

セミナー＆説明会　実施施設紹介

Let's try !

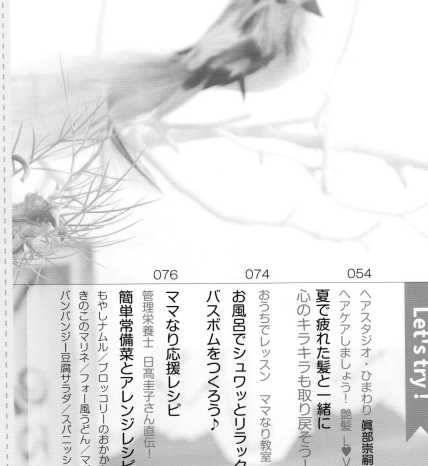

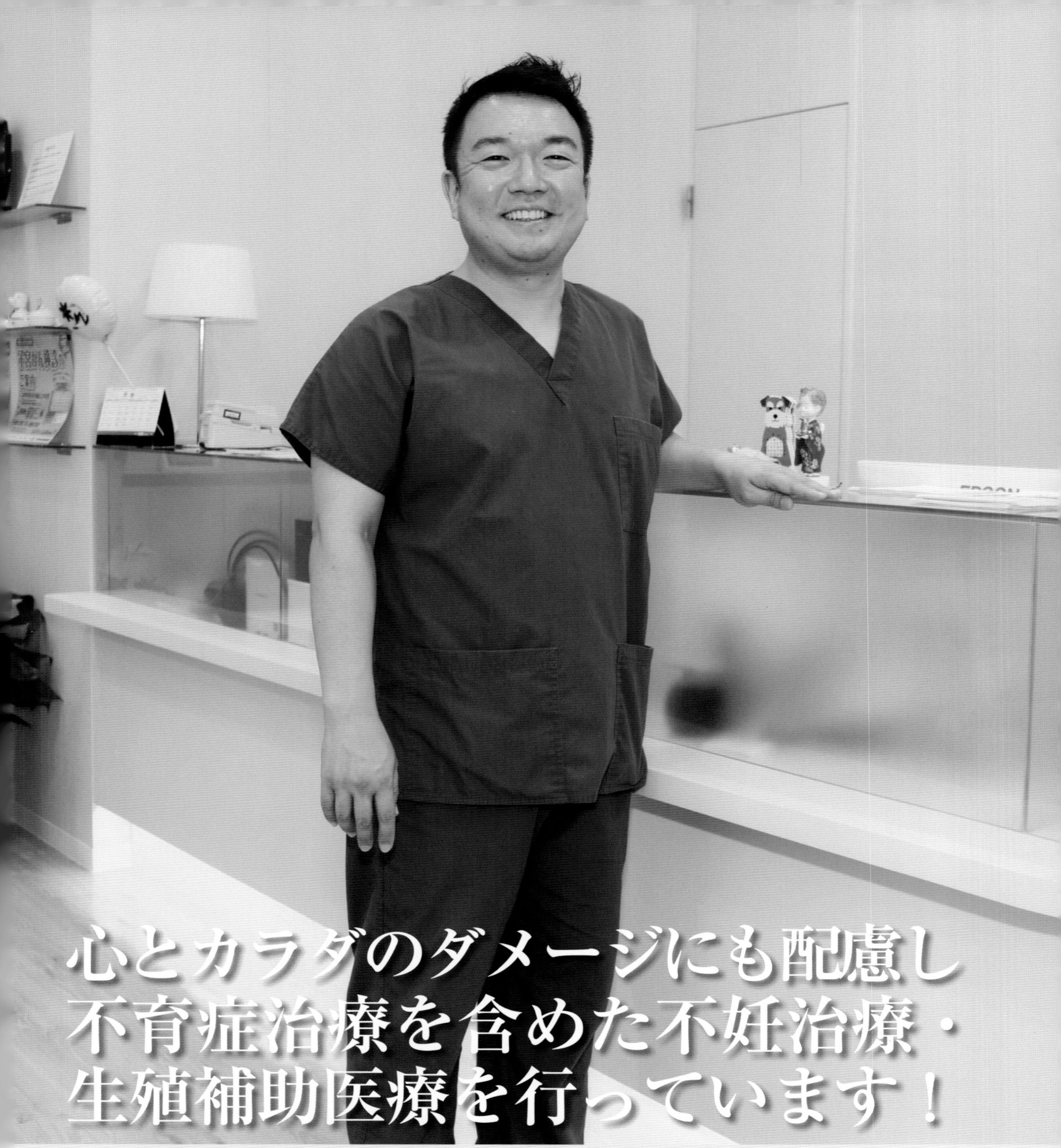

心とカラダのダメージにも配慮し 不育症治療を含めた不妊治療・生殖補助医療を行っています！

愛知県・名古屋市 西区

ダイヤビルレディースクリニック

院長　水谷 栄太 医師

ダイヤビルレディースクリニックは、お父様の培って来た産科婦人科医療を継承する形で、2020年7月に移転し、新たに診療を始めました。クリニックがあるのは、名古屋駅から直結の近代ビルの2階。ほんのり暖色系の色を基調にしたホワイトが新鮮で、心地よい雰囲気の受付待合室です。

利便性の良いこのクリニックの診療や抱負について、院長の水谷栄太先生にお話を伺いました。

新環境でも引き続き女性にやさしい診療スタイル

今回、とてもいい条件でクリニックを移転・リニューアルオープンをすることができました。もともと父（名誉院長）がこの地で診療してきた婦人科がベースにありますから、婦人科全般の診療ノウハウと歴史があり、女性にとっては婦人系の病気、そして妊娠、出産していくとき、また更年期まで生涯を通して頼りになるレディースクリニックとして貢献しています。

不妊治療や生殖補助医療の診療でも、以前に生理不順などで通院されていた方が、今度は不妊治療で来院されることも多く、本当に地域に根差した婦人科だと感じています。

そのため、地元での患者さん層で婦人科全般の診療ができることに加え、これからは駅近の好条件を活かし、地元以外の方も広く受け入れ、専門性の高い体外受精や顕微授精などの生殖補助医療や不育症治療をさらに進めていくことが可能になりました。

不妊治療、そして不育症も専門的に

私は、不妊治療とも関連深い不育症も得意としています。

とくに不育症は専門的に学んできましたから、これからも力を入れていきたいと考えています。

不育症は、妊娠するけれど流産を繰り返したり、死産や新生児死亡を経験することもあります。

とても辛いことで、みなさんとても不安で心配になられます。その治療についても色々な見解があり、まだまだ確立していない分野ですから、不育症については、気をつけて診療を進めています。

それは、心のダメージを強く受けている方に対しては、一概に検査を進めて結果を提示するのではなく、まずはカウンセリングをすることです。

検査は、お金もかかり、遺伝情報が絡むことで、とてもデリケートな要素を含んでいます。ですから、過去の事例から、患者さんごとに適したお話をして、今後に臨むようにしています。

患者さんによっては、できるだけの検査をして調べて欲しいという方もいます。流産はつらい経験です。そこから次へ歩み出すために、どの部分は継続でよくて、どの部分は改善した方がよいのか、一緒に整理しつつ、確認しつつ治療を進めていきます。

妊娠後は、分娩前までしっかり診ています。

もちろん、一般不妊治療、そして体外受精までの生殖補助医療へも力を注いでいます。

患者さんの皆様へ

私たち、ダイヤビルレディースクリニックは、婦人科として女性の健康をトータルに守り、生涯を通して女性のお役に立ちたいと考えています。

不妊症、不育症、更年期障害、月経痛、月経不順など女性のホルモンバランスや生活様式にかかわるあらゆるトラブルは、カウンセリングと診察をすることで、かならず解決する方法がみつかります。

もしも気になる症状があるのなら、一度相談にいらして下さい。

専門は不妊、不育の治療ですが、若い世代から更年期の女性まで広く診る医院です。

Dr.Mizutani Eita profile

ダイヤビルレディースクリニック
水谷 栄太 院長プロフィール

● 略歴
秋田大学医学部卒業
大垣市民病院 勤務
名古屋市立大学病院 勤務
名古屋市立大学医学部医学研究科
博士課程修了
藤田医科大学ばんたね病院 客員講師
ダイヤビルレディースクリニック 勤務
副院長経て院長

● 勤務歴
- 大垣市民病院
- 名古屋市立大学病院
- 半田市立半田病院
- 医療法人成田育成会成田病院
- 藤田医科大学ばんたね病院

● 所属学会
- 日本産科婦人科学会 専門医
- 日本生殖医学会生殖医療 専門医
- 日本病院プロテアーゼ学会
- 日本産婦人科乳がん学会
- ESHRE ヨーロッパヒト生殖医学会

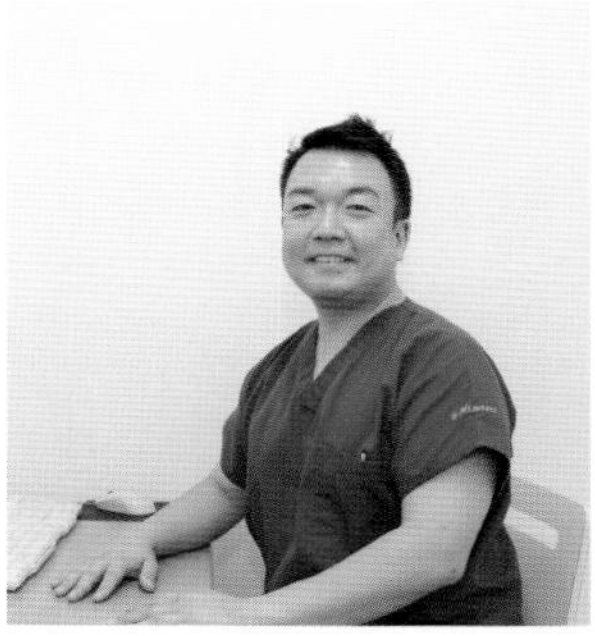

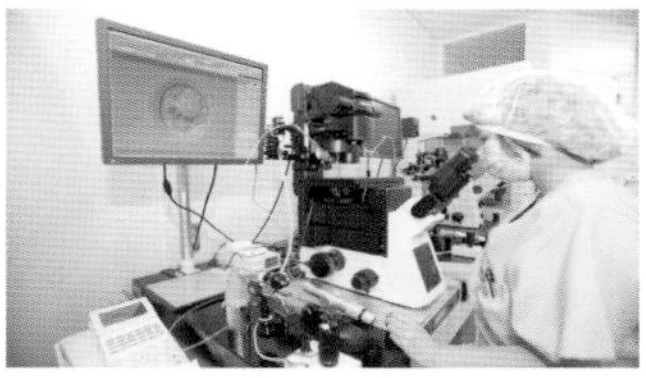

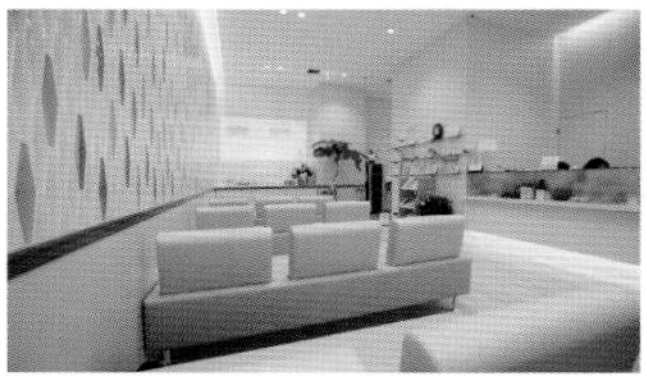

ダイヤビルレディースクリニック
電話番号 052-561-1881
診療科目／『生殖医療』『不育症』『婦人科医療全般』
診療受付／10:00 ～ 13:00　16:00 ～ 19:00
土曜 9:00 ～ 13:00
休 診 日／日曜祝日、土曜の午後
変更情報等、HP での確認をお願いします。
https://www.daiya-lc.jp/

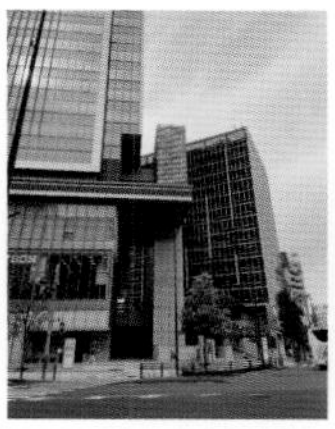

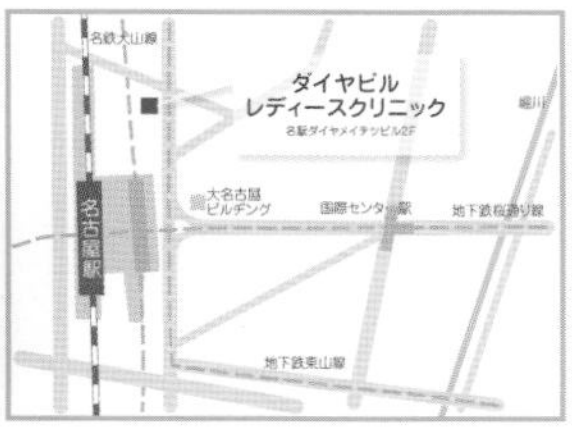

所在地
〒 451-0045
愛知県名古屋市西区名駅 1-1-17 名駅ダイヤメイテツビル 2F
アクセス
名古屋駅徒歩 2 分

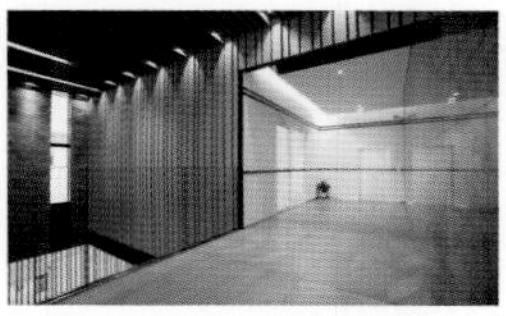

No more! 流産

もういや！　二度と流産したくない！

すべての妊娠が順調で、赤ちゃんが無事に生まれてくるとは限りません。

なかには、流産になってしまうこともあります。

流産は、その経験が一度であっても、精神的なダメージが大きく、「生まれてこられたはずの命なのに、流産は自分のせいだ」と思い、深く傷つく人もいます。

また、次の妊娠に気持ちを向けようとしても、「また流産してしまったら…」と思い、なかなか前向きになれない人もいるでしょう。

そして、不妊治療をしている人のなかには、胚移植しても着床しない。生化学的妊娠を繰り返してしまう…と悩んでいる人も少なくありません。

流産は、とても辛い出来事ですが、それが次の妊娠へ、赤ちゃんが授かる方法へと導いてくれることもあります。

今号では、体外受精に起こる着床障害と、妊娠はできるのに継続ができない不育症の情報をまとめました。

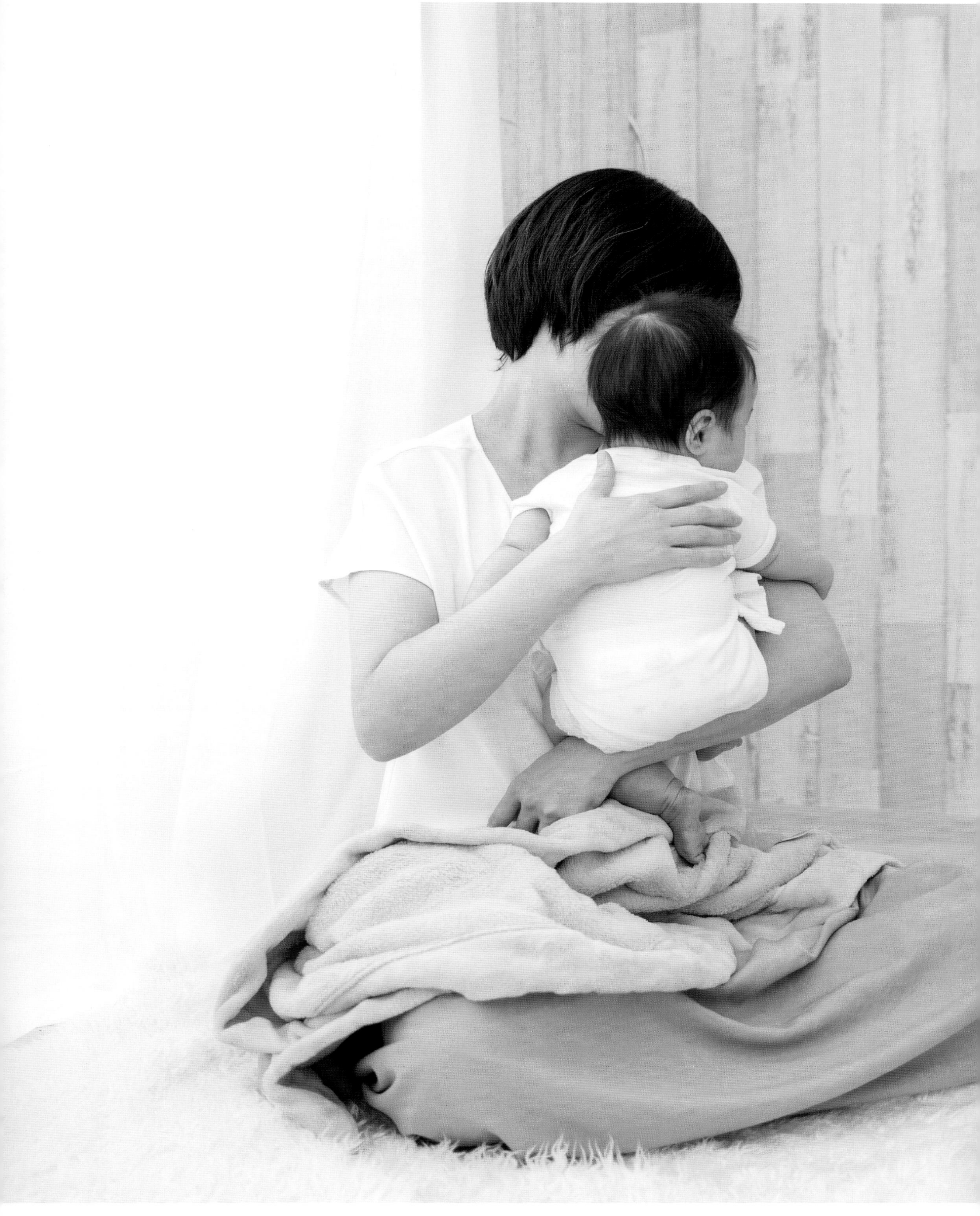

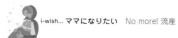

1 流産は、なぜ起こる?

流産とは?

流産とは、妊娠したにもかかわらず、妊娠の早い時期に赤ちゃんが亡くなってしまうことをいい、妊娠22週（赤ちゃんがお母さんのお腹の外では生きていけない週数）より前に妊娠が終わることのすべてを「流産」といいます。

妊娠に関するトラブルとしては意外と多く、全妊娠の約15%に起こり、妊娠経験のある女性のうち約40%が経験しているといわれています。

また、妊娠12週未満の流産を「早期（初期）流産」、妊娠12週以降22週未満の流産を「後期流産」といい、流産の80%以上は早期流産で、その原因のほとんどは胎児の染色体異常といわれ、偶然に起こります。

流産ではない生化学的妊娠

最近、市販されている妊娠検査薬の精度が高なり、わずかな尿中hCGにも反応するようになってきました。そのため、月経予定日に妊娠検査薬を使って、うっすらと陽性反応があったことに「妊娠した!」と喜び、それもつかの間、数日後に月経がきて「流産した…」と落胆するというケースも少なくありません。

これは、流産ではなく生化学的妊娠といいます。生化学的妊娠とは尿中や血中に妊娠反応があったという生化学的な反応のみで終わってしまうことをいいます。ですから、市販の妊娠検査薬を月経予定日に使って検査して「妊娠した」と判断するのは性急です。

このことを化学流産と呼ぶこともあることから流産だと誤解をする人もいますが、生化学的妊娠は流産には含まれません。また、その原因は、胚の染色体異常から起こる自然淘汰がほとんどです。

本来の妊娠は、超音波検査で胎嚢が確認できた臨床的妊娠のことをいいます。妊娠は、医師の受診のもと、検査を受け、きちんと診断してもらいましょう。

流産の兆候は?

妊娠6週頃になると、超音波検査で胎児の心拍が確認できるようになり、流産する確率が低くなります。しかし、全く心配がないというわけではありません。

流産の主な兆候は、出血と腹痛です。出血の色は、鮮やかな赤だったり、暗褐色だったり、薄いピンク色だったりします。

腹痛は、子宮が収縮するため、腹部がけいれんしたような痛みが起こります。妊娠週数が進むにつれて腹痛は強く、出血量も多くなります。

ただし、超音波検査で発育が停止（流産）していると診断された稽留流産の場合は、出血や腹痛など自覚症状がないのが特徴です。

また、出血があったら、すべて流産に結びつくというわけではありません。胎児側が胎盤をつくる過程で、母体の子宮内膜の血管が破れて、出血することがあります。この場合、すぐに流産につながるとも、すべて流産につながるともいえません。

そのほかでは、子宮腟部びらん（腟につき出ている子宮の腟部が赤く見える状態）や子宮頸管ポリープ（子宮頸管にできたイボのようなもの）、または性器以外からの出血の場合もあります。

腹痛も、子宮の収縮ではなく、子宮外妊娠が原因の場合もあります。何にせよ、妊娠中の出血や腹痛は、とても心配な症状です。自分で判断をせずに、病院に連絡をして指示をもらいましょう。

流産の確率

年齢が高くなると、妊娠が難しく、流産しやすくなっていきます。

イギリスの医学誌ＢＭＪで２０００年に発表された自然流産のリスクは、グラフ1のように報告されています。

このグラフからは、39歳を境に流産率の変化が見えます。

39歳以下の流産率に大きな差はありませんが、40歳以上になると妊娠しても約半分が、45歳以上になるとほとんどが流産してしまいます。

これは、自然流産にだけ起こるわけではなく、体外受精でも同じように、年齢が高くなるごとに流産率も高くなります。ただ、体外受精のほうが流産率が低い傾向にあるようです（グラフ2）。

流産は予防できる？

流産しかかっていることを「切迫流産」といいます。妊娠12週未満の場合には、特に有効な薬はないため、安静にして経過観察することになります。早期流産の原因で最も多いのは、胎児の染色体異常です。染色体異常が原因で起こる流産は、止めようがありませんし、防ぎようもありません。

予防法については、確率したものはありませんが、タバコは副流煙も含めて吸わないこと、風疹などの予防接種をすること、糖尿病などの基礎疾患がある場合は必ず受診しておくことが大切です。

また、栄養面では妊娠を希望する女性の葉酸摂取が勧められていますが、これは神経管閉鎖障害の予防が主な目的です。胎児に神経管閉鎖障害が起こった場合、流産になることもありますので、普段の食事とともにサプリメントから葉酸を摂取しましょう。

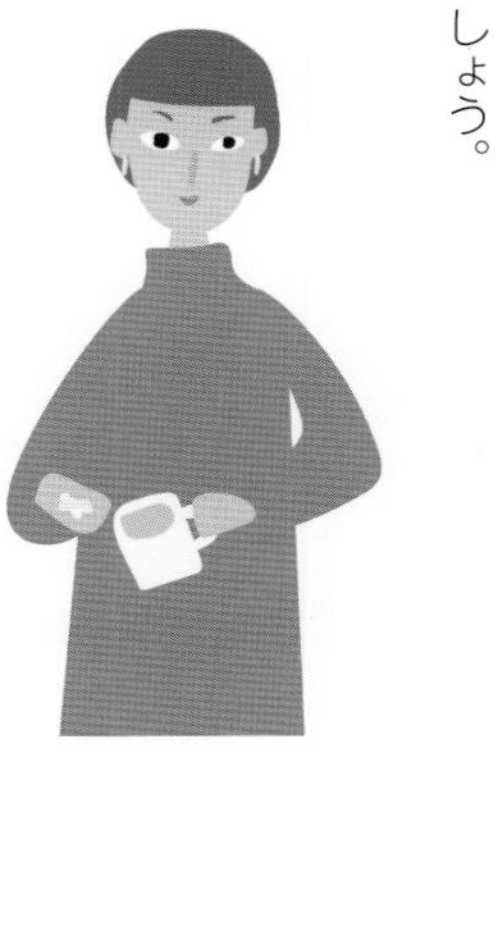

自然流産のリスク　（グラフ 1）

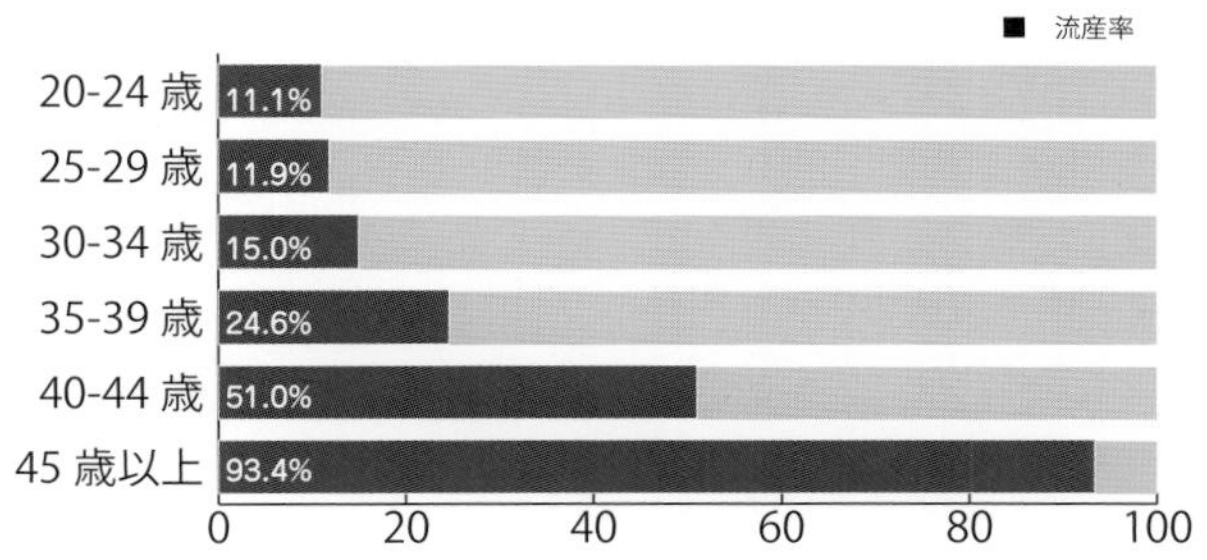

Maternal age and fetal loss: population based register linkage study　BMJ. 2000;320 :1708

体外受精／妊娠あたりの流産率 2017　（グラフ 2）

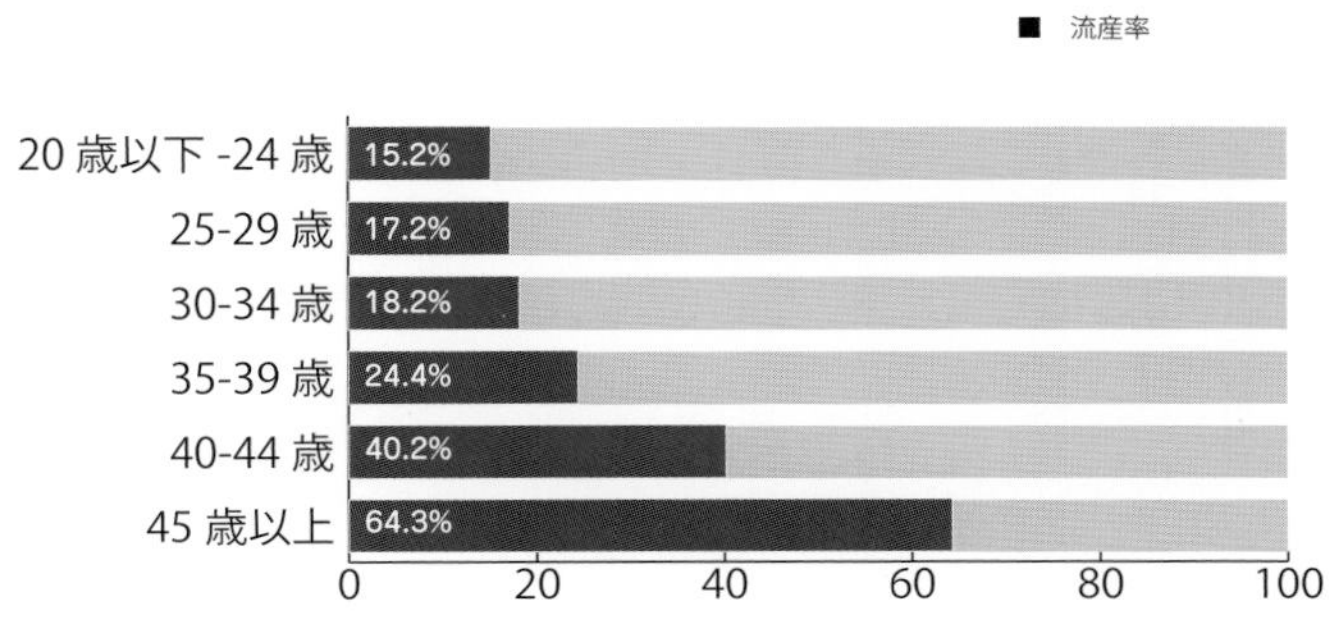

日本産科婦人科学会 ART データより作成

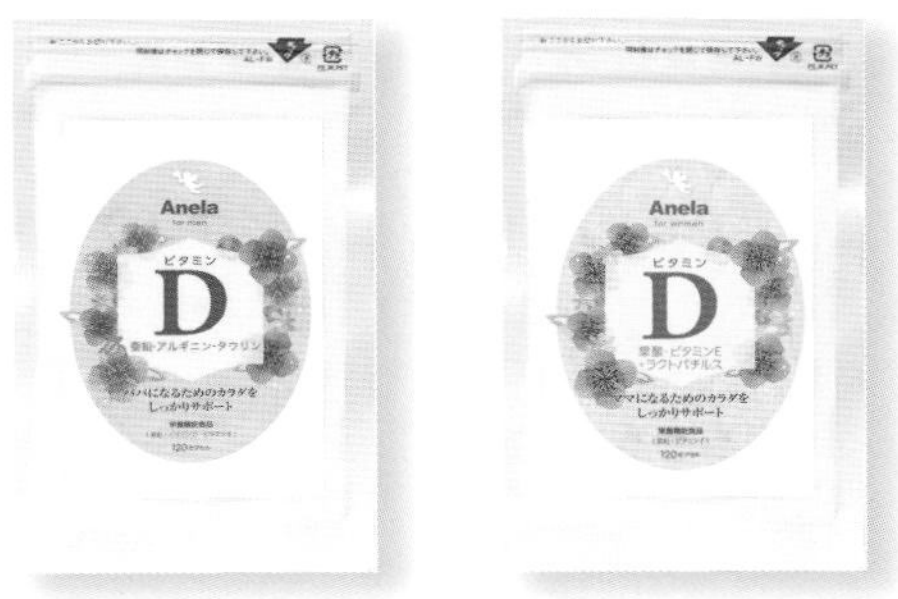

葉酸のサプリメントは、さまざまあります。自分の目的にあった葉酸サプリメントを選びましょう。葉酸は、多くの野菜に含まれていますが、妊活期の女性には野菜などに含まれるポリグルタミン酸型葉酸に加え、モノグルタミン酸型葉酸が必要です。ポリグルタミン酸は、消化されてモノグルタミン酸になって体に吸収されますが、ポリグルタミン酸型葉酸は消化されているうちに葉酸として吸収されるのは、２分の１から４分の１になってしまいます。それでは、必要な分を補うのには難しいことから、モノグルタミン酸型葉酸をサプリメントから摂取することを勧められています。

▶▶▶ 73 ページをご参照ください。

② 着床するということは?

流産を知るためには、まずは着床がどのようにはじまるのか、どのような状態を着床が完了したというのかを理解することが大切です。

左ページの図版をみながら、おさらいしてみましょう。

着床は、どのように起こるの?

① 胚を受け入れる準備

子宮内膜が胚を受け入れる準備は、排卵に向けて卵胞が成長している時期にはじまっています。卵胞が成長するにつれて、卵巣は卵胞ホルモン（エストロゲン）を分泌します。エストロゲンは、子宮内膜を増殖させ、厚くしていきます。

エストロゲンによって厚みを増した子宮内膜は、黄体ホルモン（プロゲステロン）によって着床しやすいよう環境が整えられていきます。このプロゲステロンは、排卵後の卵巣に残った卵胞が黄体化し分泌されるようになります。

② 受精から胚の成長

卵管膨大部で出会った卵子と精子は受精し、胚となります。受精後は、卵管内で細胞分裂を繰り返し成長しながら子宮へと運ばれていきます。

胚に栄養を与えるのは、卵管液です。胚は、受精後から8細胞期までは主に卵子の力でピルビン酸と乳酸を栄養に発育します。8細胞期以降は、グルコースを栄養にし、胚自体の力で発育するようになります。

卵管には、ピルビン酸と乳酸が豊富ですが、子宮に近い卵管ではグルコースが含まれています。実際、子宮内には、グルコースが豊富であることがわかっています。

③ 着床のはじまり

着床のはじまりから完了まで、次ページに順を追って説明しました。

よく胚が子宮内膜の上にちょこんと乗って、そこから根を生やして行くように着床が起こると思っている人がいますが、そうではありません。

胚は、自分の力で子宮内膜へ潜り込んでいくのです。

④ 着床の成立

胚は子宮内膜へと潜り込み、子宮内膜細胞を分解しながら勢いよく侵食していきます。その際に分泌されるヒト絨毛性性腺刺激ホルモン（HCG）が母体の血液中や尿中にも検出されるようになり、血液検査を行うとHCG値がわかり、その値が妊娠継続の目安となります。尿検査では妊娠反応が陽性と出ます。

着床が成立すると、黄体は妊娠黄体となり、ますます盛んにプロゲステロンを分泌し、胎盤がつくられるようになるまでの間、妊娠を継続させるために働きます。

そのため、妊娠後も基礎体温は、しばらく高温相が続きます。

血中HCGの参考値

妊娠４週：	20 ～ 500
妊娠５週：	500 ～ 5,000
妊娠６週：	3,000 ～ 19,000

（単位　mIU/ml）

尿中から50mIU/ml 以上のHCGが検出されれば、尿検査でも妊娠反応が陽性か陰性かがわかります。

病院で妊娠判定を行う以前に市販の妊娠検査薬で調べることもできますが、異所性妊娠（子宮以外の場所）などもあるので、なるべく病院の判定まで待ちましょう。

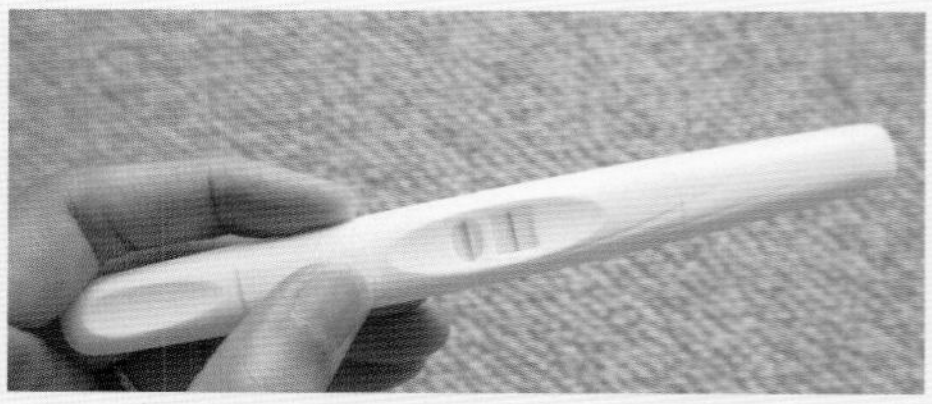

着床のはじまりから完了まで

胚は、子宮内膜の上にポコン！と乗って育つわけではないのです。子宮内膜の中で、育っていきます。

1 着床のはじまり

着床は、内部細胞塊（将来赤ちゃんになる細胞）を子宮内膜に接着させることからはじまります。接着させるとすぐに、胚は子宮内膜に潜り込んでいきます。

胚盤胞には栄養膜があり、まずこれが二層に分かれます。一つは栄養膜細胞層、さらにその外側に栄養膜合胞体層ができ、この栄養膜合胞体層は、子宮内膜上皮とその下の結合組織へ侵入していきます。

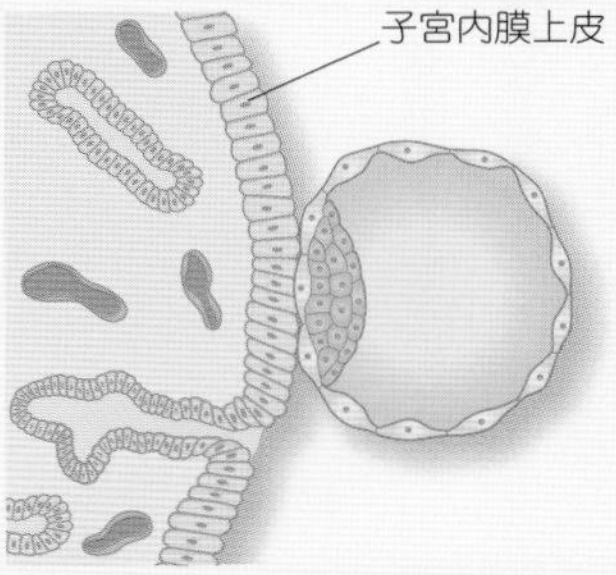

胚は、将来、赤ちゃんになる細胞側を子宮内膜に接着させます。

2 胚が内膜に潜り込む

栄養膜合胞体層は、酵素を分泌することで、その周囲の子宮内膜細胞を分解しながら、アメーバーが広がっていくように子宮内膜の中へと潜り込んでいきます。

また、分解された子宮内膜細胞は栄養膜合胞体層に取り込まれ、胚の栄養源となります。

このように、胚は自分の力で子宮内膜へ、だんだんと潜り込んでいきます。

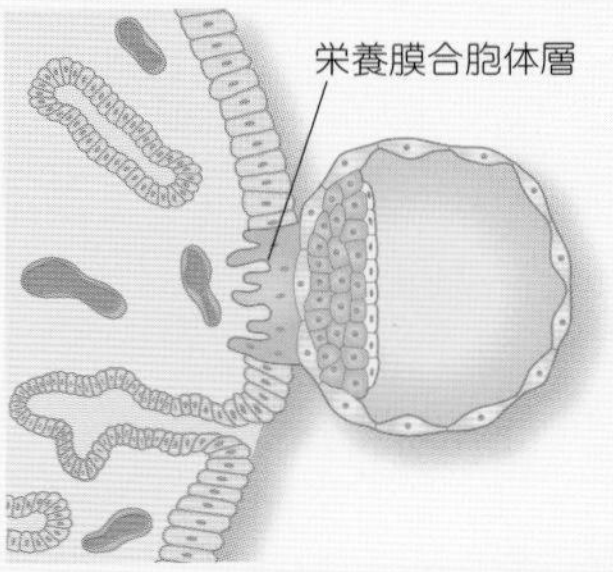

胚は、内膜に接着するとすぐに潜り込んでいきます。

3 HCGホルモンの分泌が盛んになる

栄養膜合胞体層は、妊娠を維持するためのとても重要なホルモンであるヒト絨毛性性腺刺激ホルモン（HCG）を分泌します。着床が進む中、栄養膜合胞体層に腔ができ、ここは母体血液などで満たされるようになります。

また、母体血液が腔に入ると、酸素と栄養は胚子（胎児）が利用するようになります。これが胎盤の始まりになります。

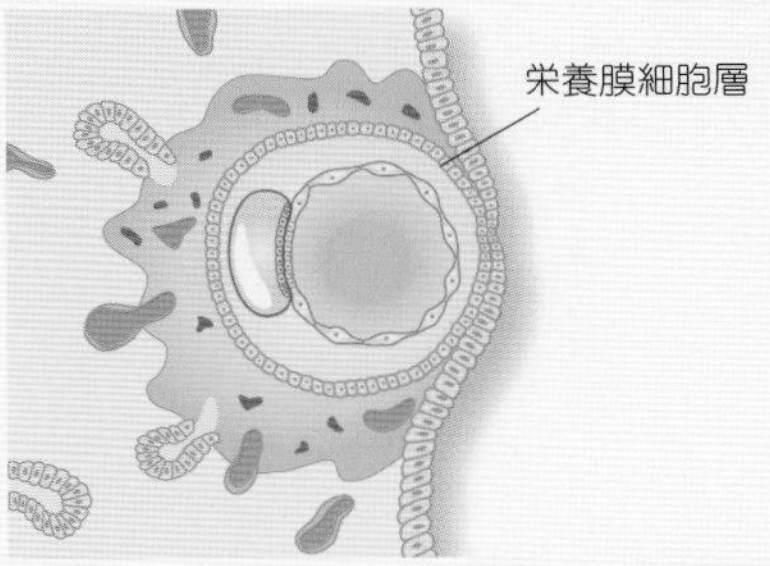

胚は、子宮内膜を分解して、自分のものにしながら、胎盤をつくるためにHCGの分泌がはじまり、これが盛んになります。

4 妊娠反応が陽性になる

卵巣の黄体が刺激され、エストロゲンの分泌が促されることにより月経が止まります。

エストロゲンは、胚が胎盤をつくる間、その代わりとなって妊娠維持のために働きます。

栄養膜合胞層は、勢い良く増殖するので、HCGの量も勢い良く増加していきます。HCGは、母体血液にも入ることから、血液、または尿から検出され、妊娠したことがわかります。

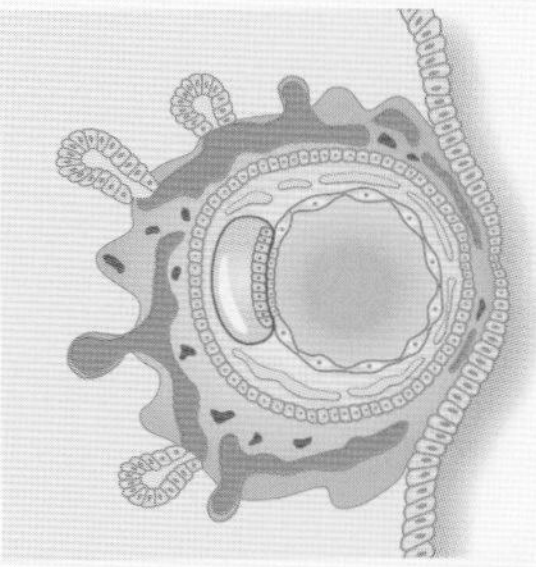

胚は、勢いよくHCGを分泌し、このホルモンが血液、または尿中から検出されることで妊娠反応が陽性になります。

5 着床が完了する

子宮内膜に胚が潜り込んでしまうと、子宮内膜上皮が潜り込んだ場所を修復しはじめます。修復されるにつれて、子宮内膜上皮にあった痕は、だんだんと消えていきます。

受精から14日目頃になると一次絨毛膜絨毛がつくられはじめます。絨毛とは、胎盤と子宮壁との接触面にある突起で、これにより母体と胎児の血液は直接混じり合うことなく栄養分や酸素のやり取りを行うことができます。

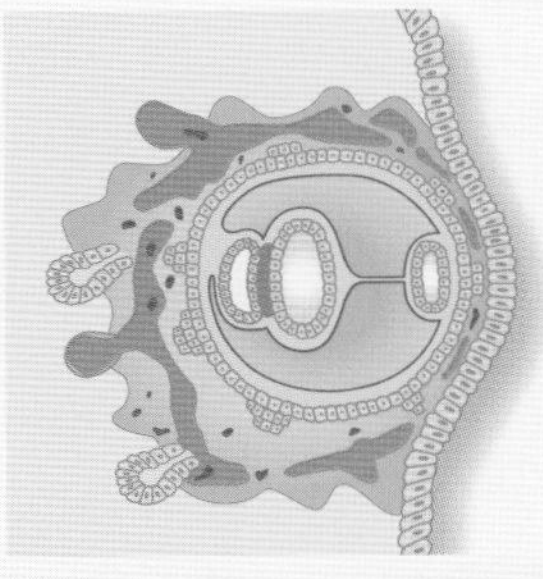

胚が完全に潜り込むと、その痕を塞ぎ、胚は完全に子宮内膜に潜り込み、着床が完了します。

③ 不妊治療と流産

不妊治療をする夫婦は流産しやすいの？

不妊治療をしている夫婦にとって、「妊娠しましたよ」は、待ちに待った一言です。でも、そのすべてが出産につながるわけではありません。

残念ながら、流産にいたってしまうこともあります。

では、不妊治療をする夫婦は、流産しやすいのでしょうか。

11ページで紹介した自然流産のリスクと体外受精／妊娠あたりの流産率から30歳以上を比較してみましょう（グラフ3）。

グラフから39歳以下では、自然妊娠と体外受精の流産率に差はありません。40歳以上になると、自然流産に比べ体外受精での流産の方が確率が低い傾向にあります。

これは、体外受精では胚を評価し、着床の可能性の高い胚を選択して移植していること、また凍結融解胚移植では、子宮内膜、ホルモン環境を調整し、移植時期のタイミングを合わせることなどが、自然妊娠よりも流産率が低い理由ではないかと考えられます。

これを踏まえると、不妊治療をしている夫婦のほうが流産しやすいとはいえないとも考えられます。ただ、自然妊娠よりも流産率が若干高いと感じている医師は少なくありません。

その理由として、たとえば、不妊治療を行う夫婦は、何かしら不妊原因を持っていて妊娠しづらいわけですから、それが流産につながっているのかもしれません。

また、自然妊娠をする夫婦の年齢層に比べ、不妊治療を行っている夫婦の年齢層のほうが若干高いことが、「自然妊娠」よりも「不妊治療」のほうが流産率が高いといわれる要因ではないかと考えられます。

流産率の上昇は、妊娠する方法というよりも、女性の年齢が主な要因と考えていいでしょう。

自然妊娠と体外受精の流産率 （グラフ3）

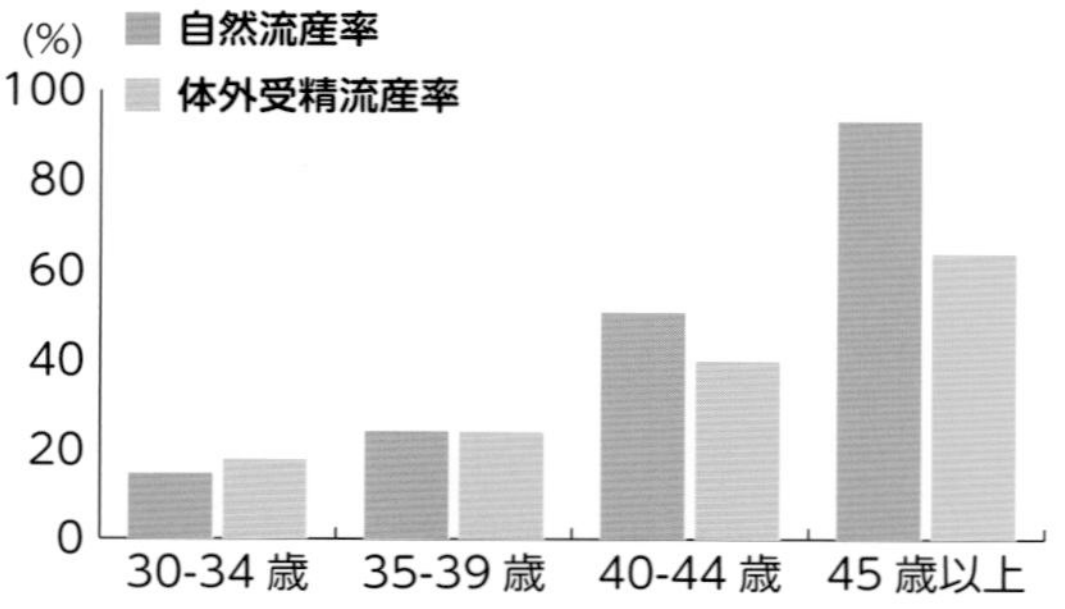

P11 グラフより改変

不妊治療をする夫婦は生化学的妊娠になりやすいの？

生化学的妊娠については、不妊治療を行っている夫婦のほうが経験しているかもしれません。自然妊娠の場合には、月経予定日を14日程度経過してから尿中で検査することが多く、陽性もしくは陰性の反応が出ます。これに比べ、不妊治療のなかでも特に体外受精では、採卵（排卵に相当）から14～16日目頃（妊娠4週0日～妊娠4週2日）、胚盤胞移植であれば移植から11日目、初期胚（4細胞期）であれば14日目頃を目安に妊娠判定を血中hCG値から診ることが多いようです。それより以前に血中hCG値を診ることもありますが、妊娠判定というよりも着床チェックと考えた方がいいでしょう。このような早期の着床チェックも含め、極わずかなhCG値であっても検出されることから、自然妊娠であれば知らずに過ごしていた生化学的妊娠を知ることになるでしょう。

なぜ年齢が流産の要因になるの？

流産率は、年齢を重ねるに従って上昇し、これには、卵子の老化が関係しています。

日本産科婦人科学会 ARTデータ2017（グラフ4）によると、流産率は、35歳くらいから増加し、その逆に妊娠率は低下します。そして、39歳を境に妊娠率と流産率が逆転し、その後は妊娠率の低下よりも流産率の増加速度のほうが速いように見えます。

年齢が高くなるにつれて、流産率が上昇するのは、卵子に大きな要因があることは、ドナー卵子を使った体外受精の生産率を見ることでもわかります。アメリカ疾病予防管理センター（CDC）の生殖補助医療 全国概略報告2016の中に、提供卵子と自己卵子の生産率（生きた赤ちゃんを出産した率）を示したグラフ5を見てみましょう。自己卵子での生産率が年齢を追うごとに低下するのに比べ、提供卵子による生産率は、年齢を重ねても低下せず、横ばいを続けます。

このことから、妊娠や流産には胎児を育てる子宮ではなく、卵子の年齢が大きく関係していることが伺えます。

卵子の老化は、染色体異常の発生率が上がること、また卵子の力が低下することなどに現れ、これらが妊娠率や流産率につながります。

卵子は、もともと染色体異常が起こりやすく、排卵した卵子の約25％に染色体異常があるといわれ、40歳前から上昇します。

卵子は、2回の減数分裂を経て、46本の染色体数を半分の23本に減らしますが、これに間違いが起こり（不分離）、染色体数が22本や24本になることがあります。こうした卵子が精子（染色体数23本）と受精しても、染色体数の異常から受精が完了しない、胚が成長しない、着床しない、流産が起こる、もしくは染色体の数に問題を持った子どもが出生することにつながります。

2017年 体外受精による
妊娠率・生産率・流産率 （グラフ4）

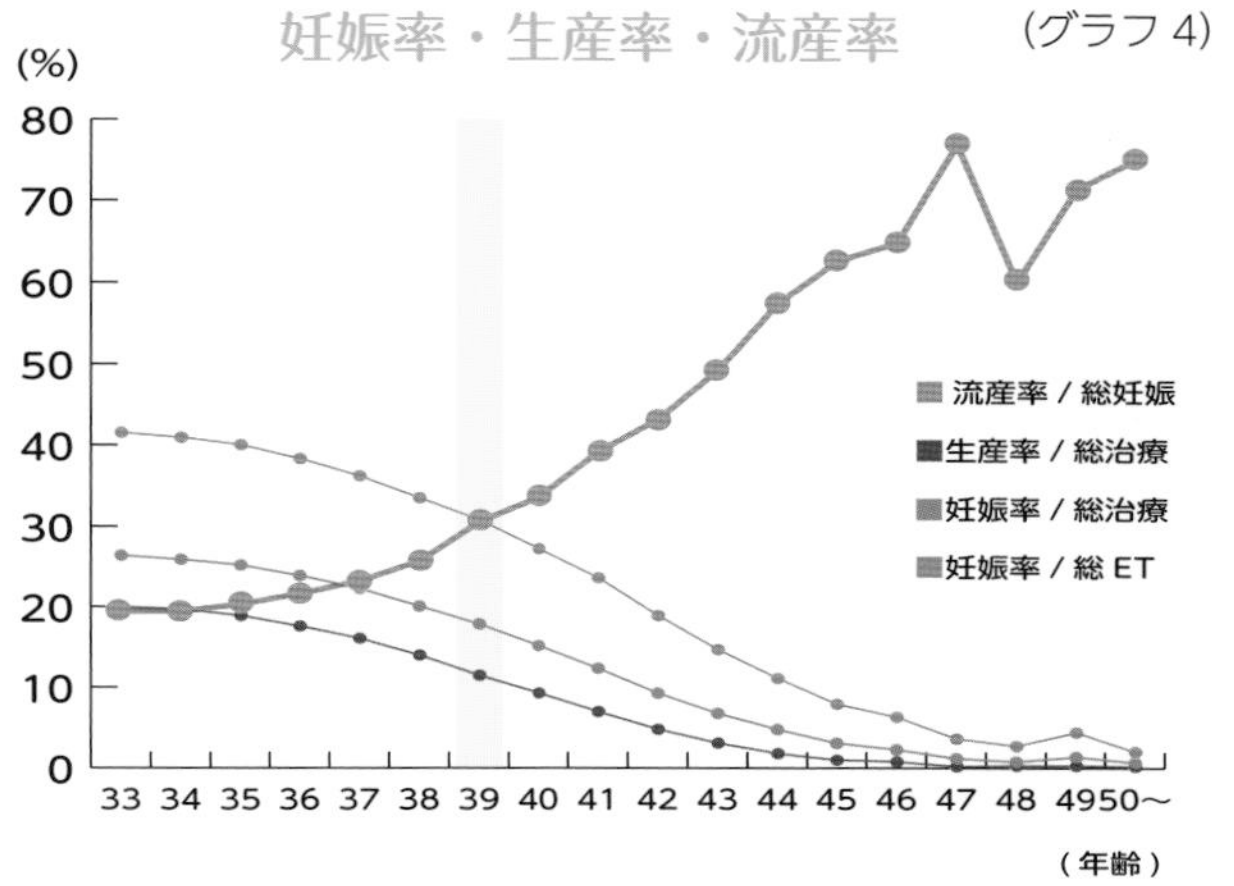

日本産科婦人科学会 ART データ 2017 より 改変

新鮮胚移植における年齢別ドナー卵子
と自己卵子の生産率 2016 （グラフ5）

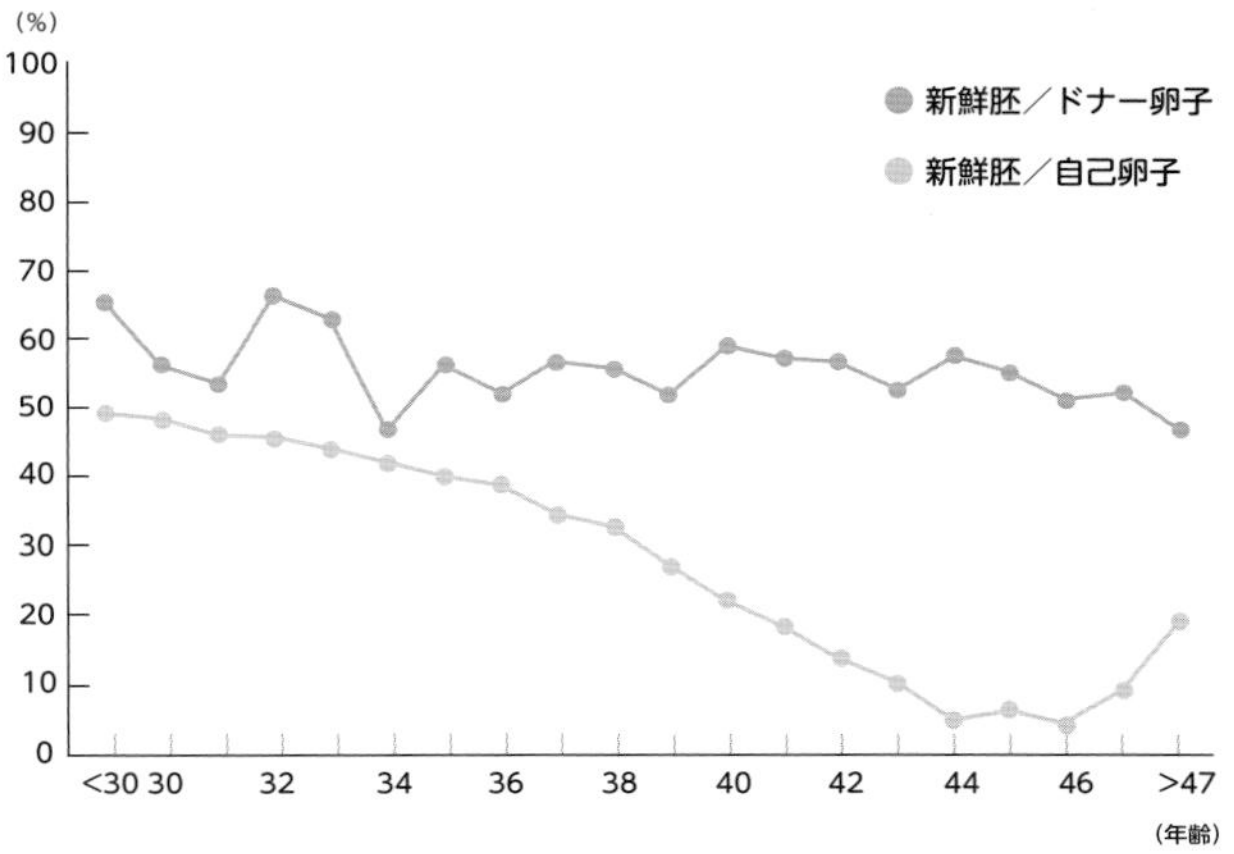

2016 Assisted Reproductive Technology
National Summary Report CDC

排卵から着床以前に起こる染色体異常率

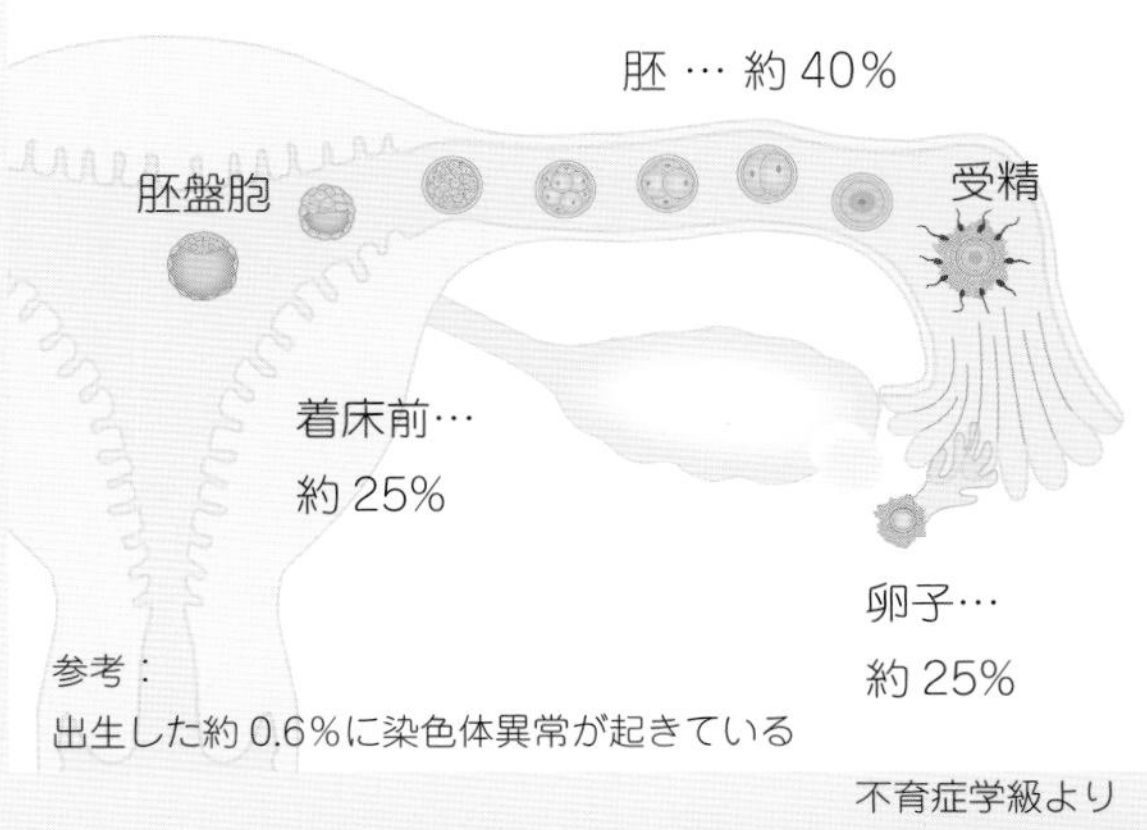

参考：
出生した約 0.6%に染色体異常が起きている

不育症学級より

④ 体外受精と胚移植

体外受精
胚移植までの過程は?

体外受精には、いくつかの過程があります。

① 排卵誘発

まずは、卵胞を育てることから始まります。これには、個々の卵巣機能、ホルモン環境などから適切な排卵誘発方法を選択しますが、場合によっては排卵誘発（採卵）周期前からホルモン調整をすることもあります。

② 採卵手術

卵胞が十分に育ったら、次に採卵手術です。採卵手術は、エコーで確認をしながら、成長した卵胞を1つ1つ針で刺し、卵胞液ごと卵子を吸引し、その卵胞液から顕微鏡を使って卵子を探します（検卵）。

採取された卵子は培養液で洗浄し、その後、すぐに前培養用の培養液に移し、インキュベーターに保管します。前培養とは、卵子が受精できるように成熟させるために行うもので、約2～3時間ほどインキュベーターで培養します。

③ 受精

前培養後、卵子と精子を受精させます。受精方法は、主に精子の状態から選択されます。特に精子に問題がなければ、卵子に精子を振りかける通常媒精（コンベンショナルIVF）を行い、精子が極端に少ない場合には、精子1個を卵子の細胞質内に注入する顕微授精（ICSI）が行われます。また、これまでの通常媒精で受精しなかったなどで受精障害と判断される場合、顕微授精（ICSI）が選択されることが多くなります。

④ 胚培養

受精操作から、約17時間後には、卵子由来の前核、精子由来の前核がそれぞれ1個ずつ見え、また第二極体が放出されていれば受精が完了したと判断できます。

胚は、培養液から栄養をもらい、温度や二酸化炭素など卵管環境に近づけたインキュベーターの中で4細胞期、8細胞期と成長し、受精から5日目には着床直前の胚盤胞へと成長します。

胚の成長：受精から胚盤胞まで

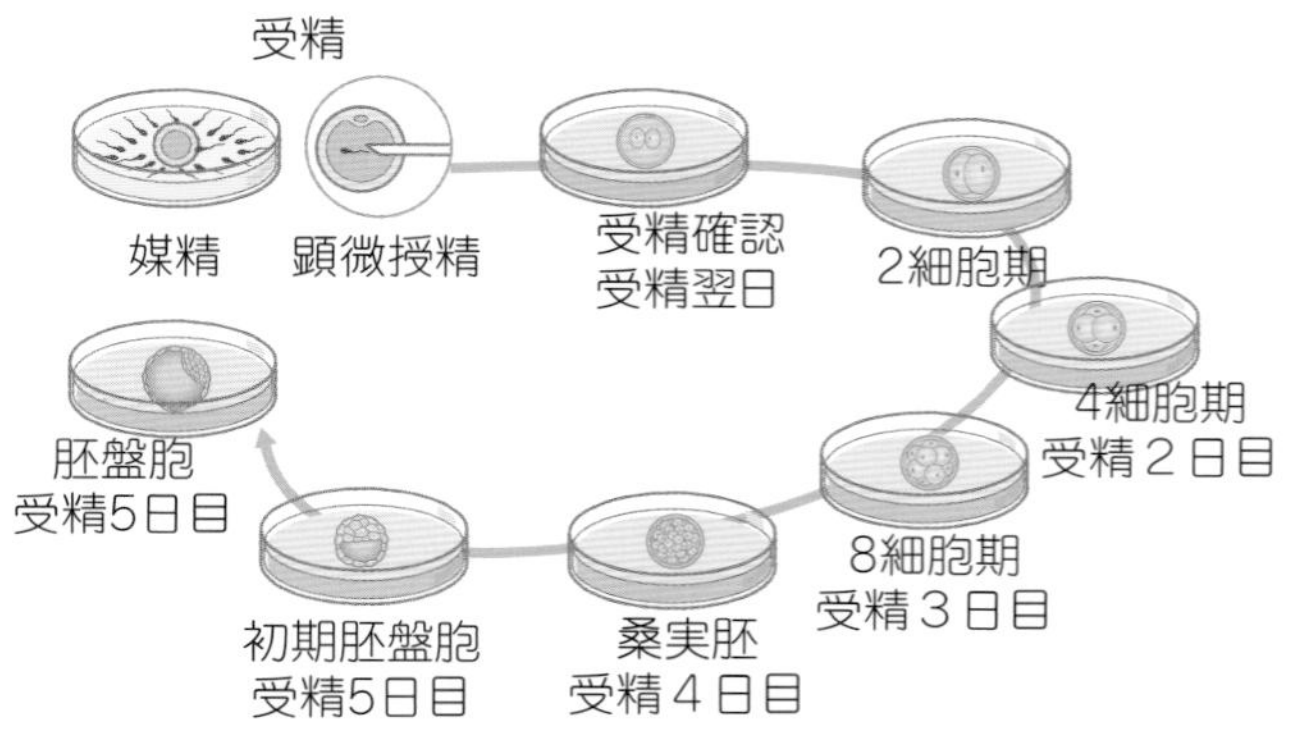

受精後、胚は細胞を分割させ増やしながら成長していきます。受精２日目には４細胞、３日目には８細胞と細胞数を倍、倍に増やしながら成長し、５日目には着床前の胚盤胞へ成長します。グラフ６からもわかるように胚盤胞まで成長した胚の中にも、多くの染色体異常胚が含まれています。このことから、途中で成長を止めてしまう胚の多くに、染色体異常があると考えられます。

移植する胚を選択する

移植胚が複数ある場合、移植する胚のグレードが良いものから選択するのが一般的です。なぜなら、グレードの高い胚のほうが妊娠率が高いことがわかっているからです。

初期胚は、2日目なら細胞は4つ程度あり、割球のサイズが均等で、フラグメント（細胞が分裂する際にできる細胞の断片）のないグレード1が一番グレードの良い胚です。

胚盤胞は、5日目（6日目の場合もある）胚盤胞の成長と内部細胞塊（ICM：胎児になる細胞）、栄養外胚葉（TE：胎盤になる細胞）の細胞の数や状態からAからCの3段階に分類し評価します。

例えば、3ACという評価の胚盤胞であれば、完全胚盤胞で内部細胞塊は密で細胞が多く、栄養外胚葉の細胞は少ないということになります。

5日目胚盤胞と6日目胚盤胞が同じ3ACだった場合、5日目胚盤胞のほうが高い評価になります。

初期胚も、胚盤胞も成長のスピードと形の良さ、細胞の数と目で見て判断できることから評価をしています。順調に形良く成長した胚の評価が高く、妊娠率も高いのですが、実際にはグレードだけではわからないこともあります。なぜなら、染色体異常があっても、順調に形良く成長する胚もあるからです。

これは、胚盤胞のグレードと染色体異常についての調査からもわかります（グラフ6）。この調査から、グレード5（孵化中胚盤胞）か6（孵化後胚盤胞）という成長スピードの早い胚であっても、染色体に異常のないケースは約半分で、グレード3では約40%でした。

このうちモノソミー（どこかの染色体が1本しかない）は着床が難しい胚です。トリソミー（どこかの染色体が3本ある）は、その多くが生化学的妊娠か、流産になりますが、生まれてくる可能性もあります。

2種類以上の染色体異常を持つ場合も、着床は難しく、着床しても生化学的妊娠か流産になるでしょう。

胚の評価があてにならないわけではありませんが、参考として考えましょう。

初期胚と胚盤胞の評価

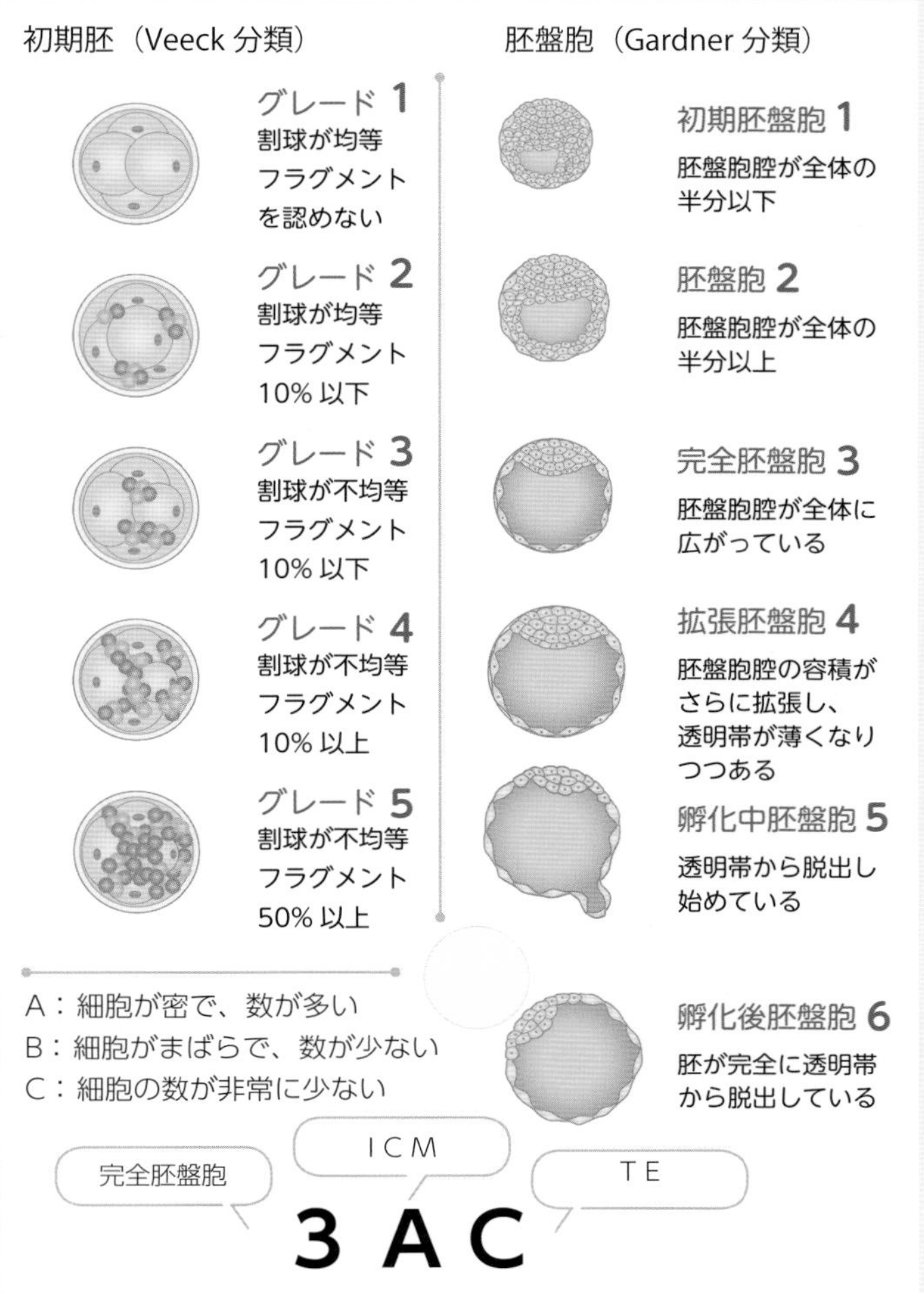

胚盤胞のグレードと染色体異常 （グラフ6）

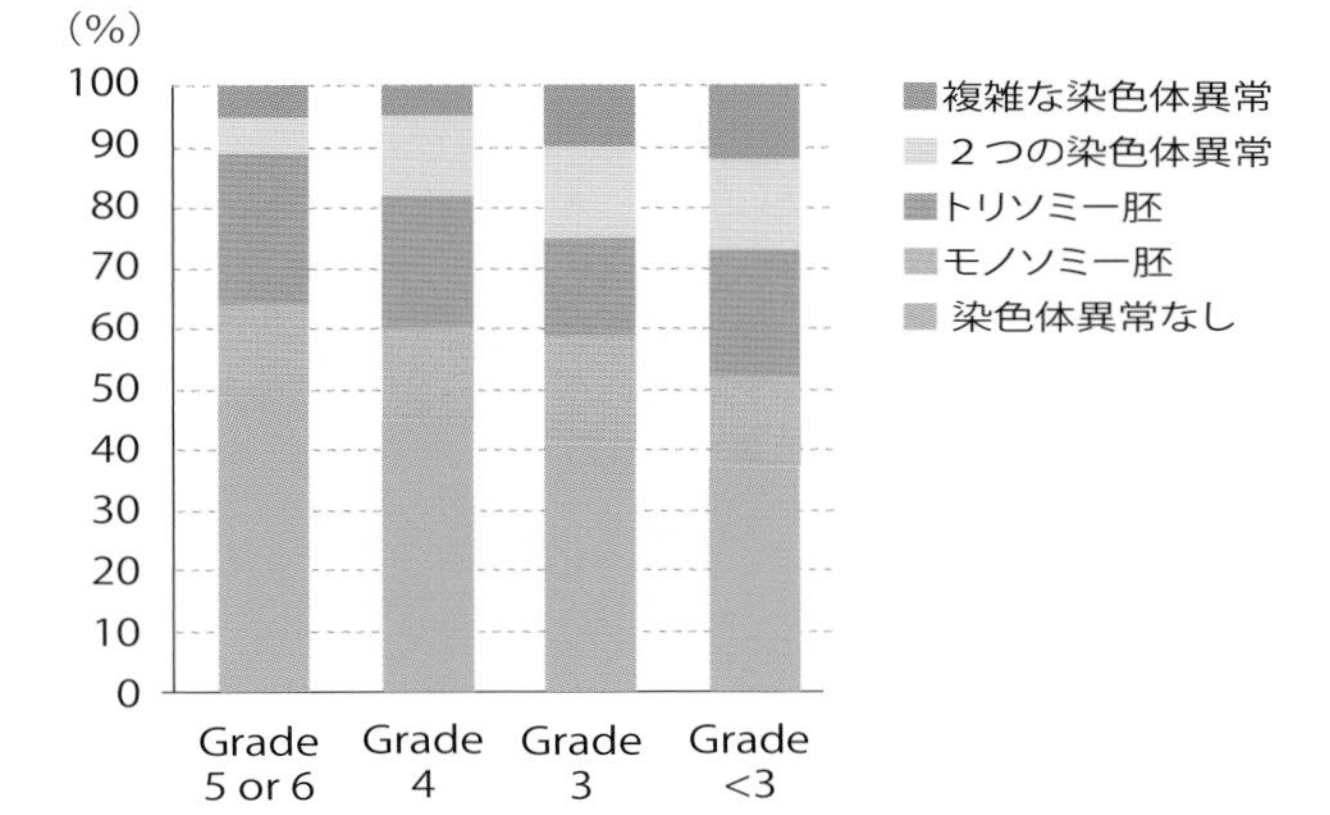

The relationship between blastocyst morphology, chromosomal abnormality, and embryo gender
Fertil Steril. 2011 Feb;95(2):520-4

❺ 体外受精と着床障害

着床障害とは?

体外受精において、良好胚を何度も移植しているのに妊娠しない人、または生化学的妊娠を繰り返す人は胚の問題ではなく、受け入れる母体環境に問題がある着床障害の可能性があります。

これまで、着床は神の領域ともいわれてきました。体外受精では胚移植後に黄体補充をして着床を助けますが、それでもすべての胚が着床することはありません。

着床には、胚に問題がないこと、子宮内膜の厚さが十分にあること、胚移植と着床時期のタイミングがあっていることなどの条件が大切ですが、着床しない原因の多くは、胚の染色体異常だと考えられています。

前ページのグラフ6から、グレード5や6などの胚盤胞の中にも、染色体異常を持っている胚もあることがわかります。

また、染色体の数に異常のある胚の割合を年齢別に見ると、年齢が高くなるにつれて大きくなっていくこともわかります（グラフ7）。年齢が高くなれば、胚の問題から着床が難しくなる傾向にはありますが、中には母体の問題から着床障害が疑われるケースもあります。

胚移植と着床

胚移植は、どの成長ステージでも行うことができますが、最近は胚盤胞移植、そして凍結融解胚移植が多くなってきています。

胚移植は、胚を培養液ごと細いカテーテルへ吸い上げ、そのカテーテルを膣から挿入し、子宮底の手前にそっと置いてくるようにして移植します。胚の成長ステージによって、着床時期は異なりますが、胚盤胞の場合には、程なく着床がはじまります。着床の過程は、自然妊娠と変わりはありませんが（P13参照）、体外受精の場合には、黄体ホルモンを補うために服薬、腟剤、貼付薬、注射などを使い、採卵（排卵相当日）から約16日後に妊娠判定を行うことが多いようです。

より着床しやすい胚移植とは?

凍結技術が上がり、凍結・融解による胚へのダメージは、おおよそ心配がなくなりました。また、胚を凍結することで、子宮内膜やホルモン環境を整え、移植胚と子宮内膜を同調させ移植することから妊娠率が上がっています。そのため、採卵した周期には、胚移植（新鮮胚移植）をせず、全ての胚を凍結して、数周期

染色体の数に異常のある胚の割合（グラフ7）

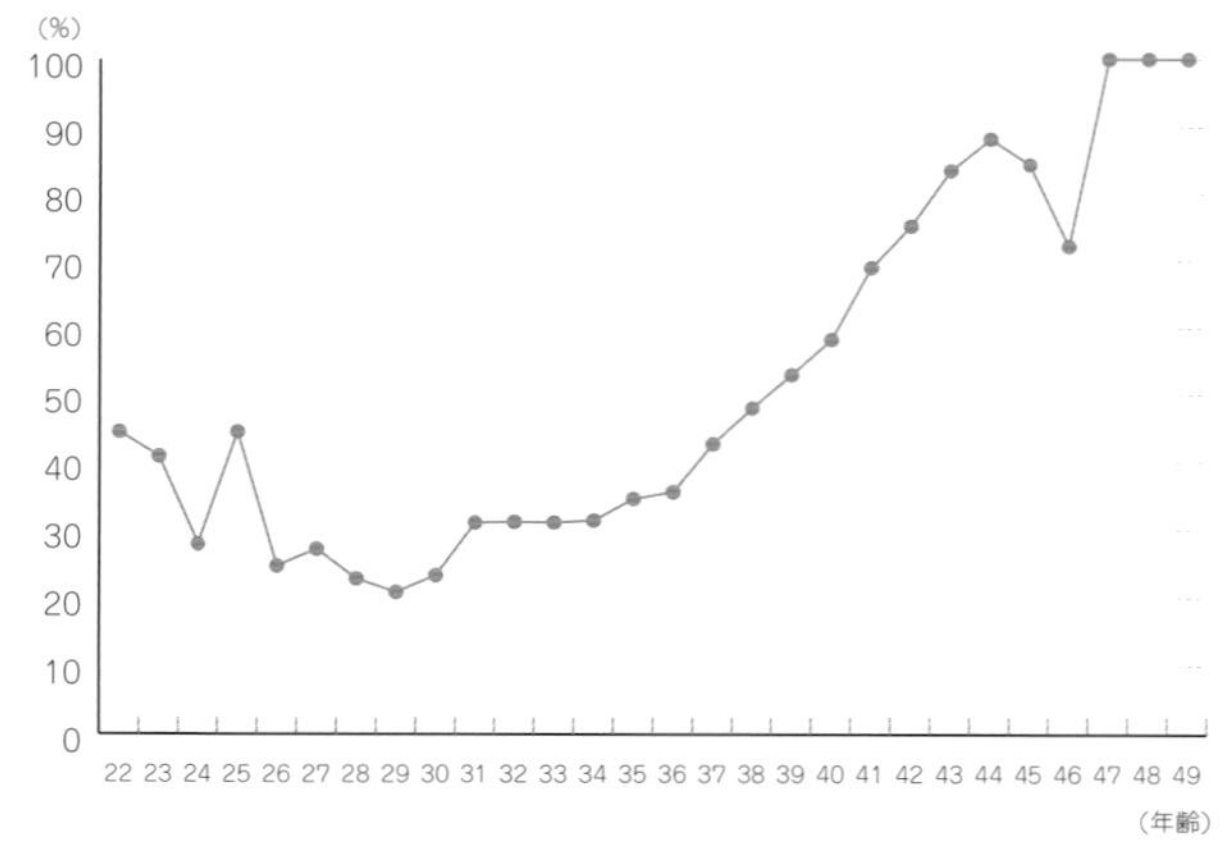

染色体に異常を持つ胚の割合は、35歳くらいから上昇していきます。
これは、加齢による卵子の質の低下を起因としています。

The nature of aneuploidy with increasing age of the female partner
Fertil Steril. 2014 Mar;101(3):656-663.e1

以降、患者の都合などに合わせて凍結融解胚移植を行う治療施設も増えています。

凍結融解胚移植の移植日

着床しやすい期間のことを、着床の窓、または着床の窓が開かれているといい、通常排卵から5日目あたりになります。

凍結融解胚移植の場合、移植胚の成長程度と子宮内膜の状態を同調させるため、排卵、または排卵の相当日から胚移植日を決定します。

たとえば、移植する胚が受精から2日目の4細胞期の場合、子宮内膜も排卵から2日目、または2日目相当日に胚移植を行います。胚は、体内で成長を続け、5日目に胚盤胞となる頃、子宮内膜も排卵から5日目を迎えます。そうすることで、胚は着床しやすい時期に、着床しやすい子宮内膜に落ち着くことができるでしょう。

その方法には、3つの方法があります。

● **自然周期**

自然排卵により排卵日から胚移植日を決定する方法

● **排卵誘発周期**

クロミフェンなどの服用する排卵誘発剤を使い、排卵を起こさせて胚移植日を決定する方法

● **ホルモン補充周期**

ホルモン補充をし、内膜の黄体化を行った日から、胚移植日を決定する方法

どの方法を選択するかは、医師の治療方針や個々の月経周期、治療歴などから決めていきます。

胚移植時期と子宮内膜

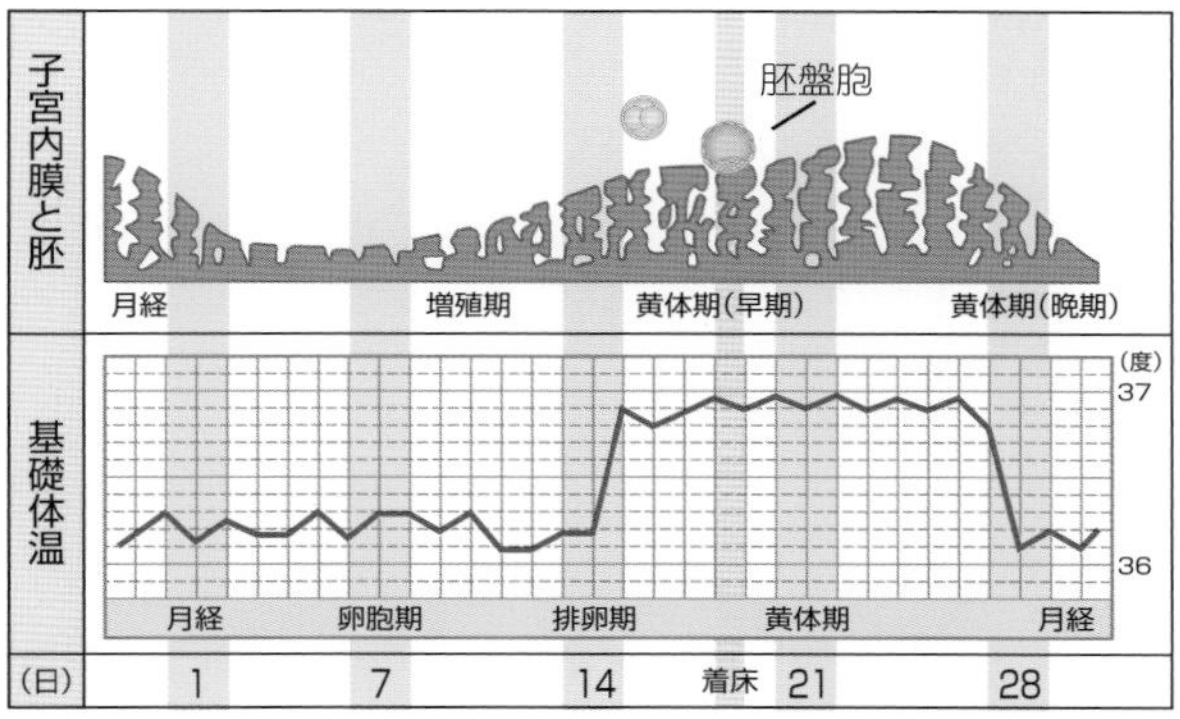

排卵から胚の成長と子宮内膜の状態を合わせて凍結融解胚移植を行います。4細胞期なら、排卵2日目の子宮内膜へ。胚盤胞なら排卵から5日目の子宮内膜へ移植をします。ホルモン周期の場合は、ホルモン検査の値から決められます。

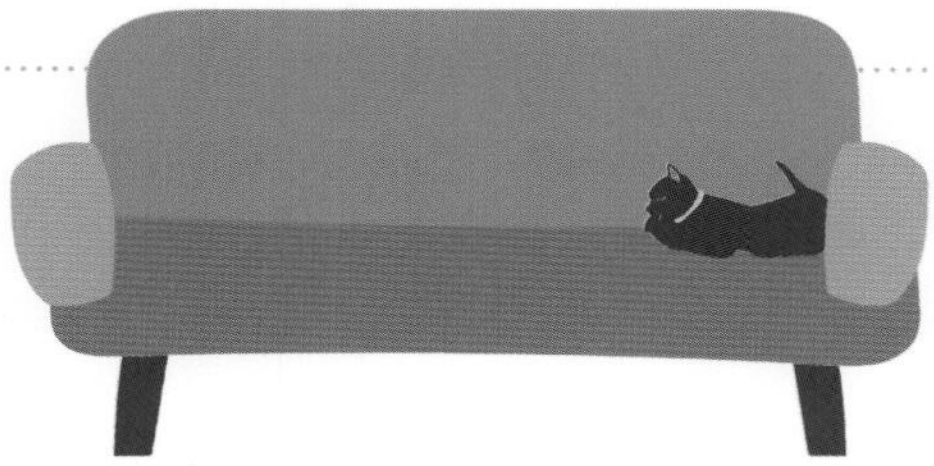

ホルモン補充周期

ホルモン補充をし、内膜の黄体化を行った日から胚移植日を決定する方法

適応対象

ほとんどの人

- 事前に胚移植日を決めることができる
- 子宮内膜を厚くすることができる
- 凍結胚の融解後の回復が遅い場合でも、内膜の着床ポイントを後方にずらすことができる
- 薬剤をたくさん使う

排卵誘発周期

クロミフェンなどの服用する排卵誘発剤を使い、排卵を起こさせて胚移植日を決定する方法

適応対象

クロミフェンなどの低刺激の薬剤で排卵が可能な人

- クロミフェンを使用することで、内膜が厚くならないことがある
- hMG-hCG 注射を選択した場合、OHSS(卵巣過剰刺激症候群)になる可能性がある

自然周期

自然排卵により排卵日から胚移植日を決定する方法

適応対象

月経周期が安定している人

- 月経周期が安定していないと、正確な排卵日の決定が難しい
- 月経周期が安定していれば、薬剤を使用せずに移植を迎えられる

⑥ 着床障害の検査と治療

胚、胎児側の問題

着床障害の検査

着床障害には、明確な定義はなく、各治療施設ごとで基準に違いがあります。多くの施設で、移植回数や移植胚の数、その後の経過などから着床障害を考えています。

たとえば、良好胚を3回以上移植しても、臨床的妊娠が成立しない人や、40歳以下で良好胚を3回以上、4個以上移植しても妊娠反応がない人など表現はさまざまですが、着床しない要因には、胚または胎児側の問題と母体側の問題があります。

胚、胎児側の問題

胚の染色体の数の異常、または構造異常の問題から着床しない、もしくは生化学的妊娠になるケースがあります。妊娠12週未満に起こる流産を早期流産と呼び、流産全体の80％以上を占めていることから、染色体異常によって着床しなかった確率も高いと予測できます。

染色体異常が起こっている胚が、全て成長を止めてしまうとは限りません。しかし、胚培養における胚盤胞到達率は約50～60％ですので、それ以外の胚の多くは染色体異常が要因となって成長を止めてしまっているのではないかと考えることもできます。

これは、胚盤胞へ到達したグレード5か6の胚の染色体異常率が約50％（P17：グラフ6）と高く、着床しなかったケースの多くに染色体異常を持つ胚が多いことからも推察できます。

染色体の数の異常については、母体環境の問題ではなく、偶発的に起こる卵子の減数分裂の失敗や、受精時に起こる多精子受精などが要因となっています。

① 卵子の減数分裂の間違い

卵子は、年齢にかかわらず染色体異常が起こりやすい細胞ですが、女性が年齢を重ねるにつれて起こる質

染色体の数の異常

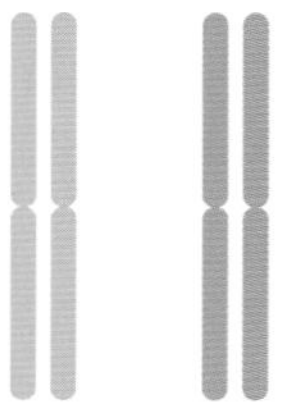

通常染色体

ヒトの染色体は、1から22番までの常染色体と性染色体がそれぞれ2本ずつペアになって、全部で46本あります。
この23組の染色体のうちのどこかが1本しかなかったり、3本あったりするのが染色体の数の異常です。

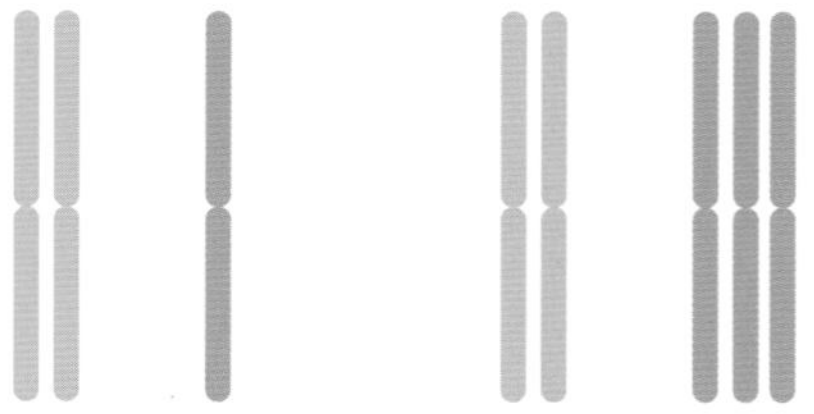

モノソミー　1本しかない

トリソミー　3本ある

どこかが1本だったり、3本だったりします。

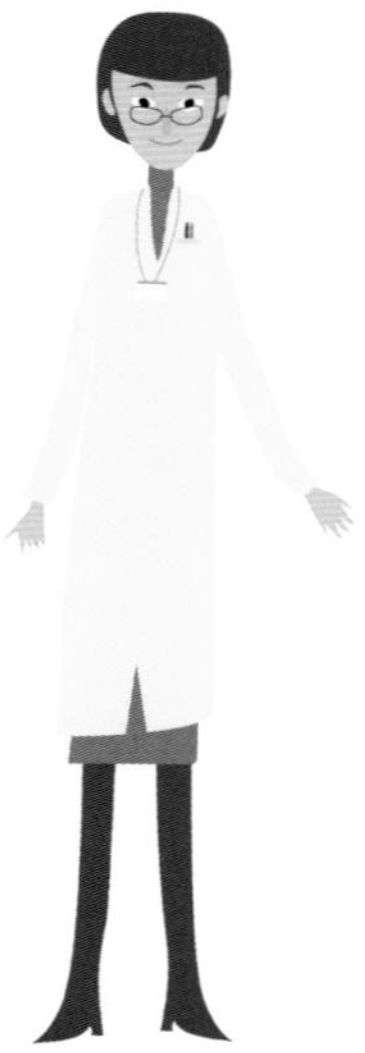

の低下から染色体異常率が高くなる傾向にあります。

ヒトの染色体は、1～22番の常染色体がそれぞれペアであり、最後のペアは性染色体で、全部で46本あります。

これが減数分裂によって1～22番を1本ずつと性染色体の1本に分けられます。しかし、均等に分けなければならないところを、何番目かの染色体が0本になったり、2本になったりすることがあります。こうした卵子が精子と出会い受精しても、染色体数の異常は起こったままになりますので、どこかの染色体が1本しかない（モノソミー）、3本ある（トリソミー）胚になります。

② 受精のトラブル

受精は、1個の卵子と1個の精子の出会いから始まります。

自然妊娠の場合、卵管膨大部で起こり、受精時には卵子の周りに多くの精子が群がります。体外受精でも通常媒精（コンベンショナルIVF）の場合は、インキュベーターに保管されたディッシュ上で起こります。

受精の際、卵子に2個、3個の精子が入り受精してしまう（多精子受精）ことがあります。この結果、すべての染色体の数が3本（3倍体）、4本（4倍体）となってしまう倍数体の異常が起こります。

このほか倍数体の異常は、卵子の極体がうまく放出できなかった場合、単為発生（卵子が精子と受精することなく活性化して前核が形成される：1倍体）の場合などがあります。

● 染色体の数の問題

PGT-A
（着床前胚染色体異数性検査）

胚の染色体の数の異常は、PGT-Aによって調べることができます。

体外受精を前提とした検査で、胚盤胞の将来胎盤になる部分（栄養外胚葉）の一部を採取して、染色体を調べます。

検査の結果、染色体数に異常のなかった胚を移植することで流産を避ける、または予防することを目的としています。

国内では2020年1月から臨床研究がスタートし、認可を受けた治療施設で対象となる夫婦が検査を受けることができます。

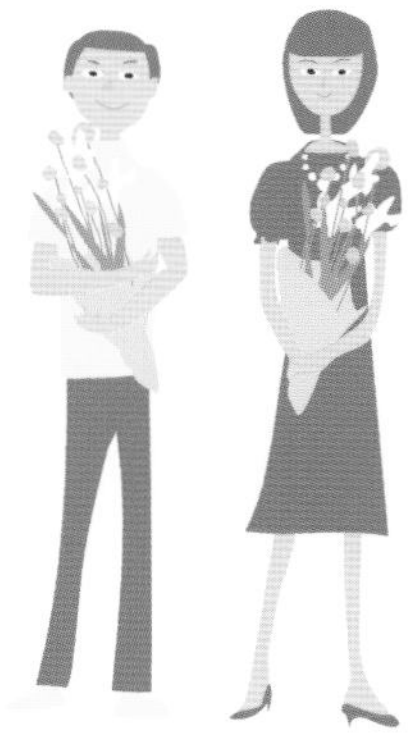

卵子の染色体数の異常

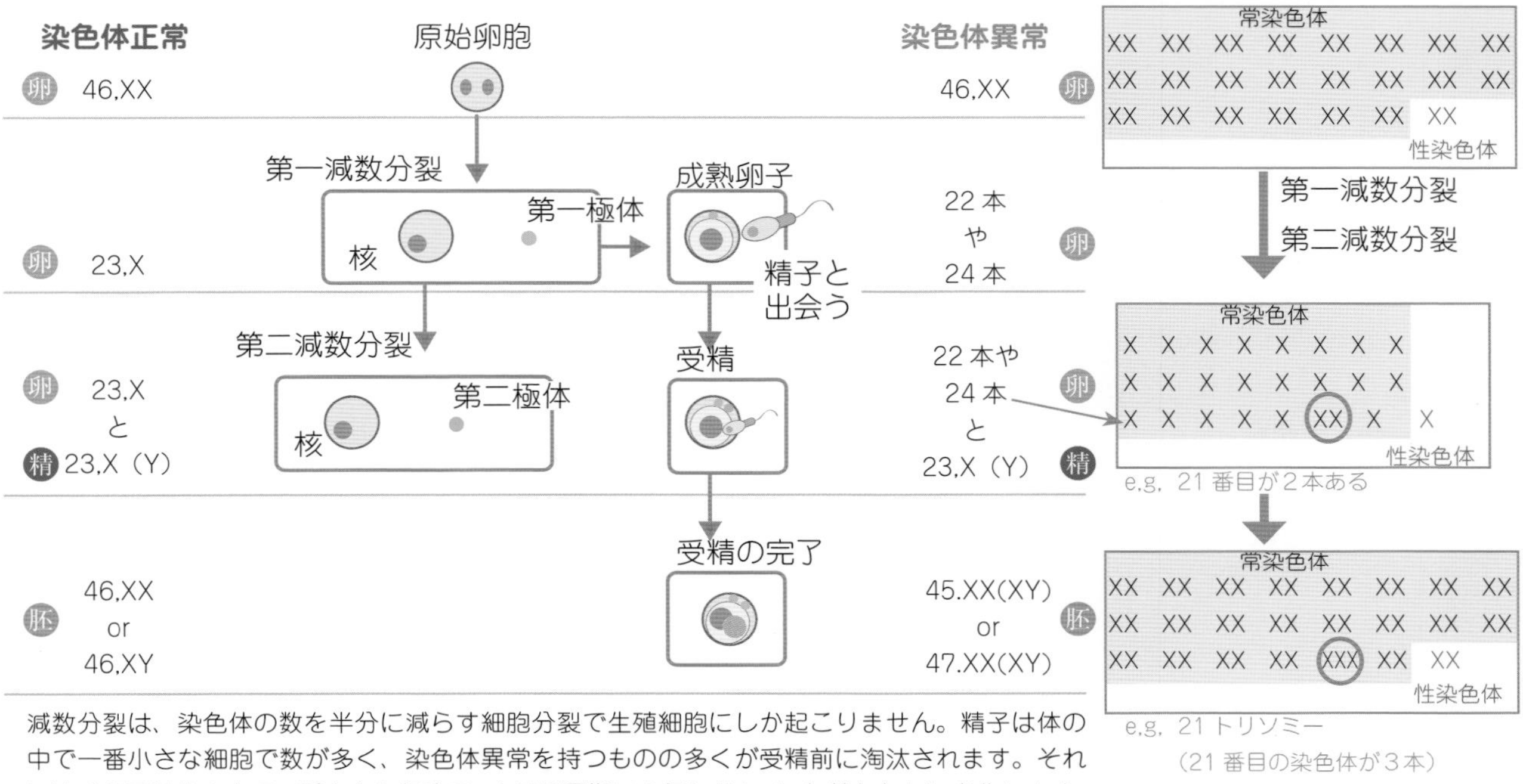

減数分裂は、染色体の数を半分に減らす細胞分裂で生殖細胞にしか起こりません。精子は体の中で一番小さな細胞で数が多く、染色体異常を持つものの多くが受精前に淘汰されます。それに比べ卵子は体の中で一番大きな細胞で、1月経周期に1個しかなく、年齢とともに老化します。

⑦ 胚の染色体の数を調べる PGT-A

染色体の数の問題を調べる PGT-A（着床前胚染色体異数性検査）

国内におけるPGT-Aは、継続妊娠率向上を目的とした着床前胚染色体異数性検査（PGT-A）の有用性を検討する多施設共同研究として、2020年1月から2021年12月末日までを期間として行われています。胚移植を行い妊娠した場合は、12週時に妊娠が継続しているかを調査し、妊娠・分娩期間を確認する場合は、2022年12月末日までとしています。PGT-Aが流産を減らし、胚移植あたりの妊娠率や出産率を高められるのか、研究に参加する施設から成績を集めて、その有用性を検討します。

ただし、費用は患者負担で、胚盤胞1つあたり約10万円となります。

臨床研究のPGT-Aは、新鮮胚が対象になりますので、PGT-Aを行う周期に排卵誘発、採卵手術を行います。その後、受精、胚培養と

PGT-A 検査について

【対象】

- 直近の胚移植で２回以上連続して臨床的妊娠が成立していない人
- 直近の妊娠で２回以上臨床的流産（胎嚢確認後の流産）をした人

【検査】

胚盤胞の栄養外胚葉の一部を採取して染色体の数を調べる。

検査の結果、染色体の数に異常がなかったものを移植する。

【検査の流れ】

① 申込み ▶ 説明 ▶ 遺伝カウンセリング ▶ 同意書

②

排卵誘発
▼
採卵手術
▼
受精（通常媒精／顕微授精）
▼
胚培養
▼
胚盤胞

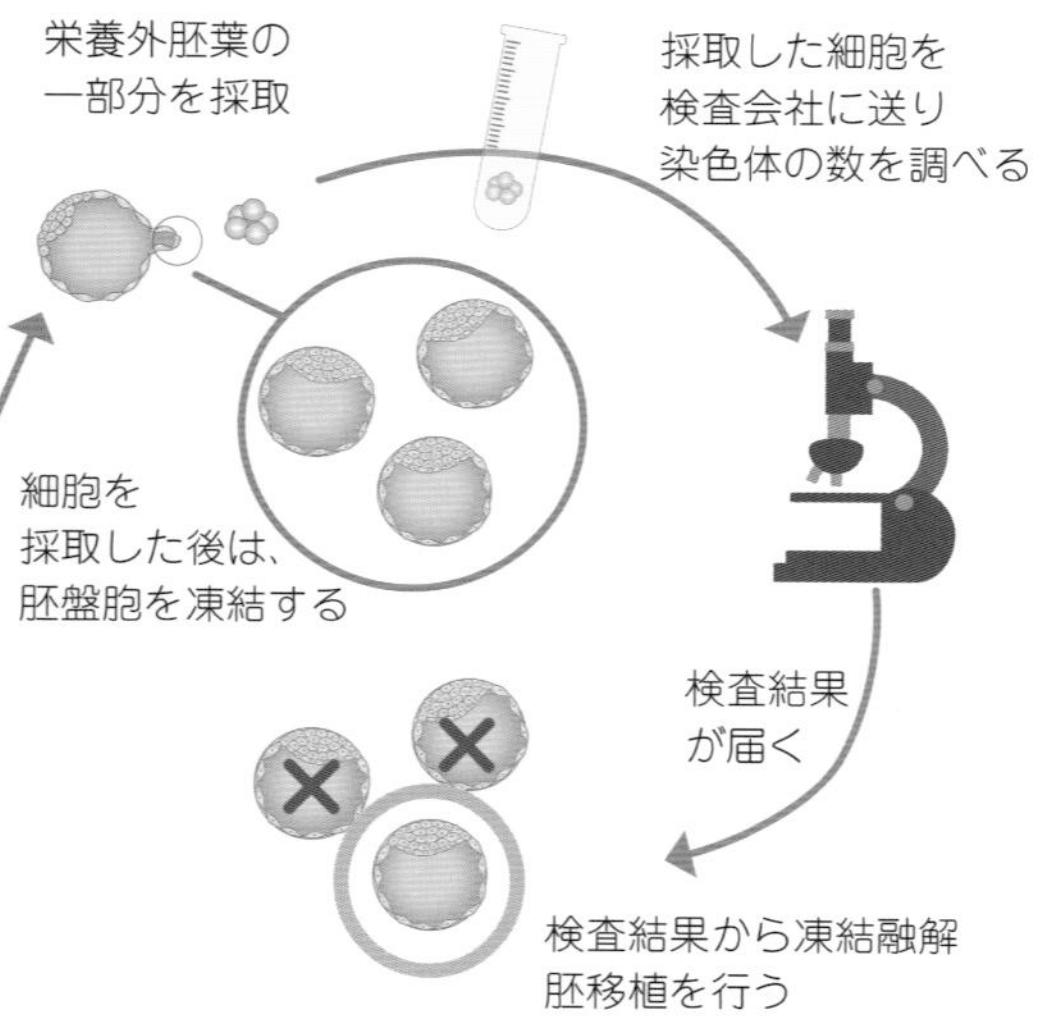

（判定）

A: 適（最適）　移植に問題を認めない場合

B: 適（準）　移植することは可能であるが、解析結果の解釈に若干の困難を伴う場合

C: 不適　移植には不適切と考えられる場合

D: 判定不能　検体が不適切なため、判定を実施できない場合

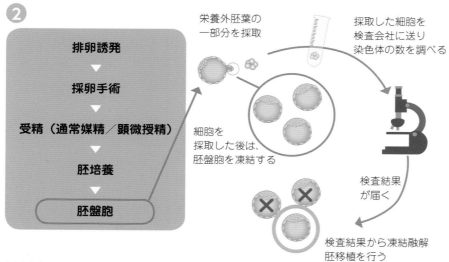

進み、胚盤胞になった胚の細胞の一部を採取して染色体の数を調べます。

PGT-Aで期待できること

PGT-Aを行うことによって、染色体の数に問題のない胚が移植でき、流産を減らすことが期待できます。移植できる胚の数は減りますが、染色体の数に問題のない胚を移植することで、妊娠の可能性も高まるでしょう。

また、流産すると、すぐに次の治療周期をスタートさせることができません。治療周期を再開させるには、ホルモンのバランスが戻り、月経が再開するなどが大切で、人によっては何周期も治療を休まなければならなかったり、ホルモン療法が必要になったりします。そのため、流産を回避することは、治療期間を短縮することも期待できます。

流産することで、悲しく辛い気持ちからなかなか立ち直れず、次の治療へと気持ちが向かなくなることもあります。夫婦の年齢が高くなれば、そうした期間に「治療に気持ちが向かない…」という思いと「治療を早く再開しないと!」という考えの狭間で揺れ動くこともあるかもしれません。そうしたことも、PGT-Aによって回避することが期待できるでしょう。

PGT-Aをしても流産することがあるの?

流産のすべての要因が、染色体の数の異常ではないため、PGT-Aで適切と判断された胚を移植しても、必ず妊娠できるとは限りません。

また、PGT-Aの精度も100%ではなく、採取した細胞以外に染色体の数に異常が起こっていることもあります。

2017年にイルミナ社（疾患を引き起こす遺伝的変異や遺伝子機能の大規模解析を行う米国企業：日本法人あり）で発表されたThe STAR Trial（※1）によると、PGT-A群と対照群の有意差では、35～40歳の妊娠継続率はPGT-A群で高かったが、25～34歳の妊娠継続率、25～34歳と35～40歳の流産率には差はなかったと報告しています。

けれど、調査に参加した4カ国34クリニック、分析9施設を比べてみると、クリニックにより染色体の数に異常のない胚の出現率に差があり、これはクリニックの培養技術や分析施設の解析制度に差があるからだろうとも発表しています。

PGT-Aパイロット試験から

PGT-Aの臨床研究が始まる前に、日本産科婦人科学会の特別臨床研究としてPGT-Aのパイロット試験が行われました（グラフ8）。この試験では、体外受精の胚移植が反復して成功しない夫婦（A）39例と、原因のわからない習慣流産の夫婦（B）33例、合計381個の胚が解析され、その結果が発表されています。

これによると、AとBのどちらも対照グループよりもPGT-Aを行ったグループのほうが妊娠率が高いのですが、流産率に差はありませんでした。ただ、年齢が高くても妊娠率が下がり、流産率が上がるということがなく、これによって胚移植あたりの妊娠率は向上することが見込まれます。

これまでは形態の評価から移植する胚を選択していましたが、これからは染色体の数を見て移植する胚を決めることができるようになっていくことでしょう。

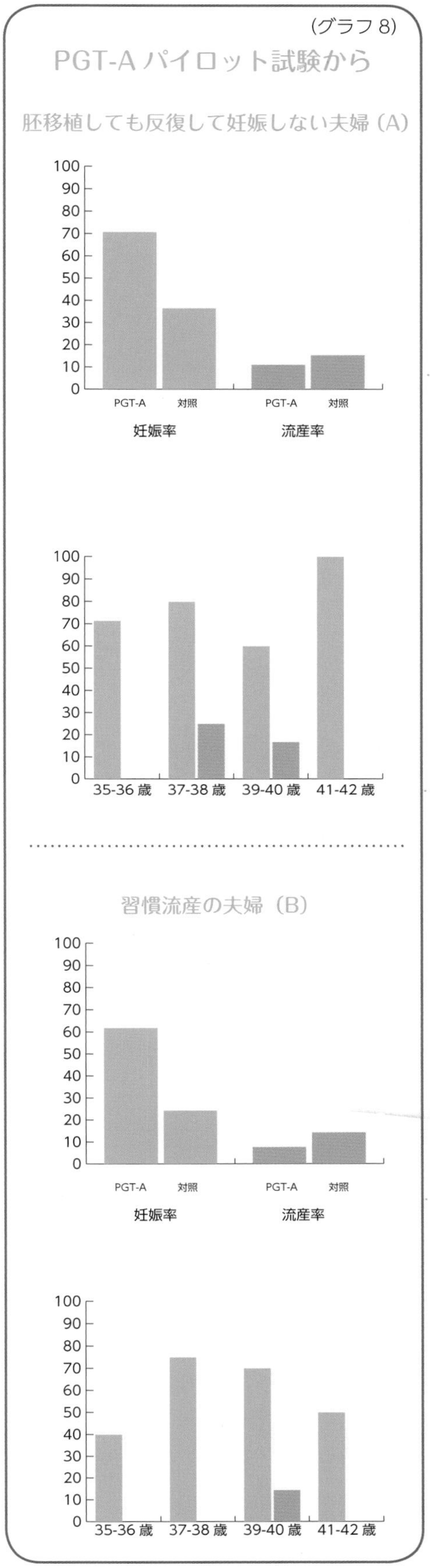

※1：The STAR Trial
A randomized controlled trial (RCT) comparing pregnancy rates following VeriSeq™ PGS versus standard morphology for elective single embryo transfer (eSET)

8 胚の染色体の形を調べる PGT-SR

染色体の形の問題を調べる PGT-SR（着床前染色体構造異常検査）

夫婦のどちらかの染色体の形（染色体構造）に問題があることで、胚の染色体の形に異常が起こり、流産が繰り返されることがあります。

夫婦に染色体の形に問題があっても、これまで順調に暮らしてきたように、ふたりの日常生活に支障はありません。しかし、子どもを望んだときに、胚の染色体に問題があると流産する可能性があります。

PGT-SRは、流産の起こらない胚を移植することで流産を避ける、または予防することを目的としています。

これまで、染色体の形に問題がある夫婦は、2回以上の臨床的流産、死産の経験があることが条件にありましたが、今回の臨床研究では生化学的妊娠を繰り返している夫婦も対象になります。

PGT-SRも、PGT-A同様に新鮮胚盤胞を検査しますので、PGT-SRを行う周期に排卵誘発、採卵手術を行います。その後、受精、胚培養と進み、胚盤胞になった胚の検査をすることができます。

染色体の形の問題とは？

染色体の形の問題には、相互転座やロバートソン転座などがあります。

相互転座は、異なるペアの染色体の一部が切れて、その切れた部分が入れ替わってしまうものです。

染色体の数に問題はなく、下の図版にある均衡型相互転座となり、生まれてくることができ、日常生活にも特に問題はありません。

均衡型相互転座の図を見るとわかるように、ピンクの部分もブルーの部分も量は同じだけあり、染色体の一部が入れ替わっている状態です。

ロバートソン転座は、異なるペアの1本が切れて、切れたもの同士がくっついた状態です。

染色体には、短腕と長腕があり、ロバートソン転座は長腕同士がくっついた状態で、短腕は失われてしまいます。

左の図を見ると、3つの染色体のピンクの部分もブルーの部分も量は同じだけあり、異なるペアの染色体がくっついてしまっています。染色体の数は45本ですが、数が減っても遺伝子の情報量は変わらないので、障害が起こることは通常ありません。

このように夫婦が染色体の形に問題を持っている場合、卵子または精子の染色体に不均衡が生じることがあります。そして、受精後の胚にも不均衡が起こると残念ながら流産になります。また、夫婦と同じように

染色体の形の問題

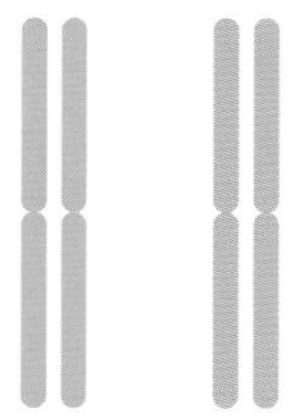

常染色体はXのような形をしています。このうちの異なる2本の染色体が切れて、その切れた染色体の一部が入れ替わってしまっているのが相互転座、2本ペアになっている染色体のうちの1本が、別の染色体とくっついてしまっているのがロバートソン転座です。

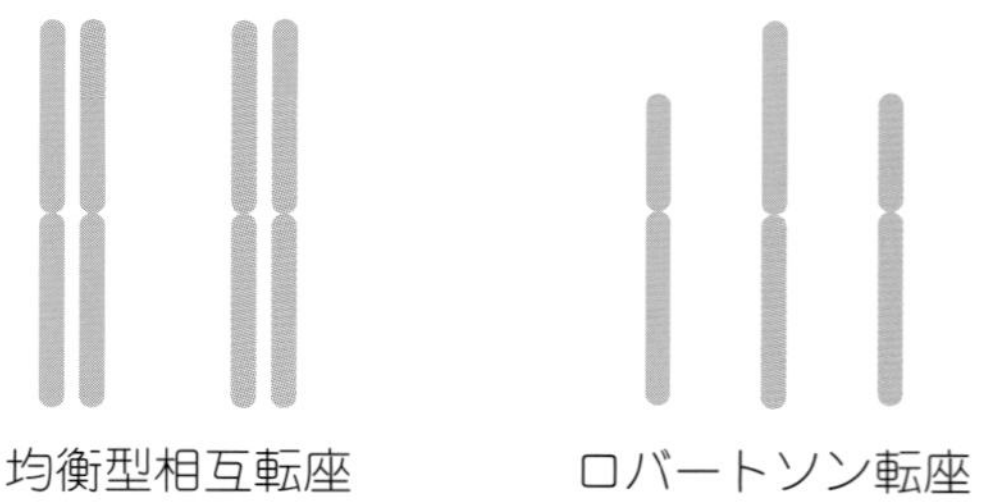

夫婦のどちらかに上記のような染色体構造異常があることで、胚にも異常が起こることがあります。

均衡型であれば生まれてくることができます。

染色体の形の問題はどうすればわかる?

夫婦の染色体の形に問題があるかどうかは血液検査をすることでわかりますが、複数回の流産を起こしていることから疑われることが多いので、すべての夫婦が受ける検査ではありません。

また、流産胎児の染色体検査からわかることもあります。この場合、赤ちゃんにだけ起こったことなのか、それとも両親から受け継いだものなのかを判断するために、夫婦の血液検査が必要になります。

PGT-A／PGT-SRのリスクとは?

胚の染色体の数の問題は、PGT-Aで調べることができます。

検査に臨むのは体外受精に挑戦中の夫婦がほとんどで、胚移植を複数回行っても妊娠しないことがきっかけになります。

一方、胚の染色体の形の問題は、PGT-SRで調べることができます。しかし、PGT-SRに臨む夫婦は、妊娠はできるが、流産になる夫婦がほとんどで、必ずしも体外受精を必要とはしません。

この検査のリスクとしては、

① 体外受精を前提にしていること

② 胚の細胞の一部を採取するために傷をつけること

があげられます。

検査も高額ですが、結果によっては移植する胚がないという可能性もあります。

しかし、染色体の数や形に問題のある胚を移植しても、生化学的妊娠や流産になることが多くなります。また、染色体の問題は、胚の形態評価から判断することはできず、グレードの高い胚の中にも染色体の問題が存在していることもわかっています。

検査にかかる諸費用は、確かに高額ですが、凍結融解胚移植にも同等か、それ以上の医療費がかかることもあります。

とくにPGT-Aは30代後半から40代の夫婦に有効だとされています。

30代後半の夫婦が流産をした場合、次の妊娠に臨めるようになるまでに時間がかかり、妊娠にチャレンジできる期間が短くなってしまいます。

だったら検査をすればいいということではありませんが、体外受精に挑戦していて、PGT-Aの対象になるのであれば、検討する余地はあるでしょう。

均衡型と不均衡型相互転座

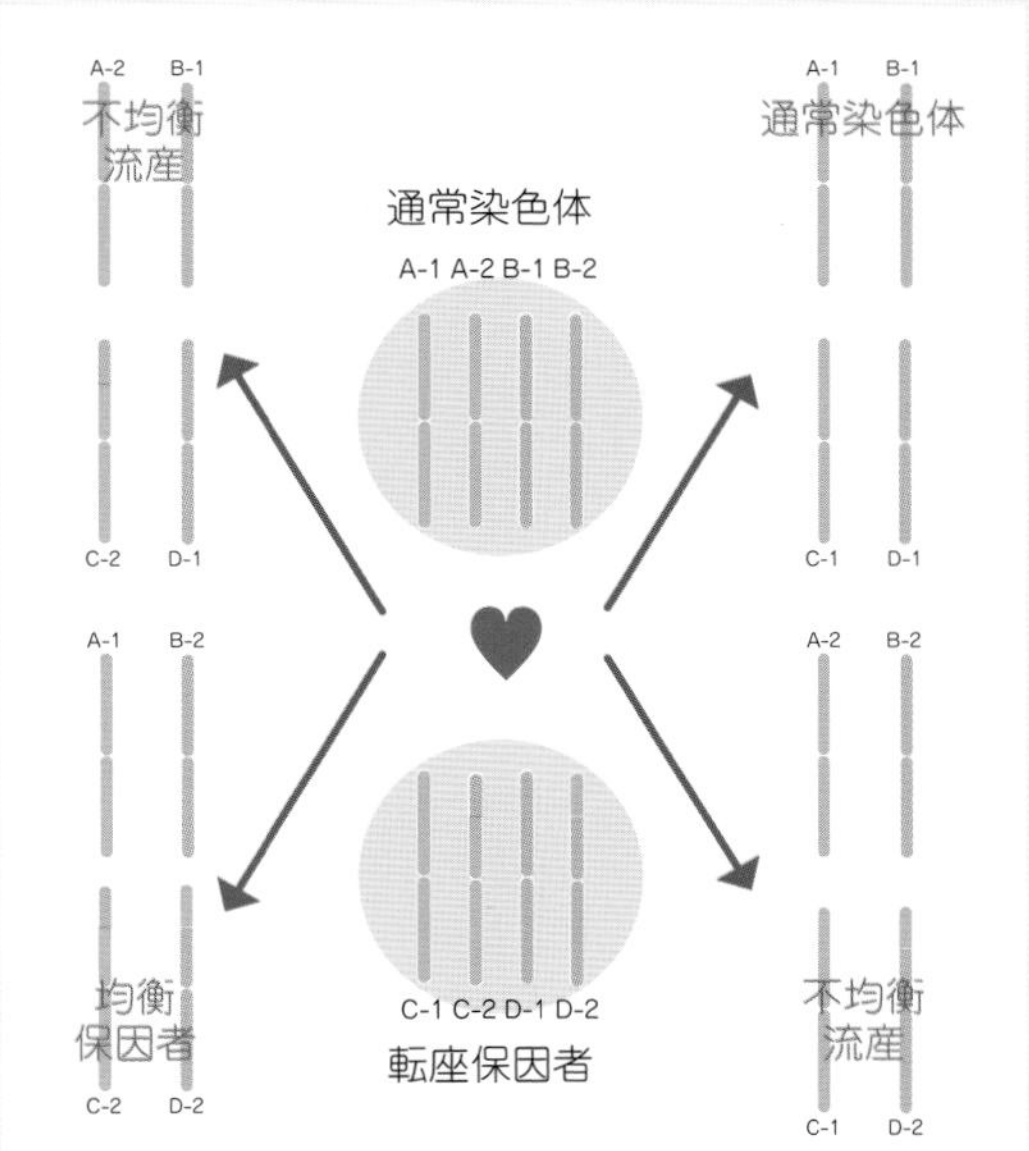

受精後、胚に不均衡が生じると流産になります。親と同じように均衡型保因者として生まれることもあります。

ロバートソン転座

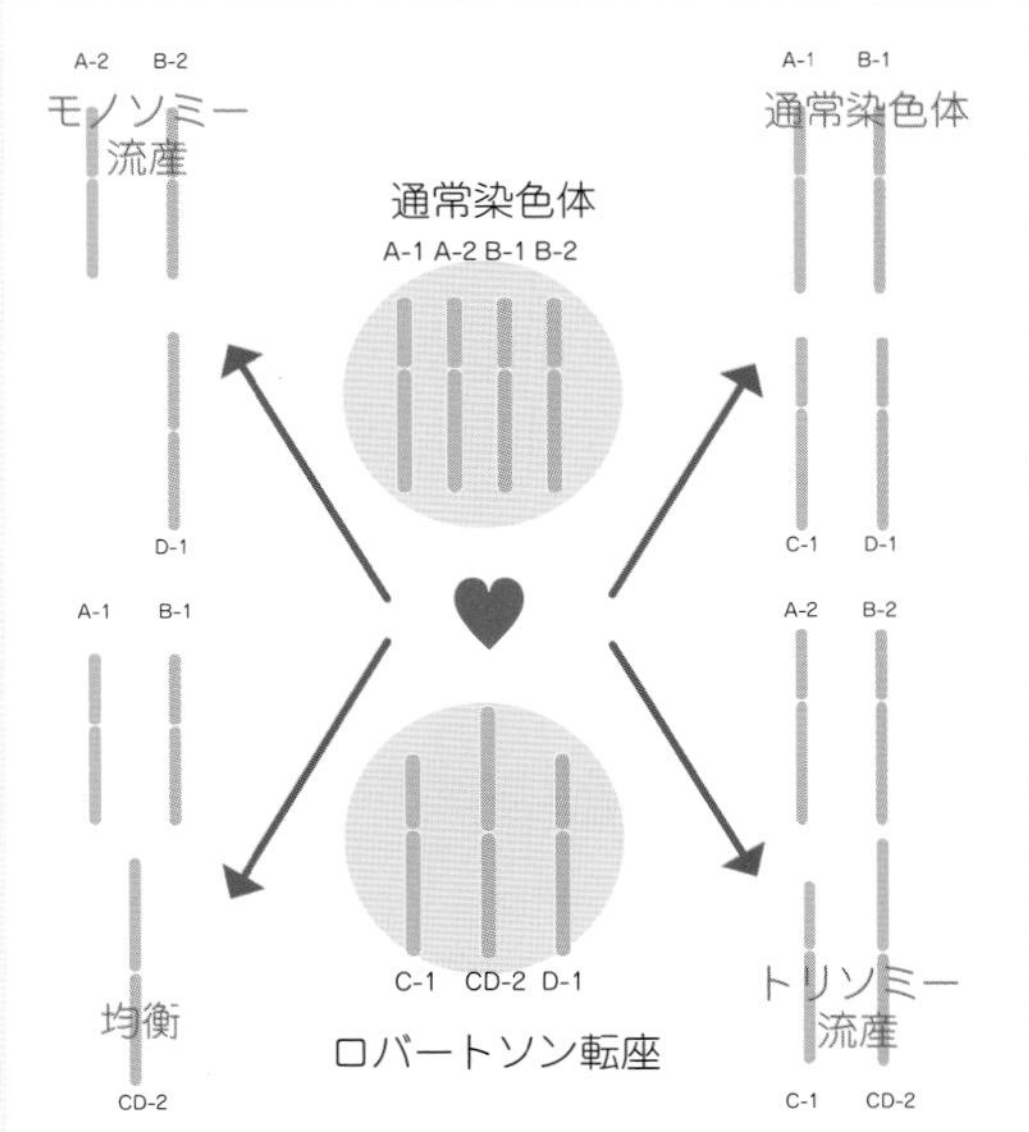

ロバートソン転座は、6通りのパターンがあり、モノソミーは流産になりますが、21トリソミーは多くが流産になり、一部に生まれる可能性があります。

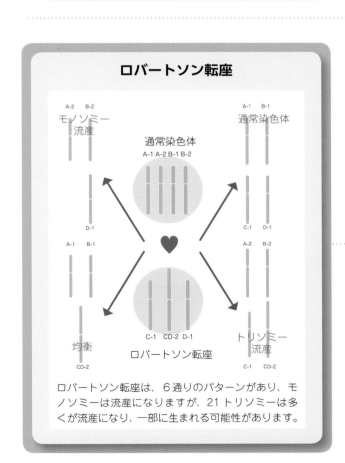

9 着床障害の検査と治療

母体側の問題

母体側の問題

着床障害となる母体側の要因としては子宮内の環境、胚移植のタイミング、免疫活性などがあげられます。

① 子宮内環境の問題

● 慢性子宮内膜炎

子宮内膜は、通常、月経時に剥がれて体外に排出され、また厚くなることを周期的に繰り返します。そのため、炎症は起こりにくいのですが、子宮内膜の深い基底層にまで細菌が侵入して炎症が起こり、その炎症が持続している状態を慢性子宮内膜炎といいます。

慢性子宮内膜炎は、細菌感染が主な原因で、自覚症状のない人が多く、良好胚の移植を繰り返し行っても着床しないことから、判明することも少なくありません。

慢性子宮内膜炎は、不妊治療経験者の約3割にあり、繰り返し胚移植をしても生化学的妊娠や流産を繰り返す人の約6割にあるといわれています。

● 子宮内細菌（フローラ）

腟内には、ラクトバチルス属の細菌が豊富に存在し、ウイルス感染や他の菌が増殖できない環境をつくっていることがわかっていますが、これまで子宮内は無菌だと考えられていました。しかし、2015年に子宮内にも善玉菌が存在することがわかってきました。これまでに子宮内フローラが乱れていると体外受精の結果が悪くなるという研究発表や、子宮内膜で免疫が活性化し、胚を異物として攻撃してしまう可能性が指摘されています。

腟内環境が子宮内環境に影響する、また腸内環境が子宮内環境に影響しているとも考えられています。

● ビタミンD不足

ビタミンDが不足すると着床が難しくなるという研究発表があり、最近では血中ビタミンDを検査する治療施設が増えています。

ビタミンDは、食べるものよりも日光に当たることでつくられるほうが多いことが知られています。

日焼け対策をし過ぎてビタミンD不足になる人もいるので、妊活中は1日30分程度は日に当たるようにしましょう。

【検査】

● 子宮鏡検査

子宮鏡は、子宮へファイバースコープを入れて子宮内を直接診ることができ、エコー検査ではわからないことを直接診ることができます。

● CD138陽性細胞検査

CD138陽性細胞の有無については、子宮内膜の基底層（月経で剥がれ落ちる機能層の下）にCD138陽性細胞が存在していると慢性子宮内膜炎と診断されます。

月経から排卵期の間、子宮内膜が厚くならない時期に、子宮内膜の一部を採取し、免疫染色（抗体を用いて抗原を検出する）をすることでわかり、5個以上の検出で陽性になります。

ビタミンD不足

ビタミンDの不足が着床に影響するといわれている

● 血中ビタミンD値が、29ng/mL以下で生活改善や食事療法、またサプリメントを使用

子宮内細菌（フローラ）

子宮内細菌のなかでもラクトバチルスが着床に影響することが示唆されている。ラクトバチルスが90％以上のとき、着床率、妊娠率、生産率が高いとされている

● ラクトバチルス腟剤を使用
● 腸内環境改善の食生活

慢性子宮内膜炎

子宮内膜の基底層にまで最近が侵入して炎症が起こり、持続している状態。
不妊治療経験者の約3割、生化学的妊娠や流産を繰り返す人の約6割にある

● 抗生剤で治療
● 子宮内のラクトバチルスにも関係

胚移植時期と子宮内膜

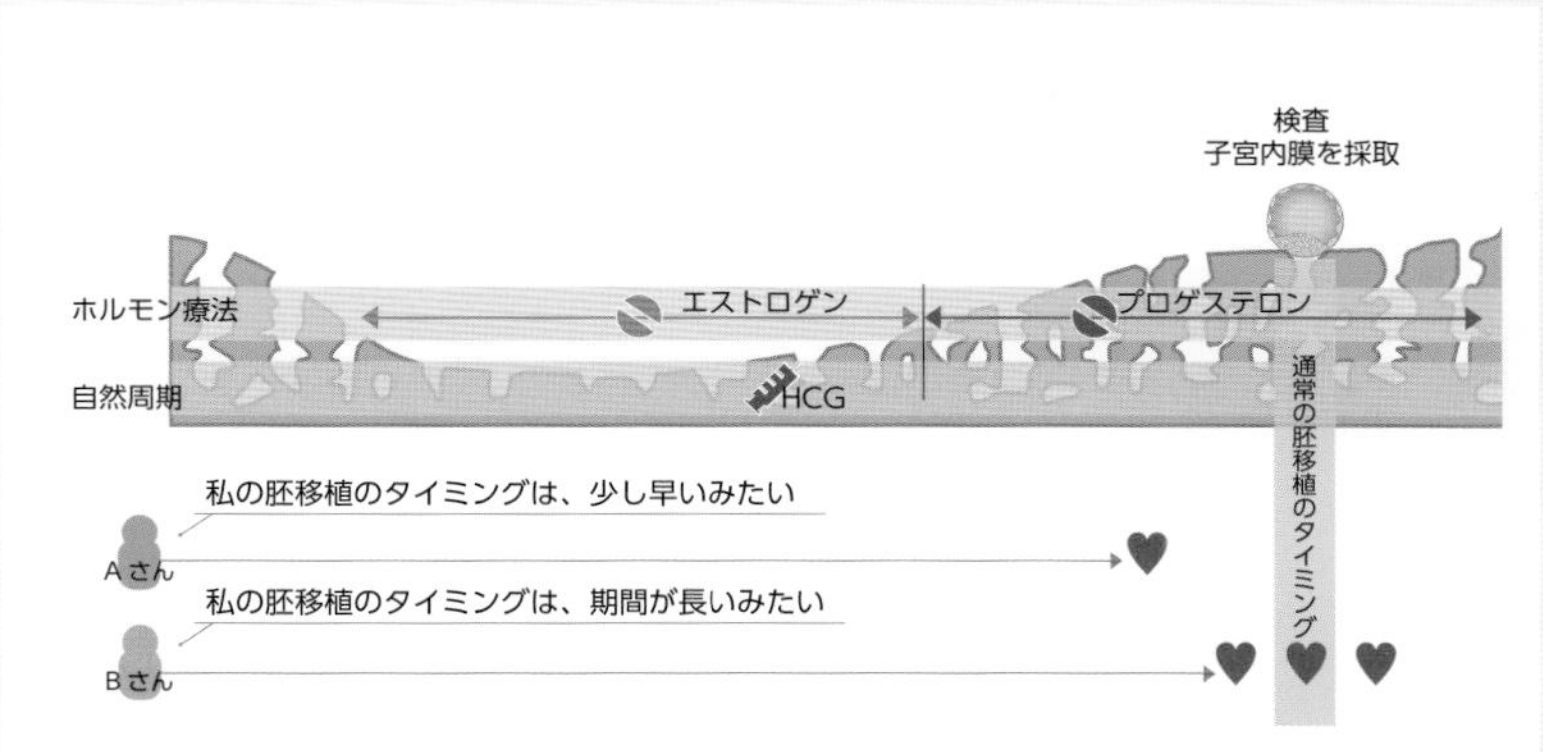
検査
子宮内膜を採取
ホルモン療法
自然周期
エストロゲン
プロゲステロン
HCG
通常の胚移植のタイミング
私の胚移植のタイミングは、少し早いみたい
Aさん
私の胚移植のタイミングは、期間が長いみたい
Bさん

検査することで、タイミングが早い、または長い、短いなどがわかり、胚移植時期がよりよくわかるようになりました。

●子宮内細菌（フローラ）検査

子宮内の細菌の割合を調べ、どれくらいラクトバチルスがいるかなどを調べます。

子宮内膜が厚くなる月経約15日〜25日目ごろの高温期に子宮内膜の一部を採取して調べます。

●ビタミンD検査

血中ビタミンDを測定します。

【治療】

慢性子宮内膜炎の原因は、まだ確定されていませんが、淋菌、レンサ球菌、ブドウ球菌、大腸菌などの細菌が主な原因といわれ、クラミジア感染も関係しているといわれています。これらの原因菌に対して有効な抗生剤を使い治療します。

なかには第一選択薬で思ったような効果がなく、第二選択薬に変更したりと、治療が長引く人もいます。

子宮内細菌では、ラクトバチルスの膣剤や、食事指導により改善を試みます。

ビタミンDについては29ng／mL以下の場合、生活改善や食事療法、またサプリメントが勧められますが、治療施設によって、判断する値はさまざまです。

また、子宮内膜を少し擦って（スクラッチ）傷をつけることで着床率を改善することが期待される子宮内膜スクラッチを行うこともあります。

そのほか、子宮内膜の増殖が期待される方法として、自分自身の血液から抽出した高濃度の血小板を子宮内に注入するPRP（多血小板血漿）療法と、自分自身の月経血から幹細胞を抽出して培養したものを子宮へ注入するERP（子宮内膜増殖再生法）があります。

●胚移植のタイミングの問題

着床の窓が開かれている期間は、多くの人は排卵から5日目なので、それに合わせて胚移植をすることで着床、妊娠の成立が可能です。

しかし、着床の時期にも個人差があり、約3割の人に着床時期のズレがあるようです。

着床時期にズレがある場合、良好胚を移植しても着床しなかったり、生化学的妊娠になったりすることがあります。そこで、通常の着床時期の子宮内膜の遺伝子パターンを調べることで、個々の着床時期を知ることができます。

【検査】

●子宮内膜着床能検査／子宮内膜胚受容期検査

着床時期の子宮内膜の遺伝子パターンを調べるため、

①ホルモン療法（エストロゲンとプロゲステロンを投与して月経周期をつくる）で子宮内膜を整える

②自然周期でHCG投与をして排卵させる

などの方法で着床時期の子宮内膜を採取して遺伝子パターンを調べます。その結果から、個々の着床時期に合わせて胚移植をします。

●免疫寛容の問題

免疫とは、体に異物が侵入してきた際に働くシステムで、異物を排除し、また同じような異物が侵入してきたときのために抗体をつくって防御しようとします。

胚は、卵子と精子が受精したもので、母体からみると、半分は卵子からできているので自己ですが、もう半分は精子からできていて非自己となります。しかし、免疫反応が抑制されて胚は受け入れられ着床することができるのですが、免疫反応が強いと胚は受け入れられず異物として攻撃され、着床することができません。いわゆる母体の拒絶反応から胚が受け入れられないため、着床障害が起こるとされています。

これには、免疫応答（異物から守るシステム）の司令塔となるT細胞が関連し、体に侵入した異物によってTh1細胞とTh2細胞に分かれて働きます。通常、着床する際には胚を異物とみなし攻撃するTh1細胞が減少し、Th2細胞が優位になります。

しかし、良好胚を何度移植しても着床しない人のなかには、Th1細胞が高く、Th1細胞とTh2細胞の比が高いケースもあるようです。

【検査】

血液からTh1とTh2の値、そしてTh1とTh2のバランスを調べます。

【治療】

検査の結果から、必要があれば免疫抑制剤を投与し着床を助けます。また値や比率によって薬の投与期間に違いがあります。

⑩ 不育症なの？ なんども流産してしまう

不育症とは？

妊娠はするけれど、流産を繰り返したり、死産になってしまったりすることを不育症と呼んでいます。また、流産回数から2回流産を繰り返すことを反復流産、3回以上の流産を繰り返すことを習慣流産といい、これに加えて死産、早期新生児死亡（生後1週間以内に赤ちゃんが死んでしまうこと）がある場合を不育症と定義しています。

これは、ひとり目の赤ちゃんか、ふたり目の赤ちゃんかではなく、流産を繰り返すことや死産になったことから不育症を考えるものです。

生化学的妊娠（妊娠反応が陽性になったのみ）は、流産には含まれませんが、２０１７年の欧州生殖医学会（ESHRE）で、生化学的妊娠も流産の回数に含めるとしています。ただ、生化学的妊娠の主な要因と繰り返し起こる生化学的妊娠の要因はわからないことも多く、着床障害を不妊症と捉えるか、不育症と捉えるかで、検査や治療法などが変わってくるかもしれません。

流産の要因は？

流産は全妊娠の約15％に起こり、胚の染色体異常による流産は、妊娠のごく初期に起こります。

厚生労働省不育症研究班（Fuiku-Labo http://fuiku.jp/：以下、不育症研究班）の報告では、流産胎児の約80％に染色体異常が見つかったとしています。また、胎児の染色体異常による流産は、偶然にも繰り返し起こることもあり、不育症研究班による実際の調査でも、2回流産をした人は4.2％、3回以上流産した人は0・88％あったと報告しています。

妊娠したことのある１００人の女性のうち4人は2回の流産を経験し、1人は3回以上の流産を経験しているということになります。また、1回の流産を経験した人は約40％という結果も出ていますから、流産は決してマイナートラブルではないのです。実際に2回、3回と流産を繰り返す人はいますが、その後、赤ちゃんを授かっている人は多くいます。

しかし、その中に偶発的に起こる流産ではない不育症の人もいます。グラフ9を見るとわかるように、

不育症研究班とは

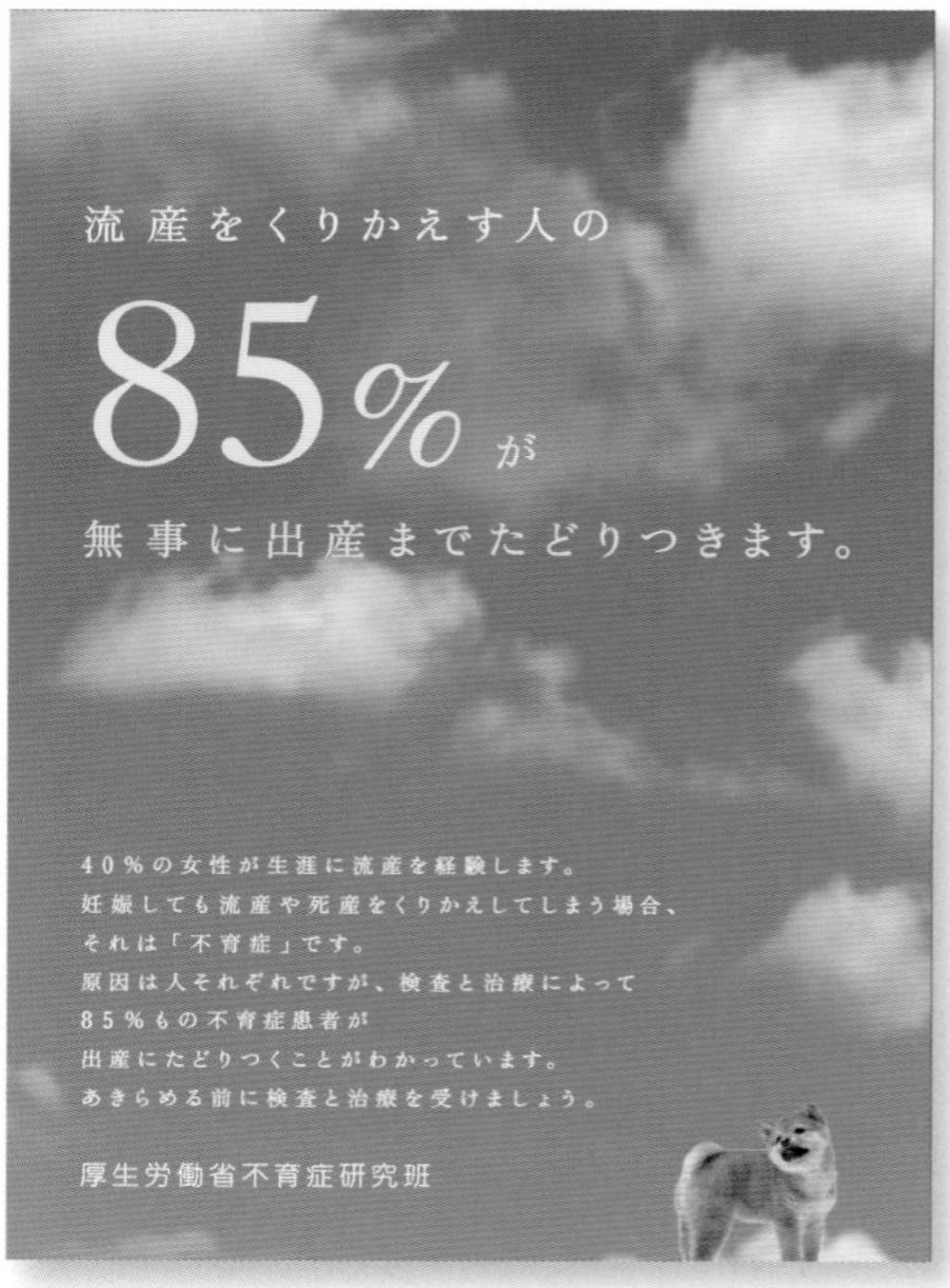

流産をくりかえす人の
85%が
無事に出産までたどりつきます。
40%の女性が生涯に流産を経験します。
妊娠しても流産や死産をくりかえしてしまう場合、
それは「不育症」です。
原因は人それぞれですが、検査と治療によって
85%もの不育症患者が
出産にたどりつくことがわかっています。
あきらめる前に検査と治療を受けましょう。
厚生労働省不育症研究班

厚生労働省不育症研究班は、2008年に立ち上がり、不育症治療に関する調査、研究から不育症治療の標準化のための提言をまとめ、2011年に提言を全国の産婦人科へ配布しています。

調査研究には、さまざまな方面の専門家が集まり、現在でも不育症治療に関する調査、研究を続けています。

不育症のリスク因子と頻度

（グラフ 9）

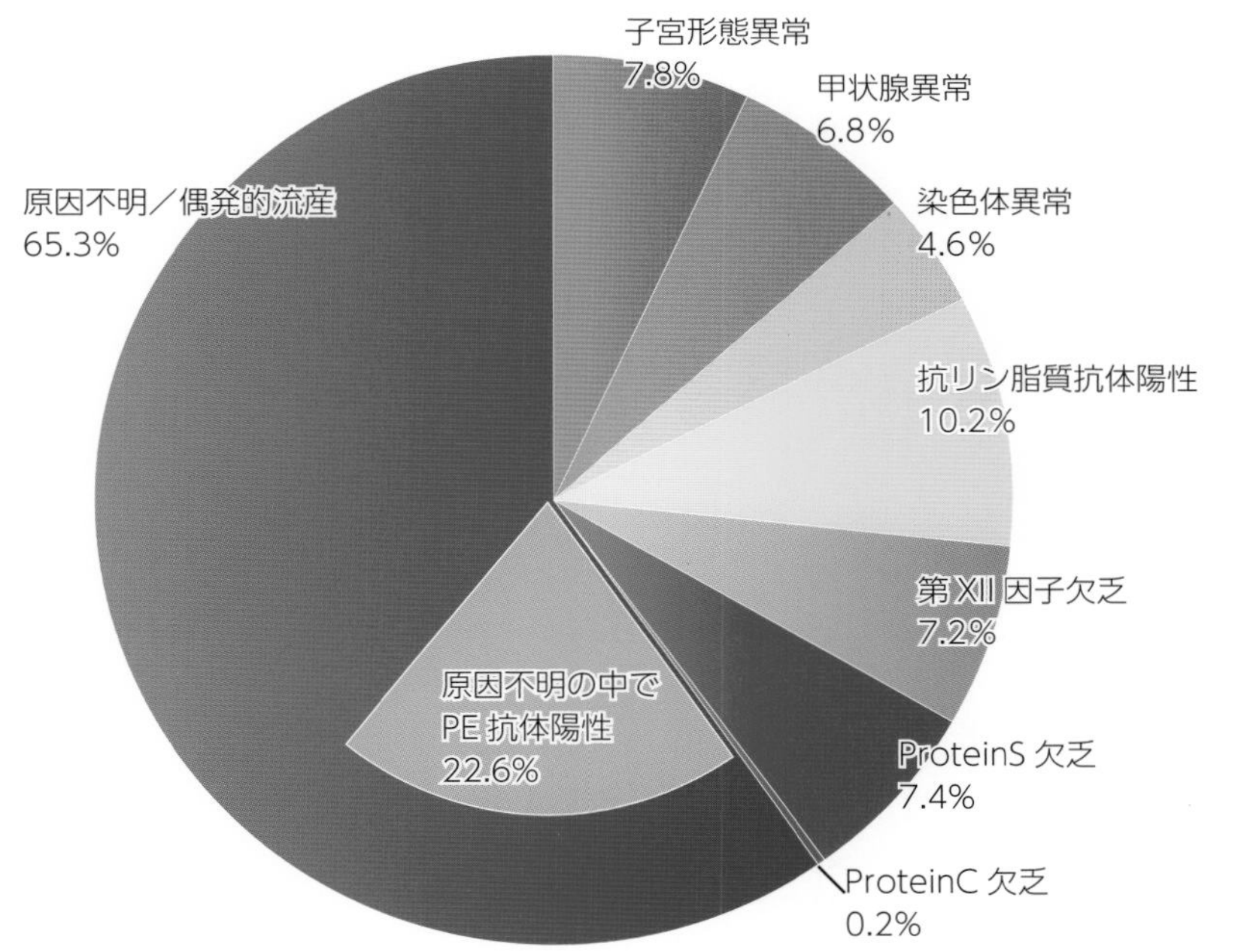

n=527（年齢 34.3 ± 4.8 歳、既往流産回数 2.8 ± 1.4 回、重複あり 43 件）
厚生労働省不育症研究班／反復・習慣流産（いわゆる「不育症」）の相談対応マニュアル

不育症リスク因子の大別

内分泌異常	甲状腺異常、糖尿病
血液凝固異常・自己抗体	抗リン脂質抗体、第 XII 因子欠乏、プロテイン S 欠乏、プロテイン C 欠乏、抗 PE 抗体
子宮形態異常	中隔子宮
染色体異常	夫婦の染色体構造異常
偶発的流産・リスク因子不明	胎児の染色体異常 など

不育症の要因はさまざまあります。ただし、これらが100％流産を引き起こすわけではなく、こうした要因があっても流産を起こさず、無事に出産しているケースもあります。

そのため不育症の原因ではなく、要因、またはリスク因子といいます。つまり、こうしたリスク因子は流産のきっかけになりますが、適切な検査とカウンセリングや治療を受けることで、約85％が出産できると不育症研究班ではまとめています。

不妊症と不育症は違うの？

不妊症も不育症も、子どもを抱けていない、また子どもが授かりにくいという点では同じですが、この2つには違いがあります。

不妊症は妊娠しづらい状態をいい、不育症は妊娠はするけれど妊娠継続がしづらい状態をいいます。つまり不妊症は、妊娠するまでに問題や障害があり、不育症は妊娠成立後に問題や障害があることをいいます。

もし流産してしまったら

流産をしてしまったら、その要因を知るために流産物を検査してみるのも大切です。

たとえば、病院で流産処置を行った場合は、無菌の状態で検査してもらうことができます。

しかし、急な腹痛から自宅などで突然、流産が起こることも少なくありません。そうした場合は、雑菌が付着して正確な結果が出ないため、検査は難しくなります。

POC 検査

POC 検査は、流産胎児の組織から染色体の数を調べる検査で、流産の原因を知り、今後の治療方針の参考にすることができます。

通常は、病院で流産処置などを行った場合に組織検査が可能ですが、アイジェノミクスの POC 検査は検体が新鮮でなくても解析でき、検体不良が原因で結果が得られない確率は 1.4％未満だとしています。さらに、従来の培養方法でよく起きる偽陰性（母体由来の細胞で 46XX 正常と誤判定）の可能性についても確認できます。ただし、もし流産検体に染色体の転座があった場合は判別ができないというデメリットもあるので、検査内容を十分理解しておく必要があります。

自宅などで流産してしまったけれど、どうにか流産胎児の検査を希望したい場合、またはそのときは気が動転して考えられないけれど一晩経った後で希望したくなるかもしれない場合には、通院する産婦人科か、アイジェノミクス・ジャパンに尋ねてみましょう。

11 不育症の検査

不育症のリスク因子は多種多様

不育症の要因、リスク因子はさまざまです（前ページ：グラフ9参照）。

母体にリスク要因がなく、たまたま胎児の染色体異常を2回、3回と繰り返してしまったケースもあれば、母体にリスク因子となる血液凝固異常や自己抗体を起こしているケース、子宮形態異常（子宮奇形）を持つケース、夫婦に染色体の構造異常があるケースなど、リスク因子は多種多様で、母体だけの問題とも限りません。

また、検査の対象となるのは、2回以上の流産を経験した人、1回以上の妊娠10週以降の流産・死産もしくは重症型の妊娠高血圧症候群を経験した人などになります。

どのような検査があるの？

不育症検査には、十分にエビデンスのある一次スクリーニングと、不育症との関連がある選択的検査があります。

子宮形態検査は、子宮の形態異常の有無を調べます。不妊検査の子宮卵管造影検査と同様で、腟から造影剤を注入し、レントゲン撮影により子宮の形を診ます。これを超音波検査で判断することもあります。

内分泌検査は、甲状腺の機能を調べます。また流産リスクが高くなるため糖尿病の検査も行います。

夫婦それぞれの染色体検査は、血液から調べます。

抗リン脂質抗体は、不育症のなかでも重要ポイントになります。血液検査を行い陽性となった場合は、偽陽性の可能性もあるため12週以上あけて再検査をします。再検査で、再度陽性になったら抗リン脂質抗体症候群と診断されます。

選択検査では、抗PE抗体、第XII因子、プロテインS、プロテインCなどの血栓の要因となるものを調べます。

NK細胞は調べないの？

NK（ナチュラルキラー）細胞については、不育症との関連は、まだよくわかっていません。NK細胞は、もともとがん細胞や、ウイルス感染した細胞を攻撃して壊す役割を持っていますが、この力が活発だと胎児を攻撃してしまうといわれています。

ただし、これが不育症のリスク因子としてのエビデンスは得られていないため、検査項目には入っていません。しかし、治療施設によっては、NK細胞活性の値を検査しているところもあります。

全国どこでも、同じように検査や治療が受けられるの？

以前は、不育症自体があまり注目されておらず、流産をすることは仕方のないことと諦めてきた時代もありました。そのため、2回、3回と流産を繰り返してしまう人の検査も、医療機関ごとに違い、検査結果に対する治療法にも違いがありました。そもそも、不育症に対する考え方、捉え方も、三者三様でしたが、きちんとしたエビデンスのもとに治療を提供するべきと厚生労働省不育症研究班が立ち上がりました。

厚生労働省不育症研究班は、不育症の検査方法や治療法を「不育症治療に関する再評価と新たなる治療法の開発に関する研究班を基にした不育症管理に関する提言」にまとめ、2011年には全国の産婦人科へと配布をしています。

そのため、現在では基本的に全国どこの婦人科でも、同じ検査で、同じ結果が得られるようになってきています。ただ、より専門的な診療を受けたいのであれば、不育症の専門外来を設けている病院・クリニック、または不育症専門クリニックなどを受診するのがいいでしょう。

不育症の検査

		検査内容	保険適用
一次スクリーニング検査	子宮形態検査	経腟超音波	○
		子宮卵管造影	
		子宮鏡	
	内分泌検査	甲状腺機能	○
		糖尿病検査	
	夫婦染色体検査		○
	抗リン脂質抗体検査	抗カルジオリピンβ2グルコプロテインⅠ複合体抗体	○
		ループスアンチコアグラント	
		抗 CLIgG 抗体	○
		抗 CLIgM 抗体	×
選択的検査	抗リン脂質抗体検査	抗 PEIgG 抗体	×
		抗 PEIgM 抗体	×
	凝固因子検査	第 XII 因子活性	○
		プロテイン S 活性もしくは抗原	○
		プロテイン C 活性もしくは抗原	○
		APTT	○

不育症治療に関する再評価と新たなる治療法の開発に関する研究班を基にした不育症管理に関する提言より

いいサプリメントはあるかな？

サプリメントは、薬ではなく栄養補助食品なので、あくまで日頃の食生活の中で不足しがちな栄養を補う目的で摂取するものです。

そのため、「不育症に良い」「流産防止になる」というエビデンスのあるサプリメントはありません。

ただ、大切な栄養分というものはあります。たとえば、抗酸化作用のあるビタミンC（緑黄色野菜など）、ビタミンE（魚卵など）や、β - カロテン（緑黄色野菜など）などです。食事から摂ることを心がけ、足りない分はサプリメントで補いましょう。

また、葉酸（緑黄色野菜など）は胎児の成長に欠かせません。これが不足すると胎児の神経管閉鎖障害などのリスクが上がります。葉酸は、緑黄色野菜に多く含まれていますが、妊活期は吸収のよいサプリメントで補いましょう。

毎日の食生活、何かいいものある？

ポイントは、血液サラサラ効果のあるものです。 手軽に食べられるものでは、「納豆」がおススメです。また、玉ねぎもおススメ食材です。玉ねぎの辛味成分が血液サラサラに効果があるといわれていますので、水ではなく空気に晒して生で食べてみましょう。

納豆と生の玉ねぎを合わせて食べてもいいですね。

そのほかには、大根もおススメです。大根の辛味成分には、血栓を予防する効果があるとされています。すりおろすと、とくにこの辛味成分がつくられますので、良質のたんぱく質を含む白身魚と一緒にいかがでしょう。

また青魚や海藻、ヨーグルト、しょうがなども血液サラサラ効果があるようです。

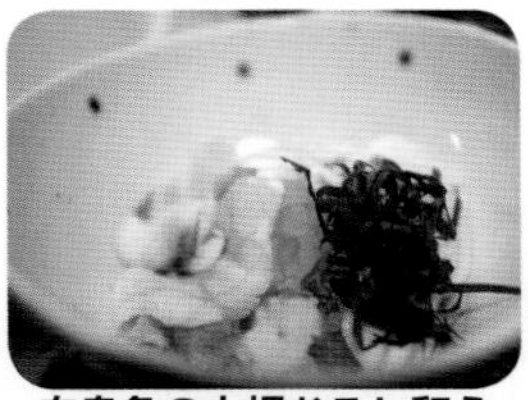

白身魚の大根おろし和え

大根は、よく洗って皮付きのまますりおろしましょう。お刺身用の鯛を湯引きして、大根おろしとポン酢をあえて、シソの葉の千切りをトッピングして出来上がり！

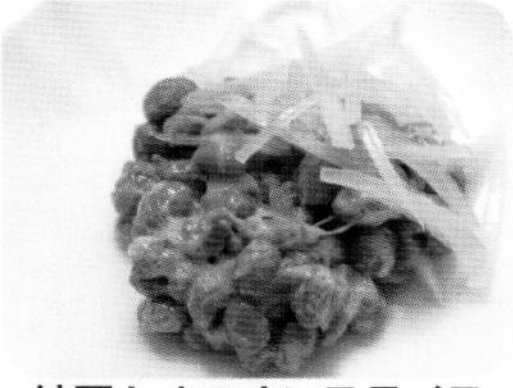

納豆とオニオンスライス

玉ねぎをスライスして、そのまま空気に晒しておきます。納豆とタレを混ぜて、器に盛り、その上にたまねぎのスライスを乗せたら出来上がり！

⑫ 不育症のリスク因子と治療

内分泌異常／血液凝固異常・自己抗体①

不育症のリスク因子とは？

不育症のリスク因子は、

①内分泌異常によるもの
②血液凝固異常・自己抗体によるもの
③子宮形態異常によるもの
④夫婦のどちらかに染色体の構造異常があるもの
⑤偶発的流産・リスク因子不明（多くは胎児の染色体異常）

の5つに大別することができます。

ただ、何か異常が見つかっても全てのケース、全ての妊娠で流産を起こすわけではありません。また、カウンセリングを受けたほうが、流産リスクがあってもなくても、次回の妊娠成功率が高いことがわかっています。次の妊娠に臨む前に、病院で十分な説明を受け、不安を和らげましょう。

①内分泌異常

内分泌異常には、甲状腺異常や糖尿病があります。

甲状腺ホルモンが出過ぎるのが甲状腺機能亢進症で、少ないのが甲状腺機能低下症といい、どちらの状態も流産のリスク因子となる内分泌異常です。まずは、内科での甲状腺疾患の治療が先決です。ただし、内科の治療で甲状腺機能が安定してきたといっても、流産が起こらないというわけではありません。甲状腺疾患は、いくつもの自己抗体を併せ持つことが多くありますので、不育症のリスク因子となるような自己抗体を持っていないか検査をする必要があります。

糖尿病は、不育症リスク因子にあげられますが、ケースとしてはあまり多くないようです。

母体が糖尿病の場合、胎児が正常に発達、発育できず奇形が生じることが流産につながるのではないかと考えられています。また、胎児が心臓肥大や巨大児になる可能性も高く、早産の危険性も上がります。出生後にも正常な発達、発育に問題が起こる可能性も高くなることから、妊娠前の血糖コントロールが重要です。妊娠前に十分に血糖コントロールをすることで流産を防ぐことができますので、内科的治療や指導から血糖コントロールを徹底し、それから妊娠に臨むようにしましょう。

②血液凝固異常・自己抗体

血液凝固異常とは、血小板の異常や血液を固まらせるタンパク質の異常などによって起こり、止血が難し

不育症の助成金

不妊治療にかかる費用の一部を助成する事業は、各自治体にあります。また市区町村によって、独自の助成制度を行っている自治体も増えてきました。

一方、不育症の検査や治療にかかる費用については、不妊治療ほど手厚い助成がありません。検査内容によっては保険が適用されないものもあり、またリスク因子と個々の状態に合わせて治療が計画されるため、夫婦ごと治療費にも差があります。

助成制度についてもさまざまで、不育症の検査について助成する自治体、または治療費を助成する自治体、検査も治療も助成する自治体とその内容にも差があります。

まずは、自分が住んでいる自治体で不育症に関する助成制度があるかを確認してみましょう。

また、流産を繰り返して不安に思っていたり、検査や治療について知りたい人は、全国自治体に設置されている不育症相談窓口を利用してみましょう。QRコードから確認できます。

い出血傾向と血液が固まりやすい血栓形成傾向があります。不育症のリスク因子となるのは、血栓ができやすくなる血栓形成傾向の血液凝固異常です。

自己抗体とは、自分の体に入ってきた有害な異物や細菌、ウイルスに対して攻撃し排除する免疫機能が狂い、自分自身の体に向かって攻撃をしてしまうものです。

この2つのリスク因子が不育症の全体の約1／3ほどを占めています。

女性は妊娠すると、普段よりも血液中の水分量が増え、サラサラした血液に変化していきます。妊娠週数を追うごとにだんだんと血液中の水分量が増えることで、胎児へ酸素や栄養が送りやすくなるのです。その一方で血が固まりやすい血液凝固系の体質に傾きます。これは、血が固まりやすいよう変化することで出産時に起こる大量出血を防ぐためだと考えられ、妊娠中の静脈血栓症のリスクは、妊娠していないときに比べて約5～6倍高いといわれることからもわかります。

また胎盤は、血液がゆっくり流れるため血栓ができやすい場所でもあります。これに母体が自己抗体や血液凝固異常のリスク因子を持つことで、血栓を引き起こしやすくしてしまいます。胎盤に起こった血栓が要因となって、胎児への血流が滞り、十分な酸素と栄養が供給されず、子宮内で胎児死亡が起き、流産となってしまうのです。

血液の凝固異常や自己抗体には、甲状腺の異常、抗リン脂質抗体、第Ⅻ因子欠乏、プロテインS欠乏、プロテインC欠乏などがあり、なかでも多いのは、抗リン脂質抗体です。

抗PE抗体もその因子になるといわれていますが、その機序については現在、不育症研究班などで調査、研究が進められている段階です。

血液の凝固異常や自己抗体の原因と状態、症状に合わせて、血液を固まらせない、血栓の出来にくい状態を保つ治療を適切に受けることによって、80～90％の人が妊娠を継続し、出産に成功しています。

●抗リン脂質抗体症候群

抗リン脂質抗体とは、細胞膜のリン脂質もしくはリン脂質と蛋白質との複合体に対する自己抗体の総称をいいます。抗リン脂質抗体を持っている人は、ふだんから動脈や静脈の中で血の固まりができる血栓症になりやすい傾向があり、女性の場合は、妊娠するとそのリスクがさらに高くなります。

膠原病、リウマチ疾患、全身性エリテマトーデス（SLE）などの自己免疫疾患の人は、抗リン脂質抗体を併せ持っていることが多くあるようです（二次性）。そのため、自己免疫疾患がある場合は、抗リン脂質抗体などの検査も必要です。これらの基礎疾患があっても、抗リン脂質抗体を持たなければ流産率は高くないという調査もありますから、そういった意味でも抗リン脂質抗体の有無を検査することは大切になってきます。また、基礎疾患がない場合でも抗リン脂質抗体を持っていることがあります（原発性）。たとえば、以前の妊娠、出産をきっかけに抗リン脂質抗体ができることもありますので、妊娠、出産歴からの検討も必要になります（表1参照）。

また、基礎疾患のあるなしに関わらず抗リン脂質抗体を持っている女性は流産しやすいため、抗リン脂質抗体が陽性であるかどうかが重要となります。

検査結果から、抗リン脂質抗体症候群として診断されるまでには時間もかかりますが、その間に妊娠、流産を繰り返さないために、必要な治療を並行して行うことも大切です。

（表1）

産婦人科で抗リン脂質抗体の存在を疑うべき状況

- 反復流産、習慣流産
- 原因不明妊娠中・後期の子宮内胎児死亡
- 早期発症、重篤な妊娠高血圧症候群
- 妊娠に関連した血栓症
- 子宮内胎児発育遅延
- 自己免疫疾患または膠原病合併妊娠（SLE、ITP、橋本病、バセドー氏病など）
- 梅毒血清反応の生物学的偽陽性
- aPTTの延長（血液凝固能検査：血漿が固まるまでの時間を測ることにより、血液凝固機能を調べる）
- 血小板減少
- 自己抗体陽性
- 常位胎盤早期剥離

日産婦誌62巻9号より

⑬ 不育症のリスク因子と治療

血液凝固異常・自己抗体 ②

【治療】

血液を固まりにくくする治療をすることで、妊娠が継続でき、出産へとつながるようになります。ただし、出血しても止血しにくいので、怪我や事故に合わないように十分注意をすることが大切です。

① 低用量アスピリン療法

アスピリンには血小板を抑え、血液をサラサラにする効果があることから、血栓を作りにくくします。小さな錠剤の飲み薬になります。開始時期、終了時期とも一定の見解はなく、開始時期は、妊娠を計画した時点から、また妊娠反応が出てからなどとなっており、終了時期は、妊娠28週まで、もしくは妊娠35週、または36週までと医師によって、その処方に見解が分かれます。

妊婦禁忌とされている薬ですが、妊娠を維持し、出産へと結びつけるためには必要であり、血栓を起こして、流産となることは重篤なことだと不育症治療をする医師たちは考えているのでしょう。世界的には胎児に奇形が起こる可能性は否定されているようです。ただし、アスピリンアレルギーのある人は、服用ができません。

② 低用量アスピリン+ヘパリン療法

ヘパリンは、血液凝固因子を抑えることにより血栓を予防します。アスピリンで血液をサラサラにし、ヘパリンで血栓を予防するのが、この治療の目的です。これによって、血流がゆっくりと流れる胎盤内でも血栓が出来にくい環境になり、流産を予防することができます。ヘパリンの開始時期は「妊娠反応が陽性になってから」また「胎嚢が確認できてから」が一般的で、1日2回、12時間ごとの注射が、妊娠36週頃まで毎日、必要になります。

以前は、通院での注射、しかも自費診療でしたが、在宅自己注射に保険が適用されるようになりました（2012年）。ただし、ヘパリンが保険適用になるのは「血栓症」という病名が必要です。不育症に対しての保険適用ではないため未だ自費診療となっている人もいるようです。

③ その他の抗凝固療法

その他、抗リン脂質抗体価が高い場合、アスピリン療法、アスピリン+ヘパリン療法でも流産してしまうなどの場合に、アスピリン+ステロイドやアスピリン+ヘパリン+ステロイドを使うこともあるようです。

また、免疫グロブリン療法も有効だとされていますが、これについては、治療法が確立されておらず、現在「妊婦における難治・治療抵抗性の抗リン脂質抗体症候群に対する大量免疫グロブリン療法についての前方視的臨床試験」が行われています（2020年10月現在）。

不育症リスク因子別の妊娠成功率
- 染色体異常を除いた成功率 -
（グラフ 10）

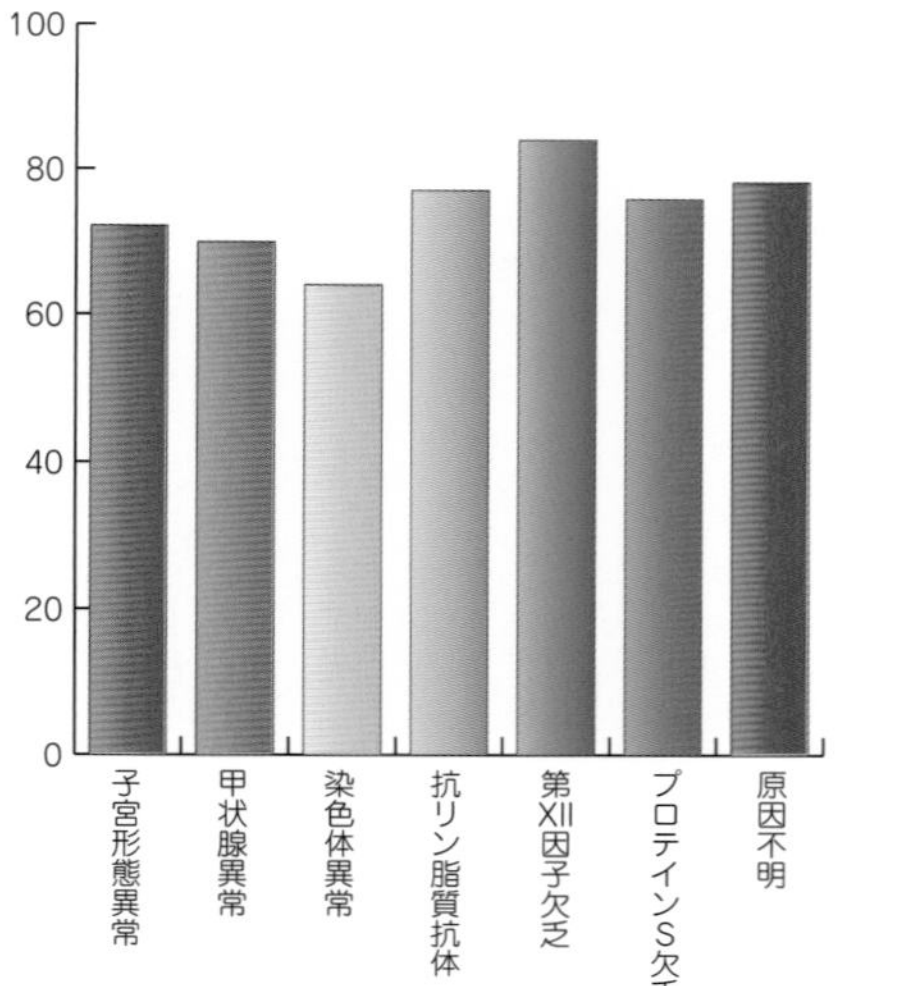

本邦における不育症のリスク因子とその予後に関する研究 2010年より 一部抜粋／不育症研究班

抗凝固療法治療別回数別治療成績

治療法	2回		3回		4回以上	
	治療成績（妊娠成功率）	染色体異常を除いた妊娠成功率	治療成績（妊娠成功率）	染色体異常を除いた妊娠成功率	治療成績（妊娠成功率）	染色体異常を除いた妊娠成功率
アスピリン	98/142 (69%)	98/124 (79.0%)	73/98 (74.5%)	73/90 (81.1%)	26/49 (53.1%)	26/47 (55.3%)
アスピリン + ヘパリン	108/128 (84.4%)	108/123 (87.8%)	89/114 (78.1%)	89/103 (86.4%)	53/87 (60.9%)	53/83 (63.9%)
アスピリン + ヘパリン+ ステロイド	3/3 (100%)	3/3 (100%)	3/6 (50.0%)	3/5 (60.0%)	6/18 (33.3%)	6/13 (46.2%)
アスピリン + ステロイド	30/35 (85.7%)	33/34 (88.2%)	17/18 (94.4%)	17/17 (100%)	0/3 (0%)	0/3 (0%)

本邦における不育症のリスク因子とその予後に関する研究より　改変

不育症の病院選び

２回以上の流産を繰り返す場合、妊娠 10 週以降に流産を起こした場合、また死産を経験した場合、そして重症の妊娠高血圧症候群を経験している場合、次の妊娠を目指す前に一度、不育症検査を検討してみましょう。

不育症関連の学会では、日本生殖免疫学会があり、公式サイトに不育症施設一覧（上部：QR コード）の紹介があり、厚生労働省不育症研究班の公式サイトにある研究機関一覧（下部：QR コード）からも探すことができますので、それらを参考にしてみましょう。そして、2019 年には日本不育症学会が設立され、2020 年度から認定医制度がはじまりました。これら学会、研究班の医師や治療施設が、今後の病院選びの目安の１つになるでしょう。

また、不妊症の治療施設で不育症の専門外来を持っているところもありますし、専門外来はなくても多くの治療施設で不育症検査や治療も行っていますので、お近くの不妊治療施設の中から選ぶのも良いでしょう。

日本生殖免疫学会

不育症研究班

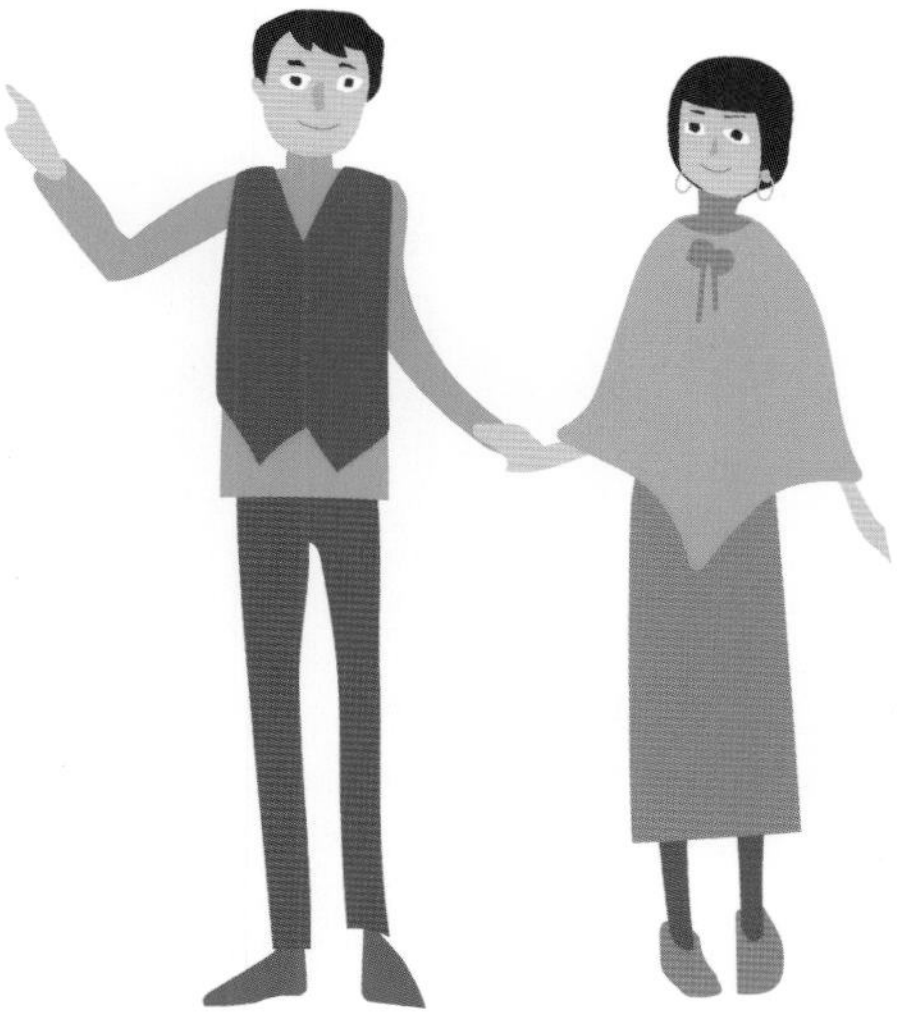

⑭ 不育症のリスク因子と治療

子宮形態異常／夫婦の染色体構造異常／リスク因子不明

③子宮形態異常

もともと子宮は、胎児期には左右2つありますが、出生前には融合して1つになります。この融合がうまくいかないことから子宮の形態異常は起こります。これには5つのタイプがあり、中でも中隔子宮が不育症のリスク因子にあげられています。

中隔子宮は、子宮の外観は正常ですが、子宮腔内に仕切りのようなものがあり、内腔が左右に分かれている形態異常です。中隔子宮の内腔にある出っ張った仕切りにはほとんど血流がないため、そこに着床してしまうと流産を起こし、血流のある場所に着床すれば流産が起こらないのではないかと考えられています。

そのほかに、子宮の外観は正常で、子宮底が少し内腔側に出っ張っている弓状子宮、子宮の外観がハート型で内腔も左右に分かれている双角子宮、子宮が左右2つある重複子宮、左右のどちらかの子宮のみの単角子宮があります。これらが不育症リスク因子ではないと言われる理由は、出産時の帝王切開術などで発覚するケースが多いからです。妊娠経過に問題がなく出産時の手術で発覚することから、正常分娩で知らずに出産する人も多くいるでしょう。

【治療】

子宮形態異常の中でも、流産の要因になる中隔子宮が子宮形成術の対象になります。

患者あたりの生児獲得率は、手術をしたグループでは74・5％、手術をしなかったグループでは53・8％でした（※1）。このことから、必ず手術が必要かというとそうともいえず、手術をしたほうが流産しにくくなり、赤ちゃんが授かりやすいといえるかもしれません。ただ、手術をしたグループは96人で、手術をしなかったグループは13人だったので、主治医とよく相談しましょう。

双角子宮については、手術をしたほうがいいか、しなくてもいいかの

子宮形態異常と不育症リスク因子

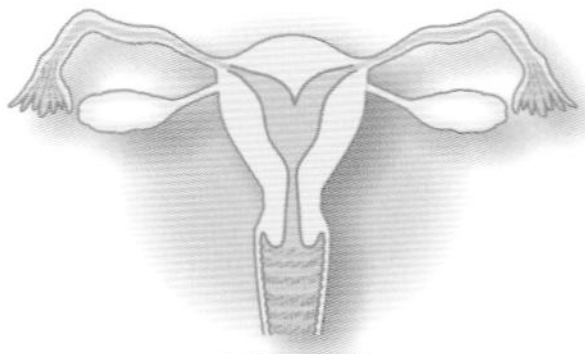

中隔子宮
子宮の外観は正常。内腔に仕切りがある。不育症リスク因子。

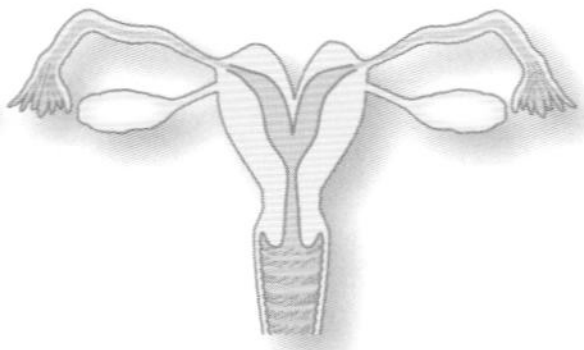

双角子宮
子宮の外観がハート型。内腔もほぼ2つ。不育症リスク因子とはいい切れない。

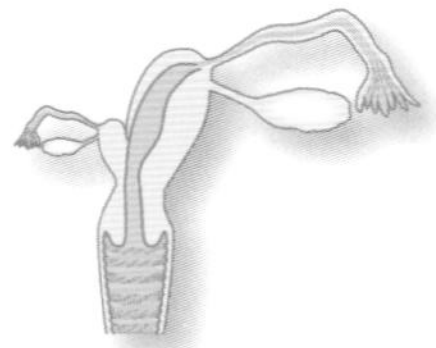

単角子宮
子宮が片側しかない。片側は、まったくないものもある。不育症リスク因子ではない。

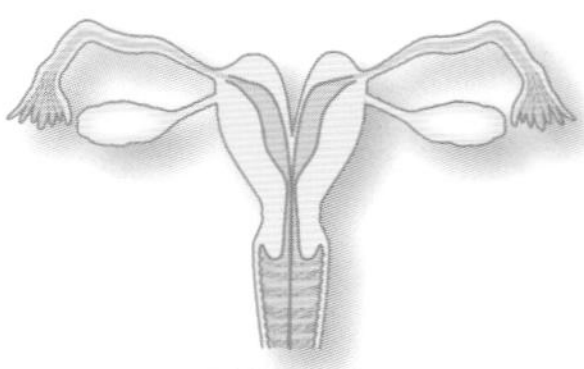

重複子宮
子宮が左右2つある。頸部が1つ、または2つのケースもある。不育症リスク因子ではない。

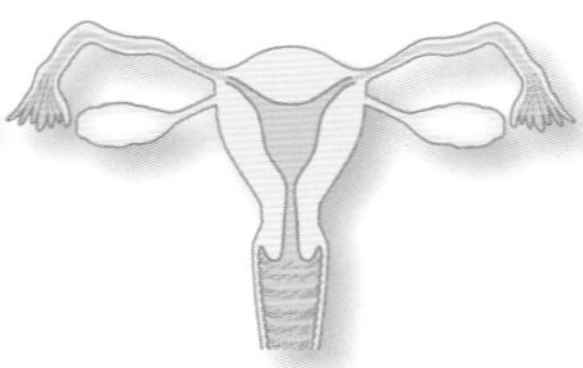

弓状子宮
子宮の外観は正常。子宮底が内腔にせり出している。不育症リスク因子ではない。

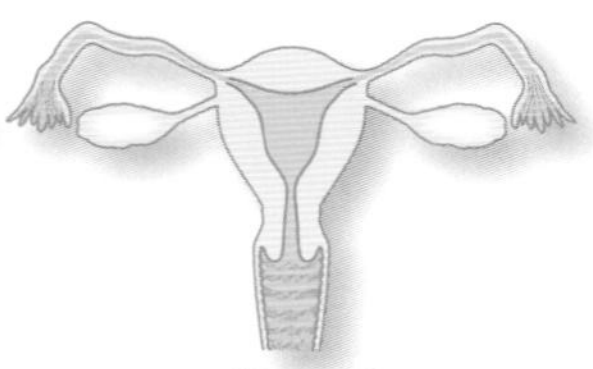

正常な子宮
生殖期間中の子宮の大きさは鶏卵ほど。閉経すると、親指大ほどに縮む。

※1：子宮奇形を持つ反復流産患者の妊婦帰結調査 手術・非手術の比較他施設共同研究　不育症研究班

意見がわかれます。患者あたりの生児獲得率は、手術をしたグループでは64・3%、手術をしなかったグループでは76・7%でした（※1）。

④ 夫婦の染色体構造異常

夫婦のどちらかの染色体に構造異常があるために、流産を繰り返してしまうことがあります。自然淘汰とされる胎児の染色体異常は、偶発的に起こるもので、そのケースとは要因が違います。

染色体構造異常については、「染色体の形の問題」として24ページから紹介しています。

十分なカウンセリングを受け、性生活で次の妊娠に臨むことも方法の1つですし、体外受精を前提としたPGT-SRで妊娠に臨むのも方法の1つです。

⑤ 偶発的流産・リスク因子不明

不育症の中でも、一番多いのがこの偶発的流産やリスク因子不明で、このケースは防ぐことのできない、また防ぐ必要のない自然淘汰がほとんどです。

この場合、一通りの検査を行っても、なんら問題や異常が見つからず「異常なし」と診断されます。

そのため、次の妊娠に臨む前に、流産に関する説明とカウンセリングを受け、不安が和らぎ、心が十分に回復してから臨みましょう。

テンダーラビングケア

ストレスと流産についての因果関係は、はっきりしていません。ただ、流産後、次回の妊娠に臨む前に、臨床心理士や産婦人科医がカウンセリングを行った方がストレスが改善し、妊娠成功率が高かった、という不育症研究班の報告があります（グラフ11）。

なかでも最近、注目されているのがテンダーラビングケア（TLC）です。流産してしまった人に「優しく、愛情を持って接し、いたわる」ことで、次回の妊娠が継続し、出産に至る確率が上がるといいます。

とくに流産直後は、ストレスを強く感じ、辛い気持ちの中で過ごす時間も多くなることと思います。

心が痛い、辛いと感じるときは、無理をせずに通院施設のカウンセラーや心理士、また心療内科を訪ねてみましょう。

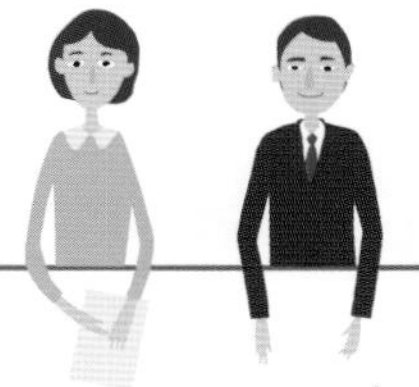

カウンセリング後の生児獲得率　（グラフ11）

	精神的支援有り	精神的支援なし
① Stary-Pedersen et al. AJOG 148:140-146,1984	86.0 %（32/ 37）	33.0 %（8/24）
② Ciifford et al. Hum.Reprod. 12:387-389,1997	73.8 %（118/160）（妊娠初期から来院）	48.8 %（20/41）（妊娠初期に受診せず）
③ 厚生労働研究班データ 2011	79.4 %（54/ 68）	56.9 %（29/51）

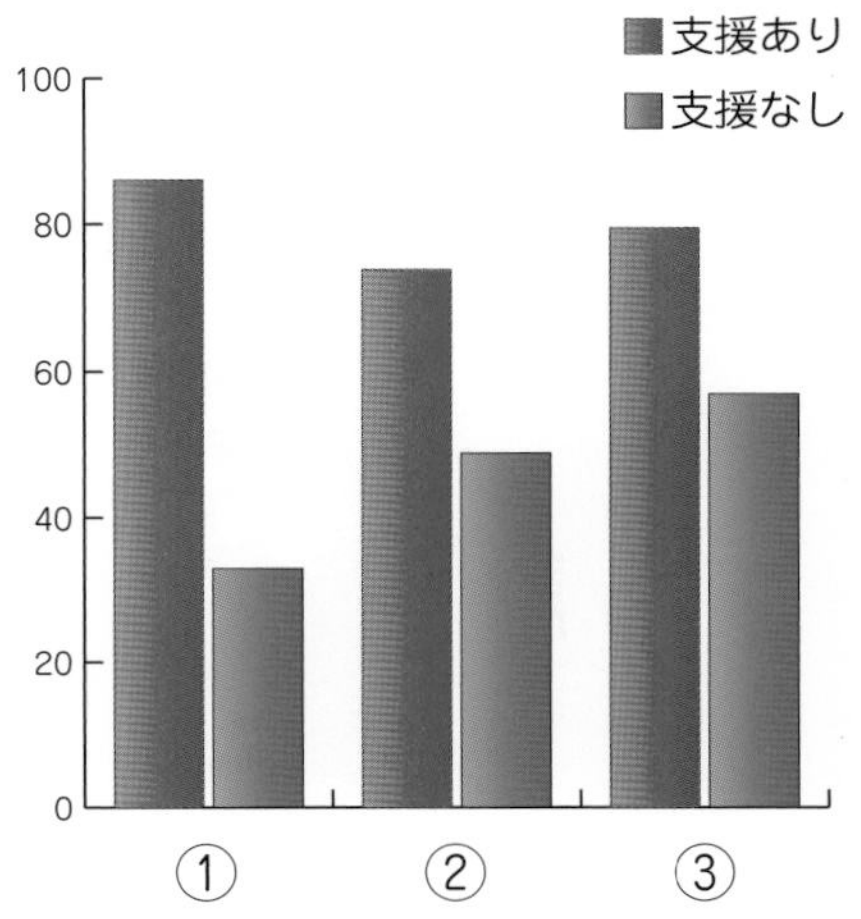

反復・習慣流産（いわゆる「不育症」）相談対応マニュアルより

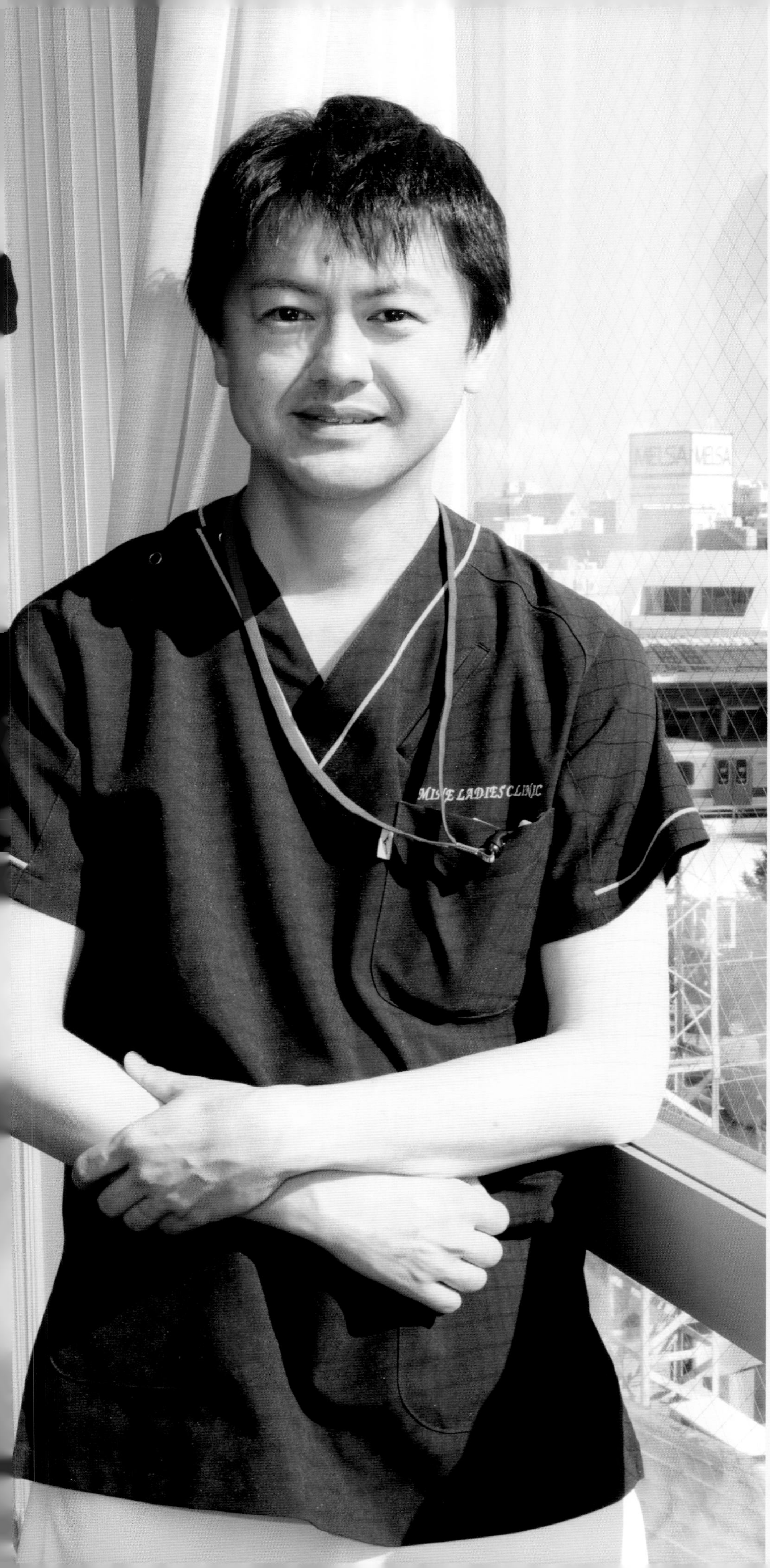

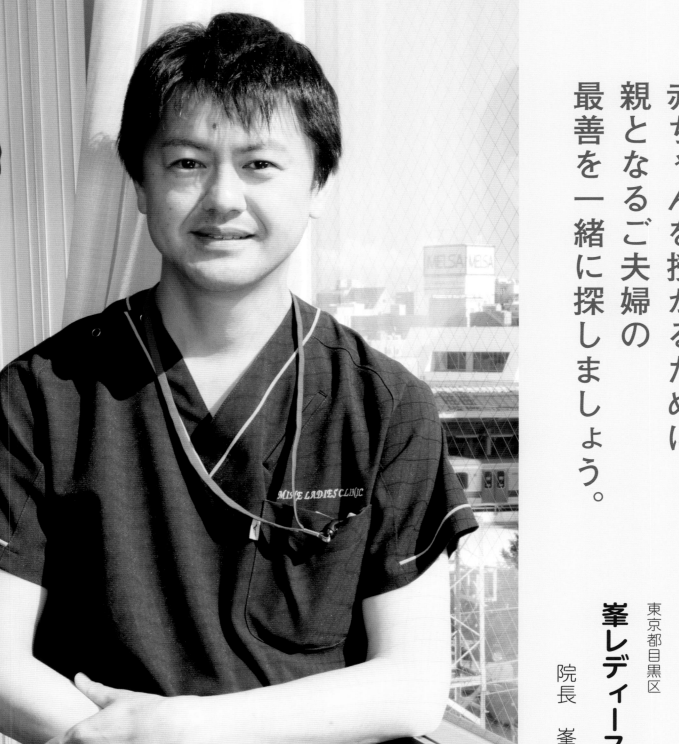

着床を助ける。胚の染色体を調べる。

赤ちゃんを授かるために
親となるご夫婦の
最善を一緒に探しましょう。

東京都目黒区
峯レディースクリニック
院長　峯 克也　先生

これまで、不妊治療のなかでも着床に関することは、神の領域といわれてきました。

排卵誘発方法、受精方法、胚培養、胚凍結と、さまざまな医療・技術、機器の向上によって妊娠率も上がりました。

しかし、それでもまだ、着床は神の領域でした。

何度、良好胚を移植しても着床しない、または流産してしまうことがあります。そのとき、夫婦は次の治療をどのように考えて、この先、何を選択していけば良いでしょう。

そこで、東京都目黒区自由が丘にある峯レディースクリニックの峯克也先生にお話を伺ってきました。

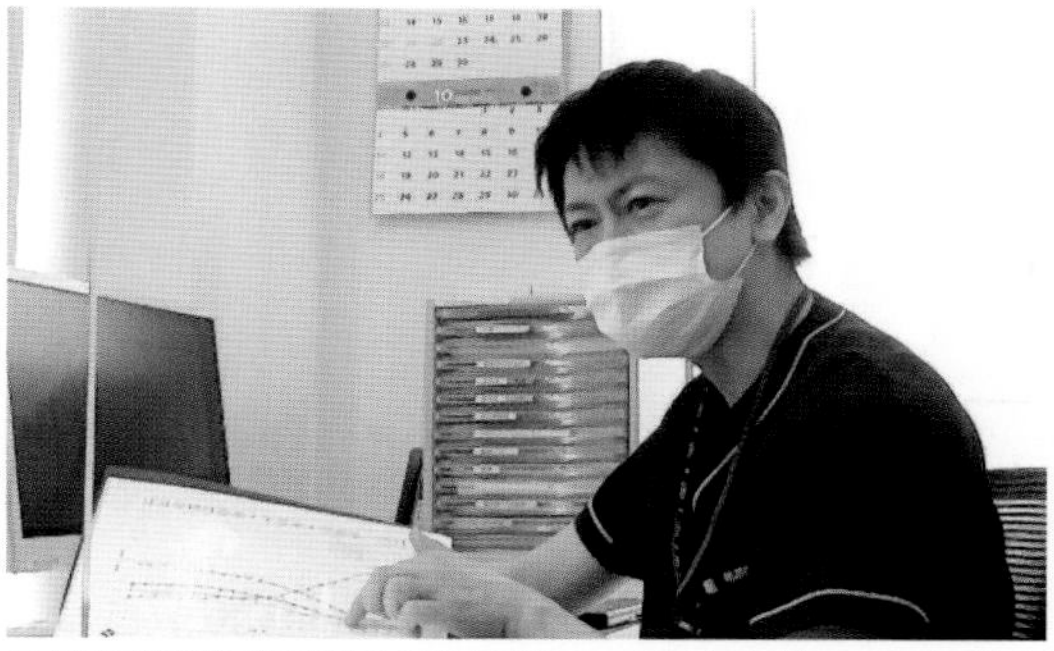

体外受精の治療周期を始める際に、グラフを使って、年齢と妊娠率、流産率、生産率の説明をします。

体外受精の妊娠率と流産率は?

私たちのクリニックでは、胚盤胞の場合で胚移植あたり約42%の妊娠率となっています。すべての妊娠が出産へ結びつけば良いのですが、おおよそ15%の夫婦が流産を経験します。

一般的に全妊娠の約15%が流産になるといわれていますが、体外受精だからといって、とくに流産率が高くなるということはありません。

ただ、年齢を重ねれば流産率は高くなります。40歳を過ぎると、妊娠をされても流産してしまう人が多くなり、42歳くらいでは妊娠された人の約30～40%が流産になってしまいます。こうした流産率や生産率（生きた赤ちゃんが生まれる率）に関することは、体外受精の治療周期に入る前に、治療方法などの説明とともにしています。

また、妊娠判定日に血中HCG値が低い場合は「次回、胎嚢が見えなかったら」。妊娠7週になっても胎児の心拍が見えてこない場合は「次回、心拍が見えなかったら」。厳しいかもしれないですねというお話をしますので、ある程度、覚悟をして診察にきているという印象を受けます。結果的に流産となっても「仕方ない」と考えようとしているように見え、私も、とても切ない思いをします。

なかには診察当日に、流産の診断となるケースについては「これまで問題がなかったのに!」と患者さんと同じように、私も驚くことがあります。

ただ初期流産の多くは、胎児の染色体異常が原因とされ、偶然に起こることで仕方のない面もあります。しかし、いくら仕方がないことだと思っても、心が追いつかない人がほとんどです。そのため私の診察の後には、看護師と話をして帰られる人も少なくありません。辛い気持ちを我慢せずに、ぜひ、お話していただきたいと思います。

胚の評価と妊娠率

胚移植後は、期待も膨らみますが、「着床しないのでは?」「流産するのでは?」という心配もあるかと思います。

そこで、どのような胚を、どのように移植すれば、より妊娠へと結びつくかを考えることが大切になってきます。その際、胚の評価の高さが妊娠率の高さと大きく関係することがわかっていますので、複数の移植可能胚がある場合は、評価の高い胚から移植をします。

また私たちのクリニックでは、凍結融解胚盤胞移植がほとんどなので、胚盤胞のグレードと妊娠率に関するお話もしています。

妊娠しない、流産になる。その原因は、胚の染色体異常?

妊娠が成立しない、流産になる、その原因の多くは、染色体異常といわれています。

体外受精では、良好胚を移植するわけですから、「妊娠すべき。流産しない」と思うかもしれません。確かに、胚の評価と妊娠率には相関関係があるのですが、実際には妊娠しないケース、流産になってしまうケースは少なくありません。それは、評価の高い良好胚であっても染色体に異常を起こしている胚もあるからです。これは、女性の年齢が高くなれば、その割合は多くなります。

染色体数を調べるPGT-Aのメリットとデメリット

PGT-A（着床前胚異数性検査）は、胚の染色体の数が正常であるかを調べる検査で、胚移植をしても、2回以上連続して妊娠が成立していない人、習慣性流産の人、染色体構造異常を持っている夫婦が対象になります。

検査をし、染色体数に異常がない胚を移植することで流産を減らすことができます。しかし、染色体異常以外の流産もあることから、PGT-Aを行った胚を移植しても、流産率は全妊娠の約10%に起こるといわれています。

PGT-Aを行うメリットとして1つ目は、多くの流産を回避できること。2つ目は、不妊治療にかかる時間の短縮が期待できること。3つ目は、肉体的、精神的なストレスを大きく回避できることなどがあります。

デメリットとして1つ目は、胚盤胞の将来胎盤になる細胞（栄養外胚葉）を採取して検査するため、胚にダメージを与える可能性があること。2つ目は、移植する胚が少なくなること。3つ目は、PGT-Aの精度が100%ではないことなどがあげられます。

PGT-A検査は100%ではない?

PGT-Aのデメリットにあげられる精度については、検査をする細胞に要因の1つがあります。

検査は、将来胎盤になる栄養外胚葉の一部(6~10細胞程度)を採取して調べますが、その採取した細胞の染色体数から、A:適、B:準、C:不適、D:判定不能の4つに分類します。

このなかでも、B:準については、ご夫婦と相談し、最終的にはご夫婦に移植をするかしないかを決めていただきます。

B:準の胚は、採取された細胞に正常と異常が混在しているモザイク胚であることが多く、中でも染色体異常の割合が高くないモザイク胚であれば妊娠・出産に至る可能性があります。

しかし、PGT-Aを行い、A:適の胚を移植しても、妊娠が成立しない、流産することがあり、その場合には、胎児の染色体検査をすることでわかることもあります。たとえば、胎児に染色体異常が見つかった場合、移植した胚の栄養外胚葉には染色体異常はなかったけれど、検査ができない将来胎児になる細胞(内部細胞塊)には染色体異常があった可能性があります。また、異常受精などで起こる3倍体(染色体が69本)、4倍体(染色体が92本)などは、検査してもわからないことがあります。

そして、胎児に染色体異常が見つからなかった場合は、着床障害や不育症の可能性があるでしょう。

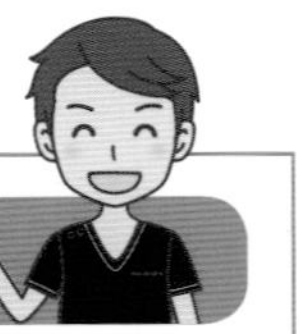

PGT-Aについて

日本産科婦人科学会の反復体外受精・胚移植(ART)不成功例、習慣流産例(反復流産を含む)、染色体構造異常例を対象とした着床前胚染色体異数性検査(PGT-A)の有用性に関する多施設共同研究として行われています。

対象者

直近の胚移植で2回以上連続して臨床的妊娠が成立していない人

過去習慣・反復流産を経験している、または直近の妊娠で2回以上連続した流産(胎嚢確認後)を経験している人

染色体構造異常を持っている夫婦(転座、逆位、重複などの生殖に影響する染色体構造異常)

費用

通常の体外受精の費用に加えて、PGT-Aでは胚盤胞1個あたりの検査費用がかかる

研究参加

研究へのエントリーが必要で、夫婦揃ってカウンセリングを受けたあと、夫婦で署名した同意書を提出する。その後は、体外受精を行い、胚盤胞に育った胚の栄養外胚葉の染色体数を調べる

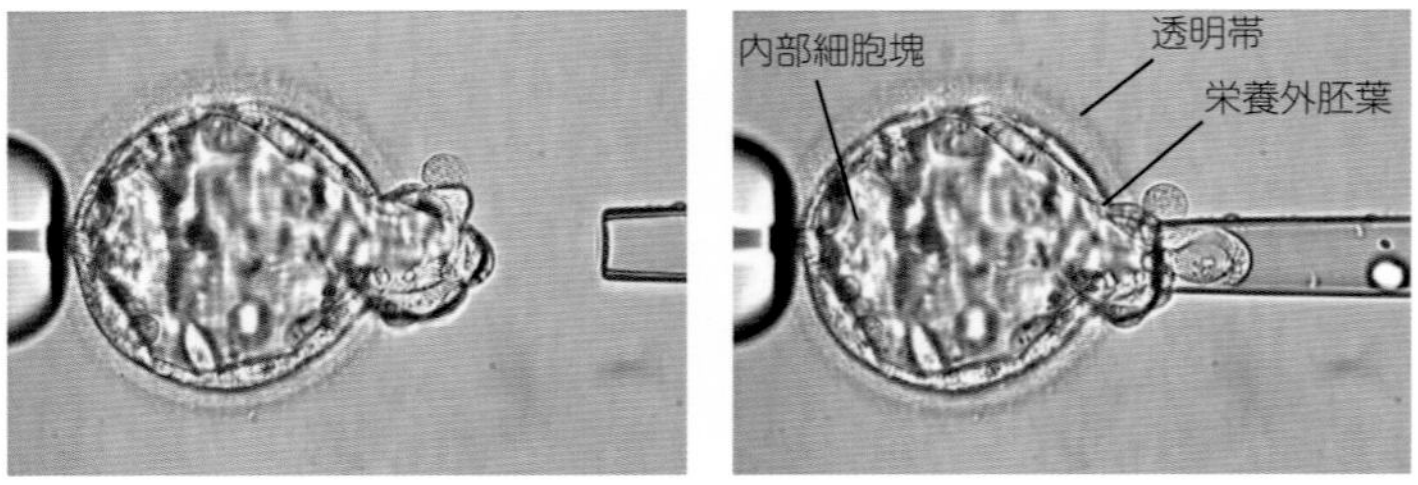

透明帯の内側に沿って栄養外胚葉があります。その細胞から6~10細胞を極細のピペットで採取して染色体数を調べます。

PGT-Aへの期待

年齢が高くなればなるほど、胚の染色体異常率は高くなるため、PGT-Aを行うことで移植する胚が見つからず、採卵ばかりということになるかもしれません。しかし、染色体異常がある胚を移植すれば流産になる可能性が高いことには変わりありません。

できることなら、流産は避けたいのです。流産した場合、次の月経が訪れるまでは不妊治療を休まなければなりません。すぐに月経が回復する人もいますが、なかなか戻らない人もいます。また、辛く悲しい思いから抜け出せない人、次の妊娠が怖くなる人もいるでしょう。心を癒すには、時間が必要ですが、特に年齢が高い人は、治療を休んでいる期間が長くなれば卵子の質の心配が増してきます。

生化学的妊娠に関して

尿や血液検査で妊娠反応があったけれど、胎嚢などが確認できる臨床的妊娠には至らなかったことを生化学的妊娠といいます。化学流産といわれていたこともあり、流産だと思っている人がいますが、実際には流産に含まれません。流産と同様に年齢の高い人に多い傾向にあり、その多くは胚の染色体異常が要因となっているといわれています。

生化学的妊娠も、PGT-Aをすることで減らすことが期待できますが、ほかの原因も考えられます。

着床に適した時期か? 環境か?

良好胚を移植しても着床しない原因に、着床障害が考えられます。

個々の胚の着床の時期を調べる子宮内膜着床能検査(ERA検査)、子宮内の細菌バランスが胚に良い環境かどうかを調べるための子宮内マイクロバイオーム検査(EMMA検査)や子宮内フローラ検査、慢性子宮内膜炎の原因菌を検出するための感染性慢性子宮内膜炎検査(ALICE検査)や慢性子宮内膜炎検査(CD138検査)があります。これらの検査を行い、着床によい条件、環境を整えることで、これまで着床しなかった人、または生化学的妊娠になる人の妊娠が期待できます。

流産を繰り返す不育症

では、流産を胚からではなく、

母体から考えてみましょう。

2回以上の流産と死産または早期新生児死亡を経験した場合、不育症と考えられるため、適切に検査を行って、不育症のリスク因子がないかを探します。不育症のリスク因子には、血液凝固異常・自己抗体、内分泌異常、子宮形態異常などがあり、検査ではこれらのリスク因子の有無を調べます。

ただ、なかにはリスク因子はなく、染色体異常が繰り返し起こり、流産になるケースもあります。生化学的妊娠については、流産に含まれないので、2回以上繰り返しても、基本的には不育症検査を行いません。

不育症のリスク因子が見つかった場合には、リスク因子に合わせて治療し、出産を目指します。不育症のリスク因子によって、妊娠前からコントロールや手術を含めた治療が必要になるリスク因子と、妊娠成立後から治療を行うリスク因子があります。とくに血液凝固異常・自己抗体がある場合には、妊娠後期まで投薬が必要になるケースもあります。

リスク因子が見つからない、つまり原因不明で、とくに女性の年齢が高い場合には、胎児の染色体異常が考えられます。体外受精に挑戦中であれば、PGT-Aを受けて胚移植することで、子どもが授かる可能性が高まります。

検査ばかり！と思うかもしれませんね

胚や着床に関して、これまでわからなかったことが、少しずつわかってくるようになってきました。10年前、5年前より確実に医療技術は上がり、機器も良くなりました。機器などは、ここ最近ではより良いものが登場し、さらに改良されています。

そうした向上のなかに着床環境に関わることもあります。着床に関する新しい検査や治療が登場し、まだ臨床研究段階ですが、PGT-Aもできるようになってきました。

体外受精で赤ちゃんを授かる選択肢は広がりましたが、ご夫婦は「検査、検査ばかりで、前に進まない」と思うかもしれません。

ERA検査やPGT-Aなどは、体外受精を受けるすべてのご夫婦に必要な検査ではありません。ただ、検査を考慮したほうがいい場合には、ご夫婦が納得できる選択ができるように、わかりやすく説明することがとても大切になってきています。

お子さんを授かるための方法には、いくつもの選択肢があります。選択していく途中に正解を知ることはできず、結果的にお子さんを授かった方法が正解といえるのでしょう。

私たちは、親となるご夫婦と一緒に、赤ちゃんを授かる最善の方法を探すために、日々努めています。

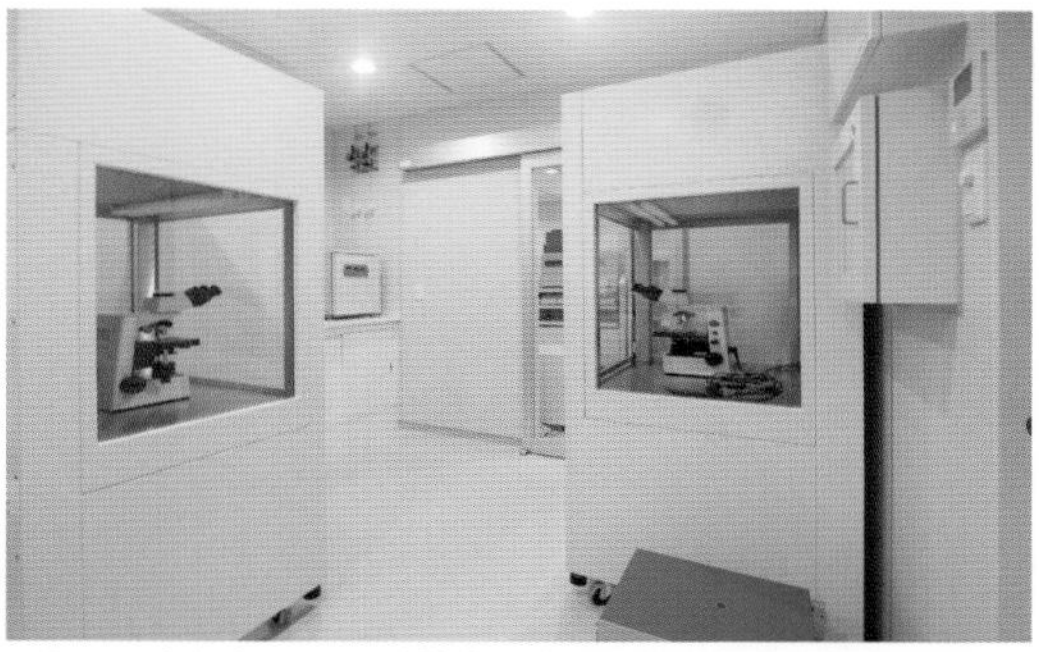

PGT-A を行う胚は、培養室で育てられ、細胞の採取も院内で行い、検査は外部の検査会社へ委託します。

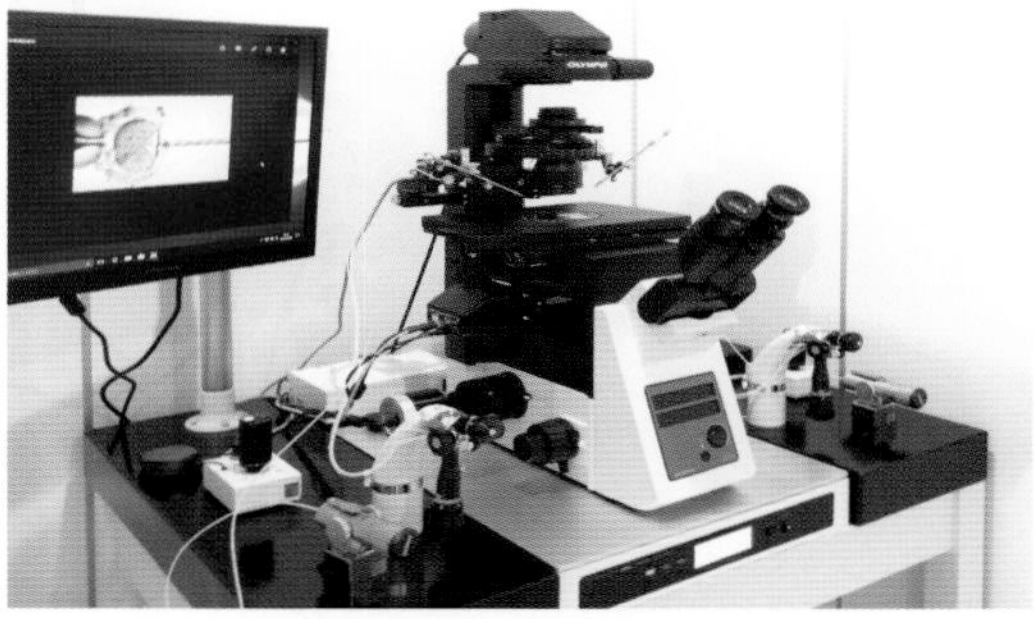

PGT-A を行う細胞の採取は、ICSI と同じ倒立顕微鏡を使用します。

Dr.Mine Katsuya Profile

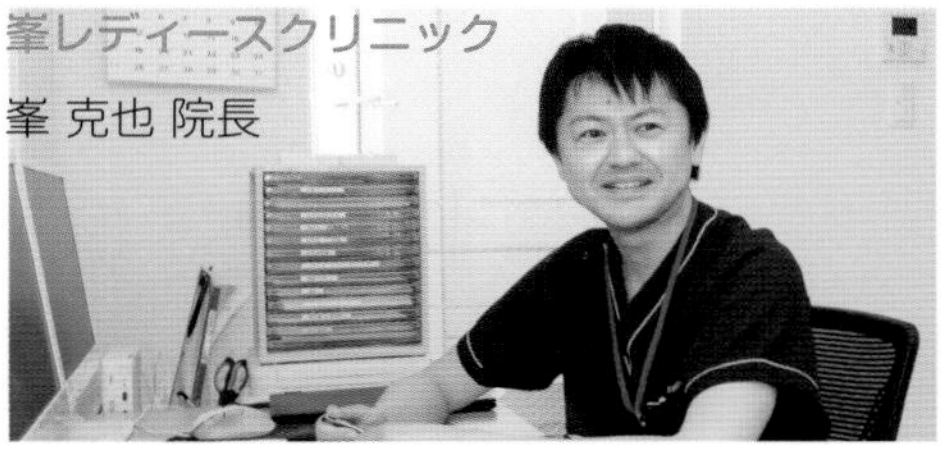

● 資格・専門医

医学博士 ／ 日本産科婦人科学会産婦人科専門医 ／ 日本生殖医学会生殖医療専門医 ／ 臨床遺伝専門医制度委員会臨床遺伝専門医 ／ 日本産科婦人科内視鏡学会技術認定医（腹腔鏡・子宮鏡）／ 東京都難病指定医
日本受精着床学会評議員

● 経歴

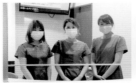

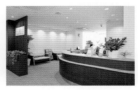

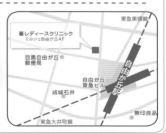

日本医科大学医学部卒業
日本医科大学大学院女性生殖発達病態学卒業
日本医科大学産婦人科学教室
　病院講師・生殖医療主任歴任
日本医科大学産婦人科学教室　非常勤講師
厚生労働省研究班「不育治療に関する再評価と新たなる治療法の開発に関する研究」研究協力者
峯レディースクリニック院長

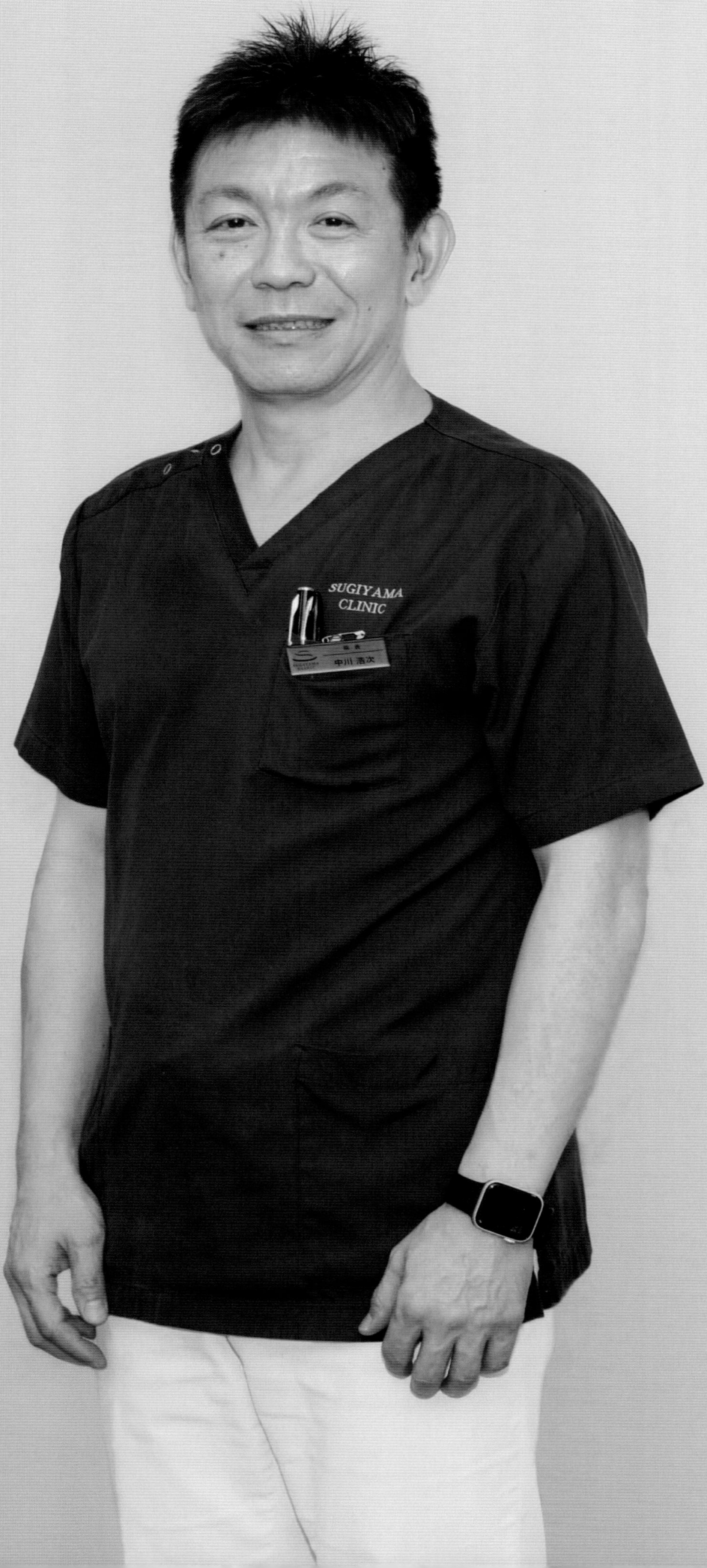

何度も胚移植しているのに着床しない

それは、あなたの免疫細胞が活発なのかもしれません

東京都新宿区

杉山産婦人科 新宿

院長　中川 浩次　先生

今号のi-wish ママになりたいのテーマは、流産です。

赤ちゃんを望むご夫婦にとって、妊娠は喜びです。けれど、すべての妊娠が出産へつながるわけではなく、なかには流産になり、喜びが悲しみに転じることもあります。

体外受精に挑戦する夫婦にとって、その喜びや悲しみは想像以上かもしれません。けれど、何度、胚移植しても着床しない、または生化学的妊娠を繰り返す夫婦の落胆は計り知れません。胚移植への期待、妊娠への希望、それが妊娠判定や歓迎しない月経によって悲しみに変わります。なかには、生まれるはずだった赤ちゃんを思い、喪失感を覚える人もいるといいます。

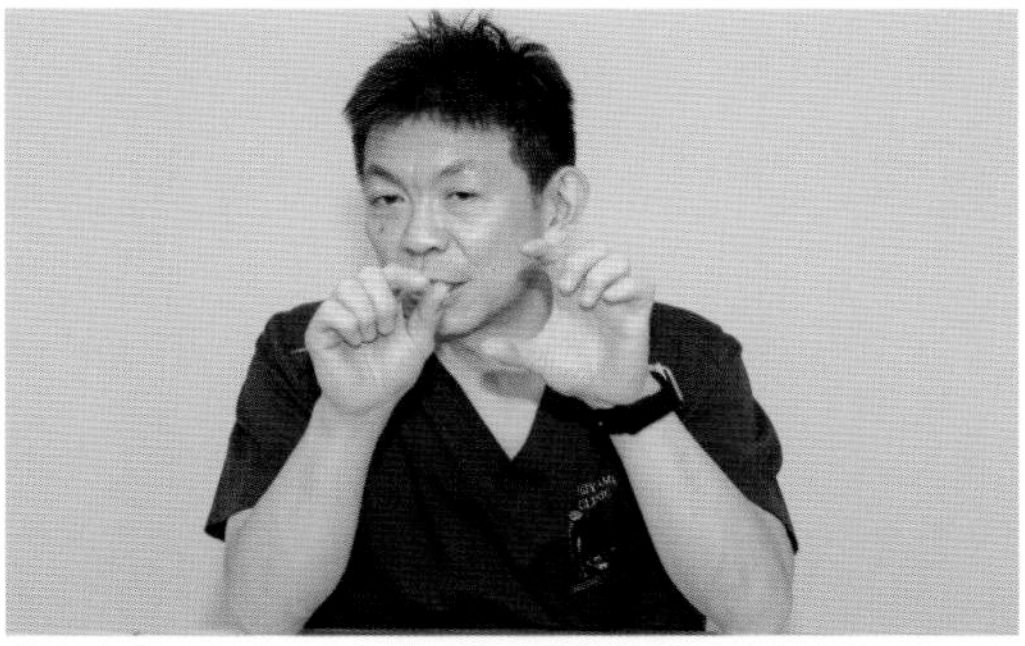

着床障害の人は、そんなに多くいるわけではありません。
けれど、治療は多数決じゃない！ 中川先生のお話から、そう感じました。

何度も胚移植をしているのに、着床しない、または生化学的妊娠を繰り返す場合、どうしたらいいのでしょうか。

杉山産婦人科 新宿の中川浩次先生を訪ね、難治性着床不全に関するお話を伺ってきました。

着床不全と考えられる人は？

40歳未満の人が良好胚を3回以上移植した場合、その約7割が妊娠すると考えられます。これは、日本産科婦人科学会が発表するARTデータから算出しています。

着床しない原因には、胚の問題、もしくは母体の問題があげられます。女性の年齢が高くなると卵子の質の低下を要因とした胚の染色体異常が増え、それが着床しない、流産になる要因へとつながります。

2020年1月に臨床研究として始まったPGT-Aは、「直近の胚移植で2回連続して臨床的流産（胎嚢が確認できてからの流産）をした人」を主な対象に「胚盤胞の染色体数を調べて、問題のない胚を移植」することで流産を予防する、回避することが目的です。杉山産婦人科でも、PGT-Aの実施施設として日本産科婦人科学会から承認を受けて行っています。

けれど、生化学的妊娠を繰り返す人のなかには、着床障害である可能性もあります。

着床しない原因は、

①胚の問題
②子宮内の環境の問題
③受精卵を受け入れる免疫寛容の問題

と、大きく3つあげられ、この問題がクリアできないことで、胚移植をしても着床しないことが繰り返し起こると考えられます。なかでも①は、年齢が高くなるにつれて着床しないケースが増えてきます。これは、主に染色体に問題があると考えられます。

着床不全を母体側からアプローチ

3つあげたうち、①は胚の問題で、②と③は、母体側の問題です。今回は、母体側に原因があると考えられるケースへのアプローチについてお話をしましょう。

子宮環境を整えるには まず腸内環境から

②の子宮内の環境については、着床と胚移植のタイミングのズレから起こることがよくあ

中川先生の秘策！

腸内環境は子宮環境へ通ず！？

子宮内環境は、腸内環境が影響しているといわれています。
そこで、腸内環境の見直しです！
腸内環境を整えることで、子宮内環境が整い、子宮内膜炎を改善へと向かわせると考えています。実際、抗生剤を変えて投与しても改善しなかった人が良くなったというケースもあります。
慢性子宮内膜炎には自覚症状がありません。検査も大切ですが、日頃から腸内環境を整えることを意識することが大切です。

1　乳製品をやめる！

思い切って、乳製品をやめてみましょう。
「朝は、牛乳たっぷりカフェオレ♪ 牛乳大好き！」という人もいるでしょう。けれど、牛乳などに含まれるカゼインの強い粘り気が腸の栄養吸収の働きを阻害したり、腸内で腐敗（悪玉菌を作る）を招く要因になります。腸内環境を整えるときには、乳製品をお休みしましょう。

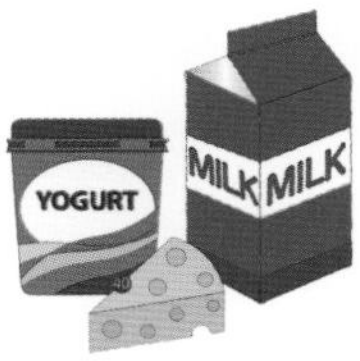

乳製品は、お休み！
豆乳やアーモンドミルクにかえてみては？！

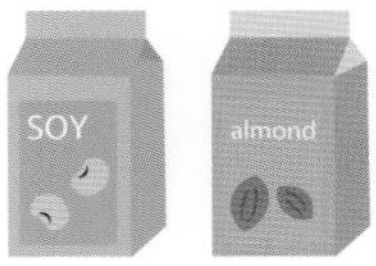

2　水溶性食物繊維を積極的に摂る！

水溶性食物繊維は、腸内に住む善玉菌の餌となり、その活躍をサポートします。

たとえば…

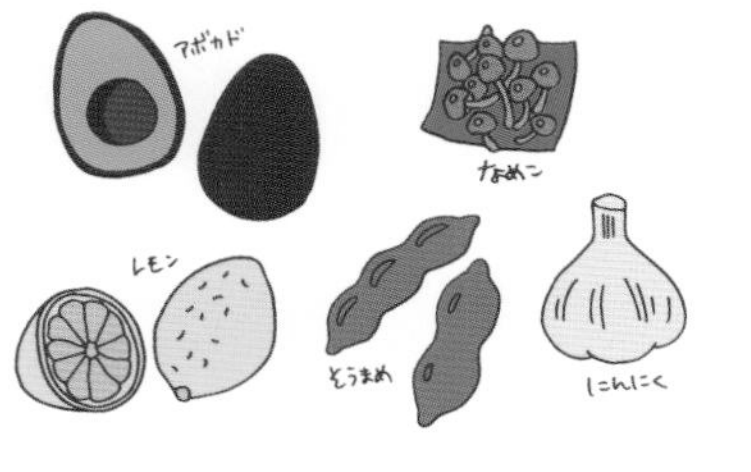

げられますが、慢性子宮内膜炎について知っておいて欲しいと思います。

慢性子宮内膜炎は、ほとんどの人に自覚症状がなく、検査をすることで明らかになるケースが多くあります。細菌感染が主な原因で、子宮内膜への炎症が持続している状態を慢性子宮内膜炎といい、着床障害を引き起こすといわれています。原因菌に対して有効な抗生剤を使用して治療しますが、薬を変えてもなかなか治らない人もいます。

そうした人には、食生活に気をつけ、特に乳製品をやめてみることと、水溶性食物繊維を摂ることをお話します。

ただ、エビデンスを得るのは難しく、絶対に良くなるとは言えませんが、腸内細菌が子宮に影響しているのではないかと、私は考えています。食生活を見直す事で、第一薬剤、第二薬剤と抗生剤に効果がなかった人が改善するケースもあります。

毎日の食生活は、とても大切です。私も、大好きだったヨーグルトをやめて、だいぶ経ちますが、とても調子がいいです。

慢性子宮内膜炎は、検査するまでわからないことも多いので、妊娠を望む期間中は、食生活にも気を配り、水溶性食物繊維を積極的に摂ること、また乳製品を一時やめてみましょう。

あなたの免疫細胞が活発なのかもしれません

さて、③の受精卵を受け入れる免疫寛容の問題です。

これには、1型ヘルパーT細胞（Th1）と2型ヘルパーT細胞（Th2）が関係しています。

Th1とTh2は、どちらも免疫細胞で、赤血球や血小板と同じ血液細胞の仲間で、リンパ液に存在しています。

Th1をわかりやすく説明すると「おまわりさん」です。

女性の体内にいますので、女性警察官としましょう。この女性警察官は、不審者はいないかと見回るのが担当で、不審者（抗原）が見つかった場合は、攻撃を担当する別の部隊へ伝えます。このとき、本来の不審者は細菌やウイルス、またはガン化した細胞などです。

胚は、母体にとって半分は自分で、もう半分は他人ですが、胚は受け入れられ、着床することができます。これは、免疫寛容といって、抗原に対して攻撃

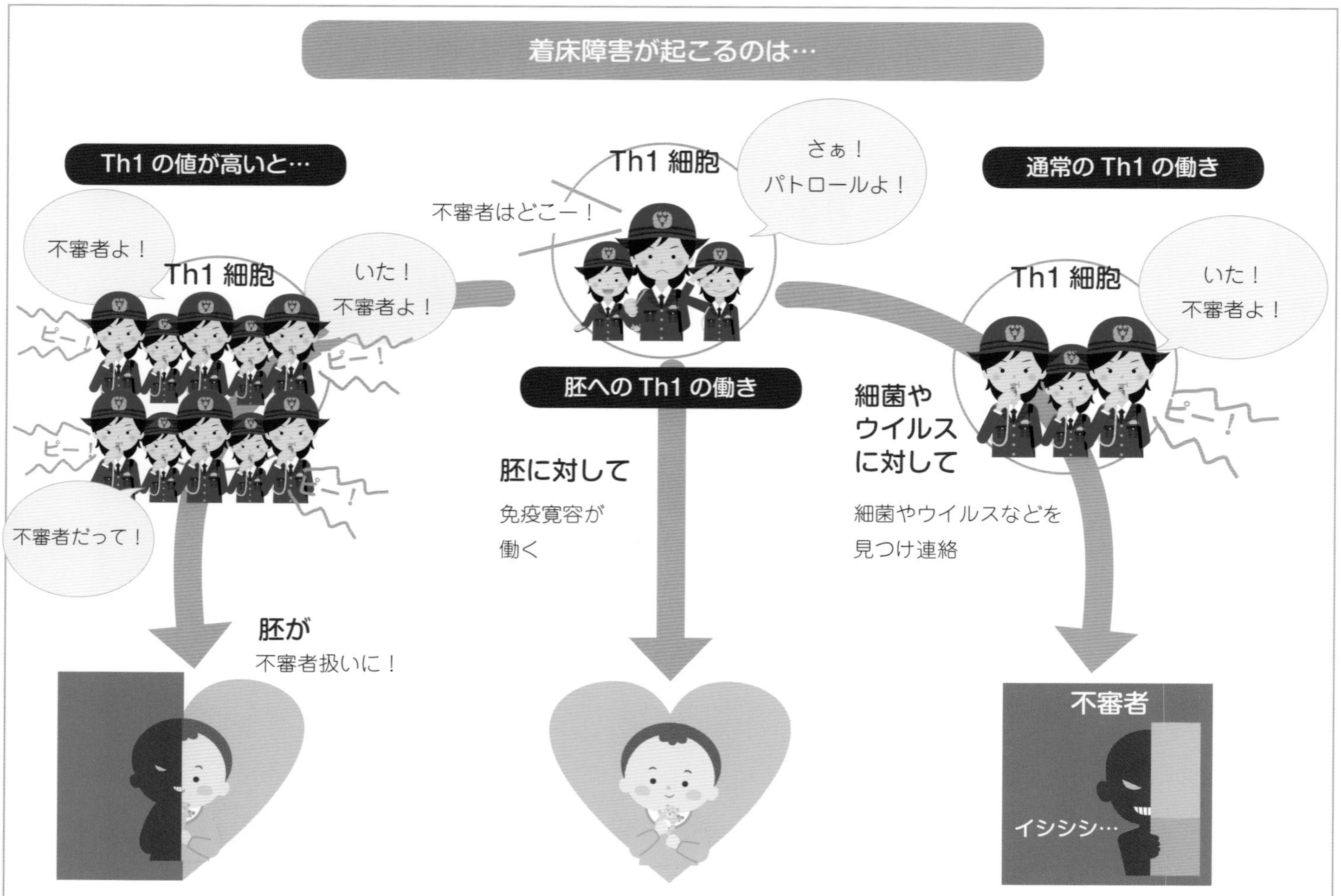

胚の半分は自分ですが、もう半分は、ご主人の遺伝子です。そのため胚を不審者として攻撃してしまいます。

胚は受け入れられ、着床します。

攻撃をして、体への侵入を防ぎます。

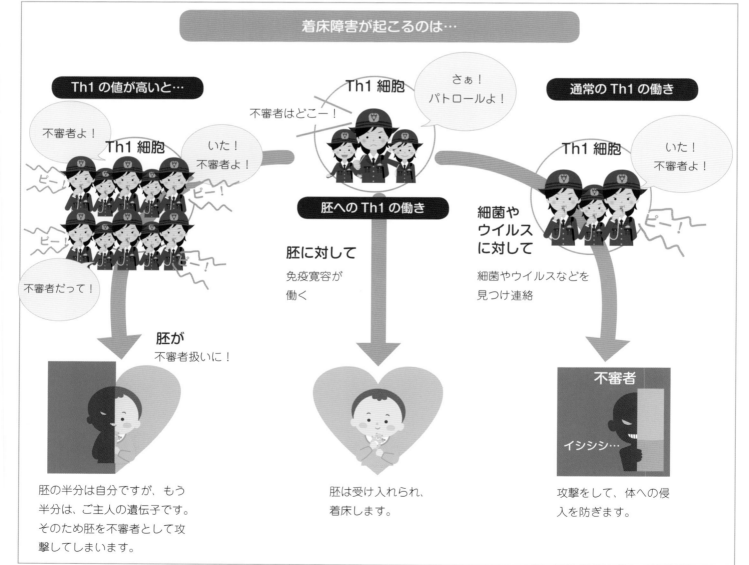

を抑制する働きによって起こります。しかし、女性警察官の数が多い（Th1の数値が高い）と、半分他人である細胞の胚は不審者として見られ、胚は受け入れられず、攻撃の対象となってしまいます。

こうして胚移植をするたびに「あ！あいつ、またきた！」と何度も繰り返すことになってしまうのです。

そのため、免疫を調整する薬（タクロムリス）を使って胚の着床を助けます。

また着床には、Th1とTh2の比も大切です。薬の使用期間は、Th1の値、そしてTh1とTh2の値の比によってかわります。

生活習慣も大事な要素

着床不全の検査として、子宮の形、子宮内膜組織、子宮内細菌、子宮内フローラなどの検査とともに、Th1とTh2などの値、ビタミンDの値と、子宮鏡を使って子宮内腔を調べ、これに加えて生活習慣のチェックもしています。なかでも、タバコは要注意です。

ニコチンなどの影響で血管が収縮し、男性なら精子の状態や運動性に問題を起こし、女性では卵子への影響に加えて、子宮を収縮させてしまうことが心配されます。

そして、妊娠後は流産や早産の要因にもなります。

タバコの箱にある注意書きをよく読んでください。タバコを吸っている人だけでなく、周囲への健康被害についても書いてあります。

考えてみてください。

もしも、お菓子の箱に「食べたらガンになりますよ！」と注意書きがあったら食べますか？

そんな注意書きのあるお菓子が、スーパーにズラッと並んで売られていても買う気にはなりませんよね。

自分のために、パートナーのために、妊娠するために、生まれてくる赤ちゃんのためにタバコはやめましょう。

赤ちゃんを授かるために

胚移植をしても着床しないことが繰り返し起これば、ふたりの気持ちも沈み、次の胚移植が怖くなり、もう諦めるしかないと考えるかもしれません。

けれど、私たちは、目の前にいる患者さんを諦めてはいません。診療するなかで、よい手立て、よい治療法が導きだされることもあります。難治性着床不全に対する免疫寛容の異常に対する治療もその1つです。

ですから、悩んでいないで、泣いていないで、どうぞ相談してください。

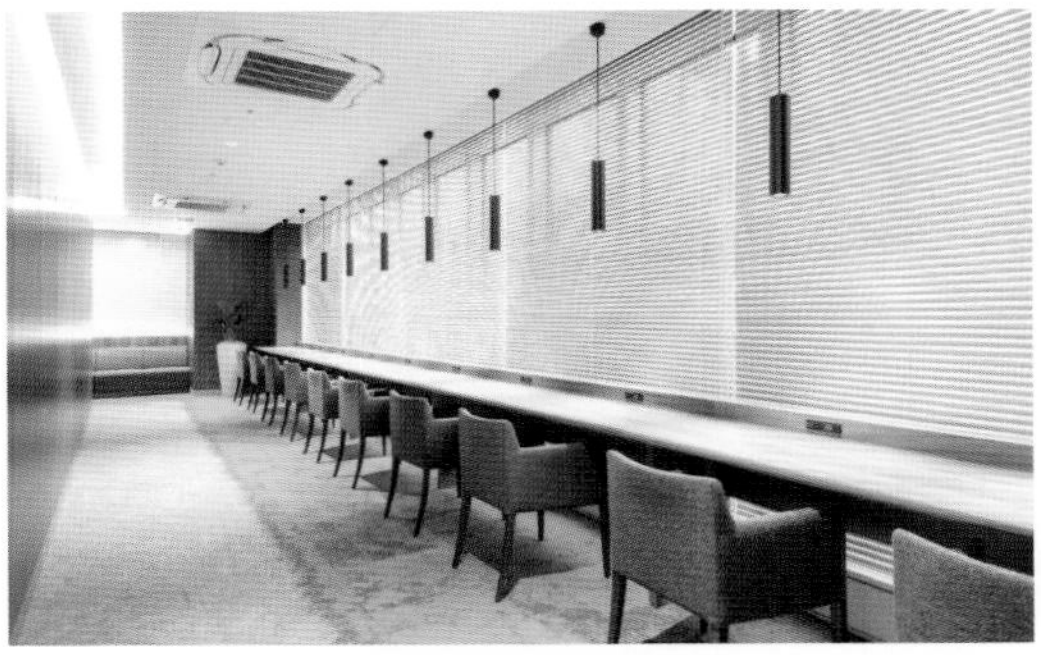

診察室のある２階の待合室は、窓の大きなゆったりした空間です。診察前の緊張をほぐしてくださいね。

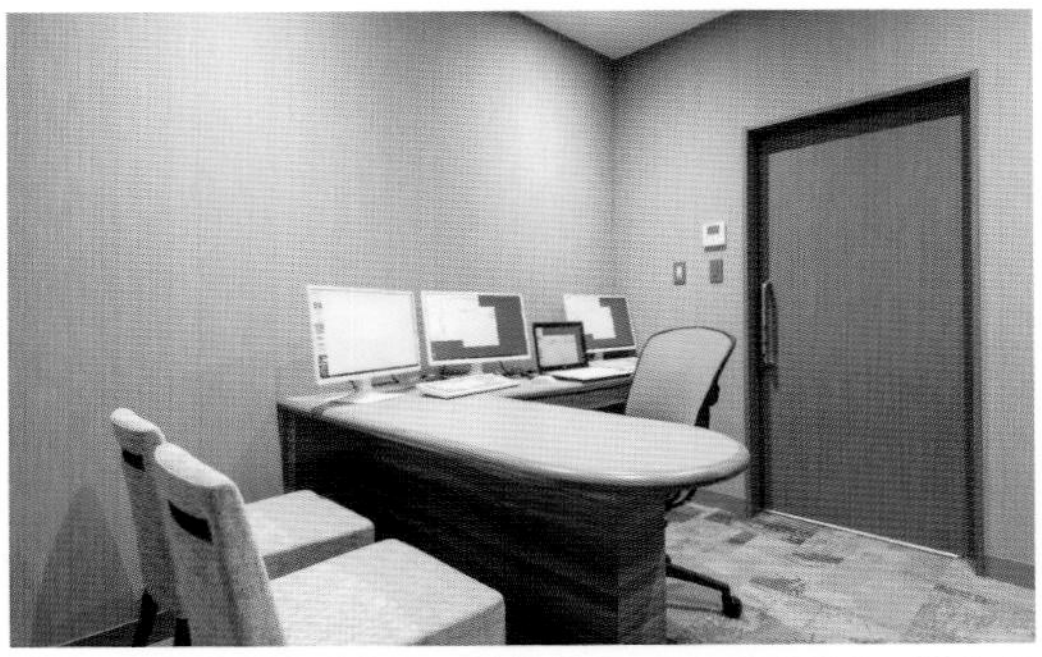

診察は、医師が患者さんの話を聞く、また患者さんへ話をする大切な時間です。気負わずにリラックスして話しましょう。

Dr.Nakagawa Koji Profile

杉山産婦人科 新宿

中川 浩次 院長

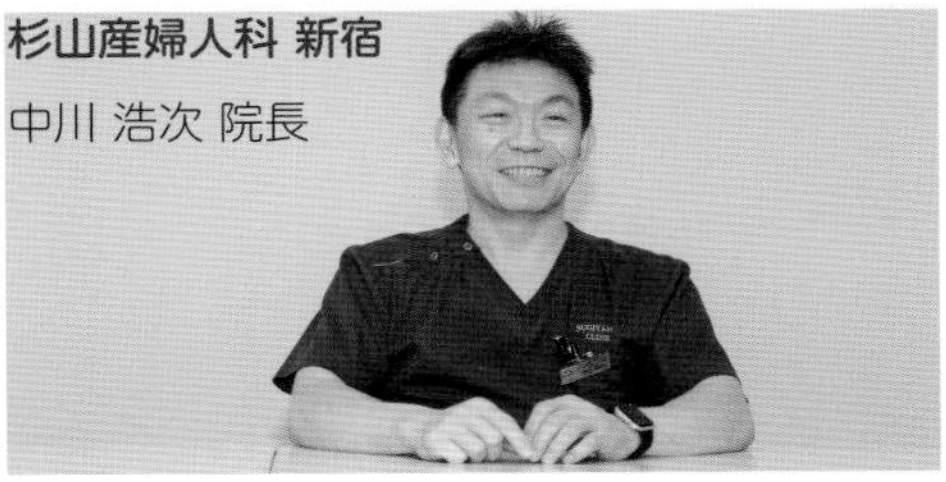

● 専門医

医学博士
日本産科婦人科学会専門医
日本生殖医学会生殖医療専門医
日本産科婦人科内視鏡学会技術認定医
日本受精着床学会理事

1990 年、自治医科大学を卒業。
徳島大学医学部産婦人科で体外受精の臨床・研究を重ね、愛媛県立中央病院、国立成育医療センターを経て、2008 年より杉山産婦人科生殖医療科に勤務。
体外受精反復不成功例や習慣流産・不育症例に対して、独自のアイディアで対策を講じ、数多くの成果を公表している。2018 年 1 月より現職となる。

SUGIYAMA CLINIC

杉山産婦人科 新宿

● 杉山産婦人科 新宿では、働く女性にも通院しやすいよう診療時間および胚移植時間を延長し、仕事を休まずに体外受精の治療を無理なく続けられる体制を整えています。

電話番号．03-5381-3000

診療科目／生殖医療・不妊治療

受付時間／		月	火	水	木	金	土	日/祝
午前	08:30 ～ 12:00	●	●	●	●	●	●	●
午後①	14:00 ～ 16:00	*	●	*	●	*	●	*
午後②	15:00 ～ 19:00	●	*	●	*	●	*	*

休 診 日／日・祝日
変更情報等は、HP で確認をお願いします。
https://www.sugiyama.or.jp/shinjuku/

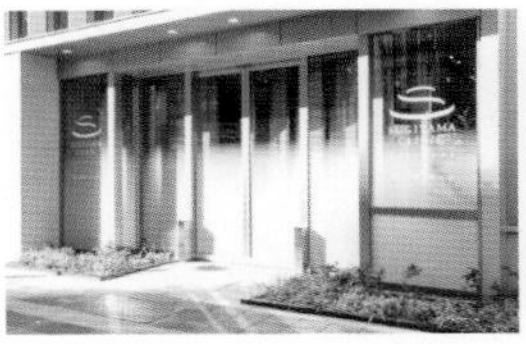

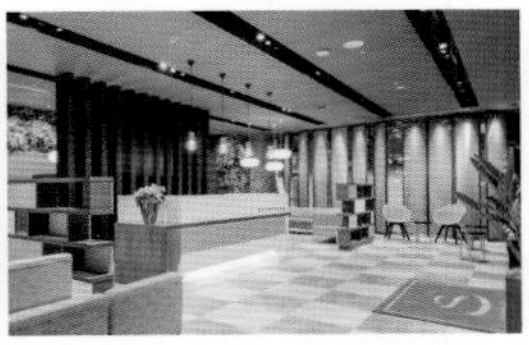

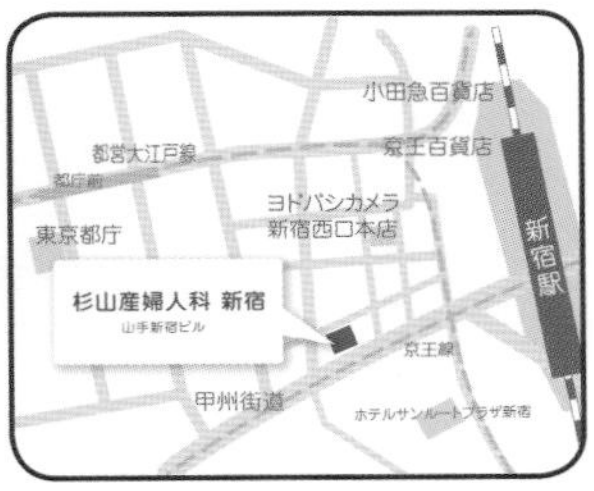

● 160-0023 東京都新宿区西新宿 1-19-6　山手新宿ビル
京王新線・都営新宿線・都営大江戸線 新宿駅地上出口７より徒歩約３分

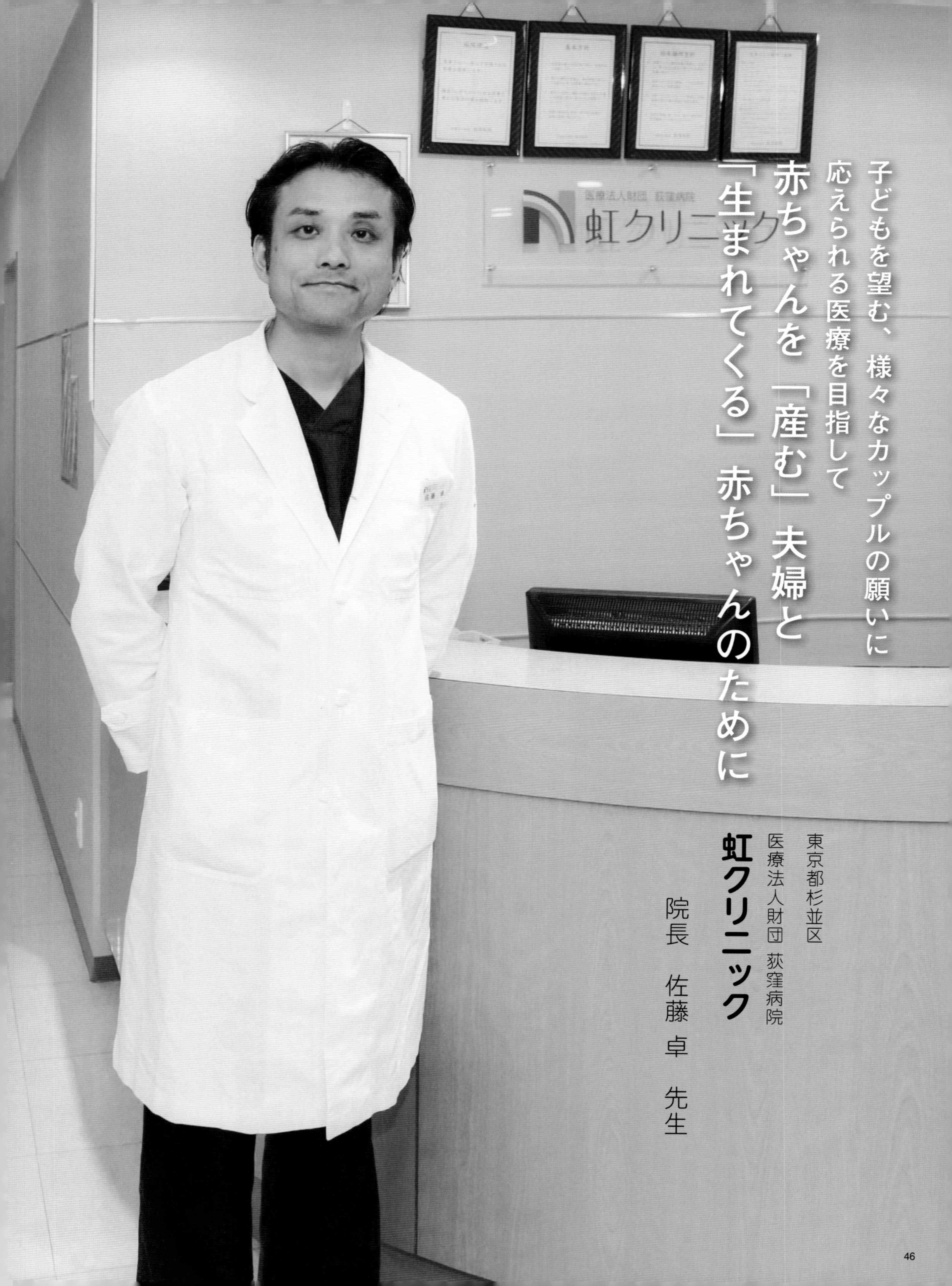

子どもを望む、様々なカップルの願いに
応えられる医療を目指して

赤ちゃんを「産む」夫婦と「生まれてくる」赤ちゃんのために

東京都杉並区
医療法人財団 荻窪病院

虹クリニック

院長 佐藤 卓 先生

虹クリニックは、2008年、高度で専門的な医療を提供するため、荻窪病院のサテライトクリニックとして誕生しました。

本院の荻窪病院は、東京都杉並区にある24診療科、9センターを持つ急性期病院で、体外受精の出産は日本で4番目、大学病院以外では日本初の成功例をもつ歴史のある病院です。

生殖医療は、より専門性が高く、個別化を必要とする医療の1つで、虹クリニックについても、本院の歴史から定評があります。

また、本院と協力しながら泌尿器科生殖医療専門医による男性不妊診療、腹腔鏡や子宮鏡検査・手術を行い、妊娠後は出産、そして小児科までカバーします。持病のある人は、内科などの他科診療を受けながら安心して不妊治療に通うことができるクリニックです。

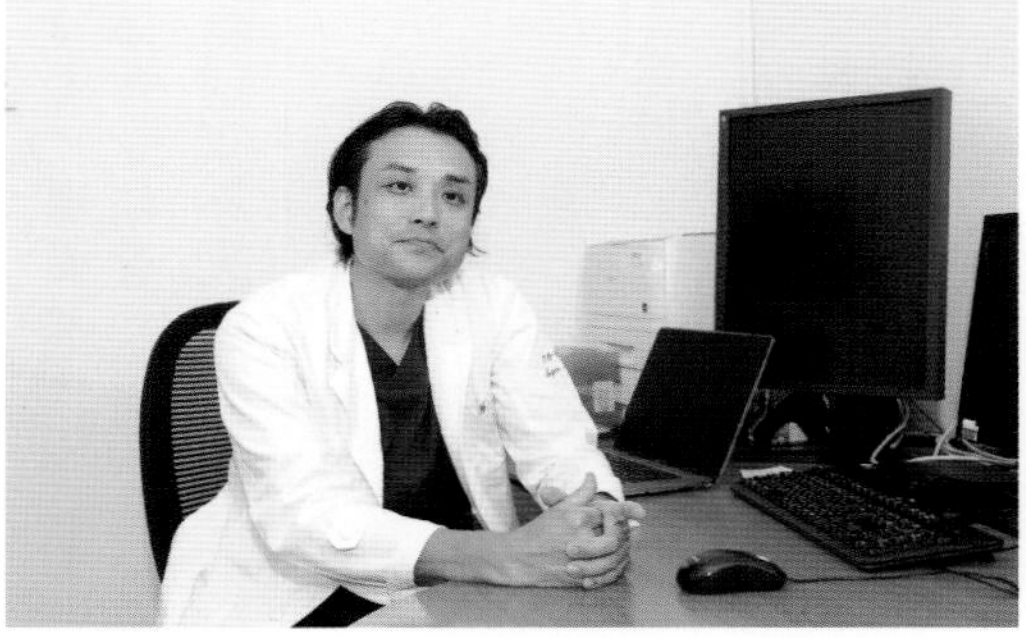

生殖医療を受けるご夫婦の背景は、不妊が原因ばかりではないのです。

今回、私たちは、新しく虹クリニックの院長となった佐藤卓先生を尋ねました。佐藤先生は、生殖医療に加え、臨床遺伝学が専門です。またひとつ、虹クリニックで専門性の高い医療を受けられるようになり、生殖医療の話とともに遺伝子に関する話も伺ってきました。

産婦人科に、また生殖医療に、そして、臨床遺伝学に携わるようになったのは…？

私は、幼少時から高校卒業までを仙台市と福島市で過ごしました。体外受精を初めて知ったのは、小学生の時でした。東北大学病院で、当時は「試験管ベビー」とも呼ばれていた、日本初の「IVFベビー」が生まれたというニュースにより、世の中が良い意味でも悪い意味でも、とても湧いていたことを覚えています。また、その10年後には福島県立医科大学附属病院で顕微授精が実施されたという記者会見をテレビで見た時に、この東北の地でも東京あるいは世界にも負けない診療が行われていることを知り、驚くと同時に誇らしく思っていました。

そして「体外受精には夢がある、いつか自分も関わるようになりたい」と考えるようになりました。

その当時はまだ高校生でしたし、医学部の学生になってからも進路には随分悩みました。

患者としてお世話になった経験から整形外科を考えた事もありましたが、やはり体外受精が良かったのでしょうね。産婦人科では、がん診療や周産期医療にも興味を覚えましたが、今こうして生殖医学の分野に携わっているのは、やはり高校生だった当時の驚きがあったからと思います。

遺伝診療に携わるきっかけになったのは、着床前診断（PGT）を日本で最初に実施したグループの、グループ・リーダーであった末岡 浩先生に誘っていただいたことがきっかけです。

研究の分野としてもとても興味深く、その知識を深めていく事には格別な喜びがありました。同時に、子どもを授かりたいと願うカップルのみならず、PGTなどの特殊な医療の実施を希望するマイノリティの人達には、それぞれに様々な背景があることへの理解を深める事ができました。

増えている体外受精

現在も、体外受精を望む夫婦は増え続けています。その理由として、本来は卵管性不妊に対して開発されたこの技術が男性不妊症にも有用であることが分かったことに加えて、晩婚化により妊娠に至りにくい高齢カップルの事例にも適用されるようになった事も一因です。

この加齢に伴うネガティブな影響ですが、原因の多くは胚の染色体の数の異常です。卵子・精子のもつ正常な染色体の数は23本であり、ヒトの細胞の染色体数は46本です。卵子と精子は、それぞれが受精の直前までに特殊な細胞分裂（減数分裂）によって、その染色体数を半分の23本までに減らし、それぞれの染色体を持ち寄る事で46本の染色体をもつ胚を発生させます。

ただし、この減数分裂の過程で、精子や卵子が減数分裂の際にエラーを起こして、例えば染色体数が24本あるいは22本になったりします。23本の正常な配偶子と出会ったとしても、胚の染色体の数は47本あるいは45本となり、染色体数の過不足を生じます。このような胚で赤ちゃんが授かれるのはそのごく一部であり、実際に着床しない、あるいは初期の流産に至るケースがほとんどです。

女性の社会進出に伴い、結婚および妊娠・出産時期が遅くなりがちなのは、日本のみならず世界的な傾向であると言えます。「子どもを産む」あるいは「産まない」、産むならば「いつ産むのか」を、カップルの、特に女性が決める生殖に関わる権利は、他の誰にも否定できるものではありません。

年齢を原因とする難しい事例でも、体外受精であればある程度までは妊娠・出産に結びつけることが可能となります。キャリアとプライベートの両立を願う女性をサポートする意味でも、体外受精が果たす役割はとても大きく、その助けになる医療に携わる事はとてもやりがいを感じます。

遺伝性疾患を避けたいという願いから体外受精を希望する夫婦

妊娠すること自体には医療のサポートを必要としないにも関わらず、遺伝性疾患の原因となる遺伝子変異を子どもに引き継がせることを心配して、着床前診断（PGT-M）を前提とする体外受精に臨むカップルもいます。

PGT-Mは、例えば女性側の家系内に、遺伝性の神経筋疾患であるデュシェンヌ型筋ジストロフィーの兄弟や叔父が存在する事例などで実践されてきました。体外受精によって発生した胚の細胞の一部を採取して遺伝子検査を実施し、遺伝性疾患の発症の心配が少ない胚を優先して移植する事により妊娠を目指します。

これまでは、家系内で遺伝子変異を引き継いでいる夫婦の中には、子どもを持つことを諦める夫婦も多くいました。

妊娠が判明した後に出生前検査（羊水検査）が実施されることもありますが、赤ちゃんが同様の変異を引き継いでいると診断された際には、妊娠の中絶を余儀なくされることもしばしばありました。

このような遺伝性疾患は、必ずしも子どもに遺伝するわけではありませんが、子どもには生涯に渡る不安や苦労を負わせたくない、自分や家族の遺伝子変異を同じように子どもに背負わせたくないと思うことは、多くの親御さんの願いでしょう。

PGT-Mという技術の存在が、不安をもつカップルにも広く知られ、それぞれの生殖に関わる決定をめぐる選択肢のひとつとなる事を希望しています。

今後は、虹クリニックでも引き続きPGT-Mを実践できるようにしていくことが、私の当面の目標です。PGT-Mに関しては、必要な医療にも関わらずそこまでのアクセスが容易ではないという点で欧米との解離が進んでいましたが、大学病院でもナショナルセンターでもない、この地域に根ざしたクリニックで当たり前の医療としてPGT-Mを実践し、そのギャップを埋めていくきっかけになれたら良いと思っています。

PGT-Mについて

単一遺伝子の異常がないかを調べ、遺伝性疾患をもつ子どもが生まれる可能性を減らすことを目的とした検査です。日本産科婦人科学会からPGT-Mの実施施設として認可された医療期間で受けることができます。

対象者

- 遺伝性疾患をもつ子どもが既にいる
- 夫婦のどちらかが遺伝性疾患の保因者（キャリア）または遺伝性疾患の診断を受けている
- 遺伝性疾患を持つ家族がいる

（たとえば、デュシェンヌ型筋ジストロフィー（DMD）、筋強直性ジストロフィー Leigh 脳症、副腎白質ジストロフィー・オルニチントランスカルバミラーゼ欠損症など）

PGT-Mの流れ

医師の診察
▼
臨床遺伝専門医によるカウンセリング
▼
第三者機関の専門家によるカウンセリング
▼
日本産科婦人科学会へ申請
▼
日本産科婦人科学会の承認
▼
院内の倫理委員会の承認
▼
体外受精の実施
▼
得られた胚の細胞を検査
▼
異常のない胚を移植

虹クリニックでは、2020.10 現在、PGT-M を実施するため日本産科婦人科学会へ認可申請を予定しています。
PGT-M 実施開始については、ホームページなどでお知らせする予定です。

何度も流産を繰り返す不妊症の場合には

流産を繰り返してしまう不育症については、現在まで利用可能な検査をつぶさに実施したとしても、その原因が特定できないことが半数近くに上ります。

これは今尚この分野が発展途上にあることを示していると言えます。それゆえに、施設毎に独自に実施される特有の検査・治療法には十分な根拠がないものも多くあり、その安全性や有用性の検証が今後の大きな課題となっています。

この分野では、テンダーラビング・ケア（tender loving care: 優しく思いやりのあるケア）の有用性の報告がなされております。質の高いエビデンスや専門家集団のコンセンサスは十分には得られておりませんが、流産に心身医学的な関わりがあることは否定できないと思います。流産後に再度の妊娠へリスタートを切るに先立って、それらの不育症関連検査の必要性は患者さんの個々の状況で異なる事に十分に留意し、画一的な検査の提案よりは十分な対話の時間を確保することを、スタッフ一同が心がけています。

そして、流産を繰り返してしまう不妊症の人を考えてみましょう。流産の原因の多くは先述した減数分裂の際のエラーに起因する胚や胎児の染色体の数の異常であり、特に年齢の高いカップルでは流産を反復することは決して珍しい事ではありません。

この染色体の数の異常への対応には、PGT-A（着床前胚異数性検査）が含まれますが、これには、今尚その実施の有用性を示すデータは十分に得られておりません。その事をカップルが良く理解した上で、日本産科婦人科学会の定める認可施設における臨床研究に、研究協力者として診療を受けるか否かを決定することが望まれます。

また、カップルのいずれかに染色体の構造異常（均衡型相互転座やロバートソン転座）があることから流産を繰り返す場合には、体外受精の実施を前提としたPGT-SR（着床前染色体構造異常検査）を行う事も提案されてきましたが、この技術が自然妊娠による妊娠に対して出産率を向上させるとする科学的な証左は、今尚十分ではないことにも注意が必要です。

転座を持つカップルは、PGTが必ずしも決定版の技術とは言えない事を良く認識する必要があります。

赤ちゃんが欲しい！ どうしたらいいの？ その原因がわかれば、むしろチャンス！

ご夫婦がどのような状態で妊娠が難しくなっているのか、どのような希望を持って妊娠に臨んでいるのかは、お話を十分に聞いてみなくてはわかりません。そのうえで、必要となる検査を提案していきます。

そして、検査やこれまでの治療歴などから、妊娠や妊娠の継続を難しくしている原因がわかったら、それはチャンスです。

また原因がわからなくても、ご夫婦のこれまでの状況、状態から情報を整理し、必要な検査や治療の提案をしていきます。

治療を進めていくなかには、高額な検査もあります。検査の必要性、信頼性など、医師から十分に説明しますので、理解し、納得されてから治療を進めていきましょう。

必要とする医療、当たり前の医療が受けられるように努め、また準備をしながら、おふたりのお役に立てるように日々、診療をしております。

まずは、お話にきてみてください。そして、たくさん質問をしてください。

すぐにお返事できることもあれば、少し時間をいただいて、よく調べてからお返事することもありますが、ご夫婦としっかり向き合い、診療を進めていきます。

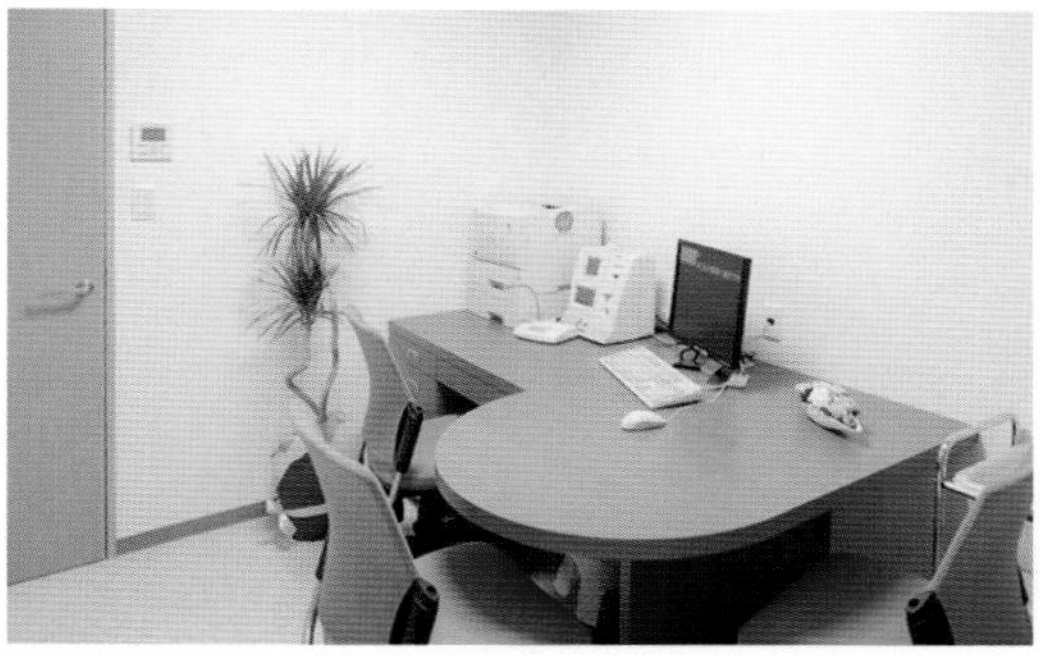

診察室で、お話を伺います。緊張せずに、たくさん質問をしてください。たまにはご主人と一緒にどうぞ。

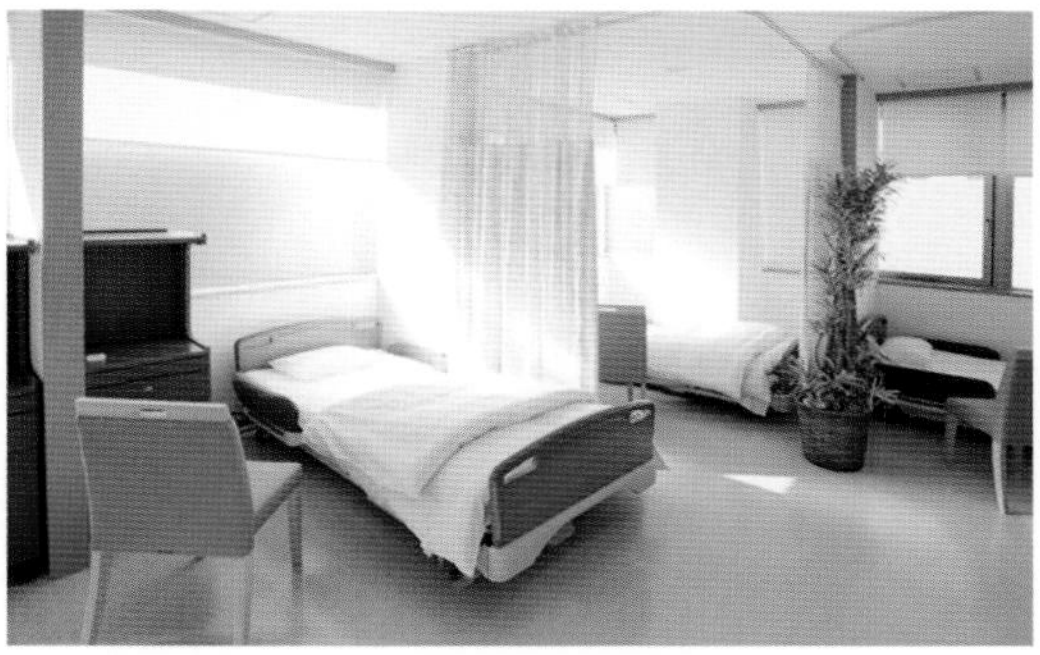

採卵手術のあとに、ゆっくり休んでいただくリカバリールームです。ゆっくり体を休めていただけるよう用意しています。

Dr.Sato Suguru Profile

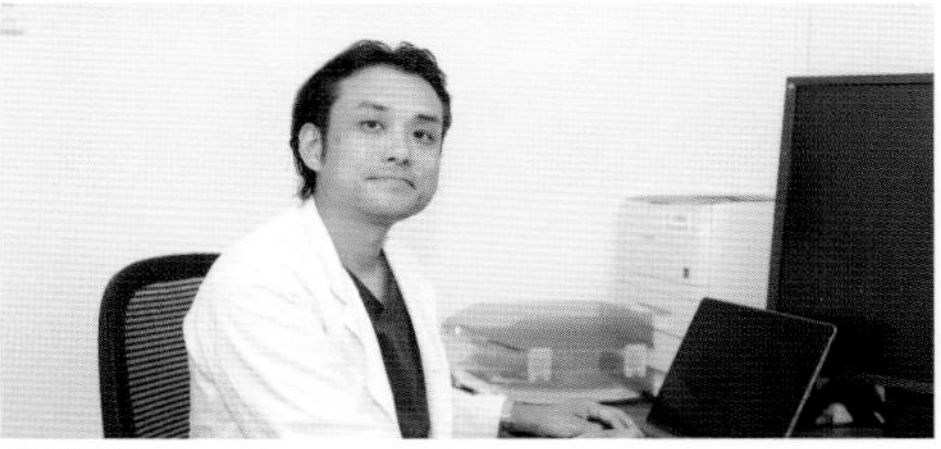

虹クリニック
佐藤 卓 院長

● 専門医
日本産科婦人科学会産婦人科専門医・指導医
日本生殖医学会生殖医療専門医
日本人類遺伝学会臨床遺伝専門医

● 経歴
2002 年 岩手医科大学医学部卒業。
慶應義塾大学医学部産婦人科学教室に入局。
主に慶應義塾大学病院産婦人科にて「生殖医学」および「臨床遺伝学」、特に「着床前遺伝子診断（PGT-M）」の診療と研究に従事。
卵管鏡手術（FT）のための機器開発にも携わる。

医療法人財団 荻窪病院
虹クリニック

電話番号．03-5335-6577

● 私たち虹クリニックは、生殖医療を専門に行うクリニックで、子どもを授かりたいご夫婦の「虹の架け橋」になれるよう、全てにおいてベストを尽くします。また、日本で 4 番目の体外受精児出産例を持ち、内視鏡手術でも実績のある荻窪病院のサテライトクリニックとして、本院と協力して多角的な診療を行うことができます。

診療科目／生殖医療・不妊治療

受付時間／	月	火	水	木	金	土	日/祝
午前　09:00 ～ 12:00	●	●	●	●	●	●	＊
午後　13:30 ～ 17:00	●	●	●	●	●	●	＊

休 診 日／ 日・祝日
変更情報等は、HP で確認をお願いします。
https://www.ogikubo-ivf.jp/

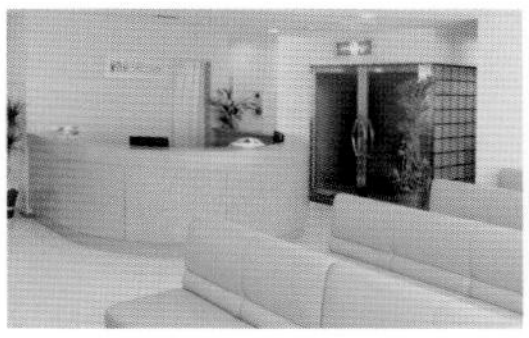

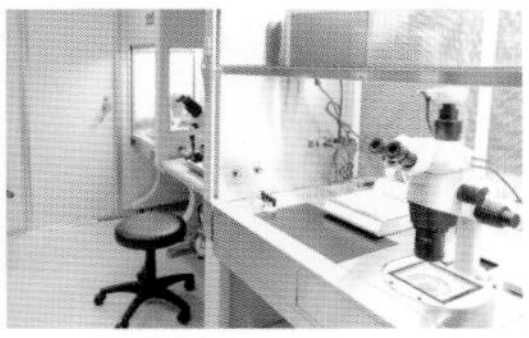

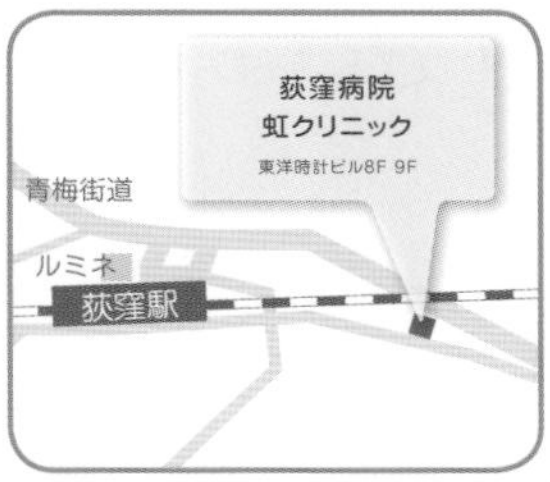

● 167-0051　東京都杉並区荻窪 4-32-2 東洋時計ビル 8･9 階
最寄駅：JR/ 東京メトロ丸の内線　荻窪駅　南口より徒歩 5 分

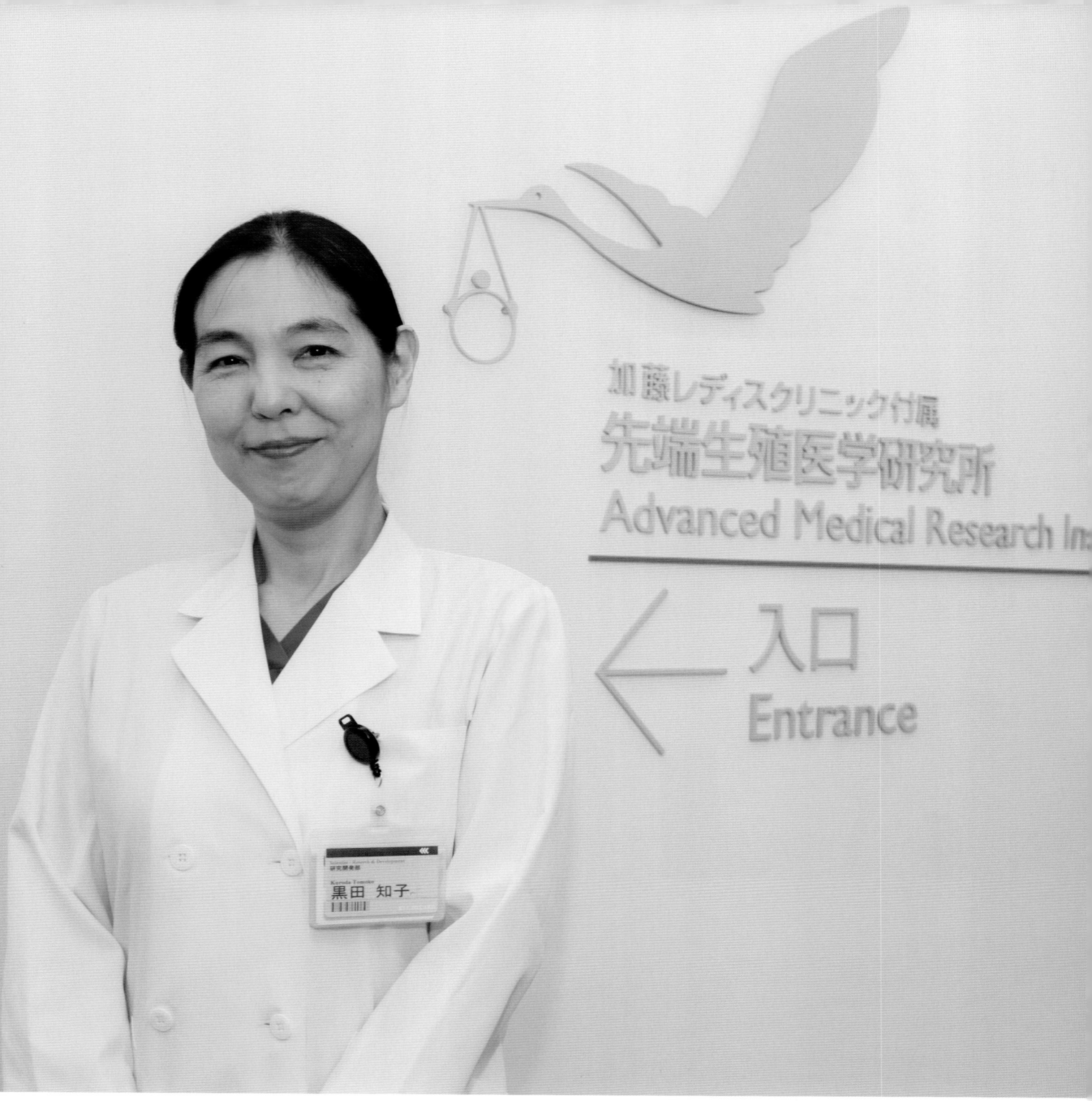

もう流産はしたくない。　妊娠することが怖い。

そういう思いをしてほしくありません。

大丈夫。泣かないで。
方法は、いろいろあります。

加藤レディスクリニック
臨床遺伝専門医
黒田 知子 先生

With Igenomix
WITH SCIENCE ON YOUR SIDE

「赤ちゃんがほしい」と願ったときに、願ったように赤ちゃんを授かり、元気に生まれてきてくれたら、これほど嬉しいことはありません。

けれど、なかなか赤ちゃんが授からないご夫婦もいます。そのなかには、妊娠するまでが難しかったり、妊娠はするけれど流産してしまったりと、辛い思いをするご夫婦も少なくありません。そのようなご夫婦の中には、染色体の数の異常や遺伝子の問題から妊娠や出産が難しくなっているケースもあります。

今回、遺伝子検査など生殖医療に関連深い検査を手がけるアイジェノミクスのみなさんと一緒に、加藤レディスクリニックの臨床遺伝専門医である黒田知子先生に、染色体と遺伝子のお話を伺ってきました。

小児科医として臨床遺伝専門医として

私は、もとは小児科医で内分泌代謝が専門です。子どもの内分泌の病気となると、遺伝子の問題が関わってくることも少なくありません。なかでも臨床遺伝専門医を目指す一番のきっかけになったのは、ターナー症候群の女の子への治療でした。

ターナー症候群は、2本ある性染色体の1本がなかったり、別の形をしていたりします。成長ホルモンを投与することで身長は伸びるのですが、第二次性徴が現れず、不妊になる人もいます。そうした説明に目の前で「どうして?」と泣かれても、うまく説明をしてあげることができませんでした。

この「なぜ?」を解明したいと思い、遺伝の道へと進みました。

流産してしまうその理由は?

流産が起こる理由は、子宮の形や不育症の問題以外で、赤ちゃんの染色体に異常のあるケースが約7~8割です。実際には流産以前に染色体異常を原因として、受精が起こらなかったり、胚の成長が止まってしまったりして妊娠にも至らないケースも多くあります。

その過程は、篩《ふるい》にかけていくイメージです。

篩にかけ、早い時点で落ちてしまった胚には重度の染色体異常があり、その後も胚の成長につれ、染色体異常が重度なものから落ちていきます。

篩にようやく残れる程度の染色体異常の場合は生化学的妊娠になり、染色体異常があっても軽度で最後まで残った場合は着床できることがあります。しかし、染色体異常を持ちながら着床しても、それ以降に育たなければ流産になり、順調に育てば染色体の変化を持って生まれてくることもあります。

染色体は全部で46本あり、大きい順に1番から22番まで対になった常染色体(44本)と、最後の1対(2本)がXXか、XYの性染色体があります。染色体の数の変化のなかでも、13、18、21番目の染色体を3本持つ子は生まれることができる可能性があります。

流産を繰り返すその理由は?

赤ちゃんの染色体が原因で流産を繰り返す理由としてあげられるのは、

①胚の染色体の数に変化が起こった場合(次頁 図 右参照)

②胚の染色体の形に変化がある場合(次頁 図 左参照)

この2つが主な要因としてあげられます。

① 胚の染色体の数に変化が起こった場合(次頁 図 右参照)

人の染色体の数は46本で、卵子も精子も元となる細胞(卵母細胞、精母細胞)は、46本の染色体を持っていますが、そのまま精子と卵子が出会うと、染色体の数は過剰になりすぎます。そこで、減数分裂(染色体の数を半分に減らす)が起こり、23本(22本の常染色体と1本の性染色体)の卵子となり、同じように23本の染色体を持つ精子と出会うことで、染色体の数が46本になるようにできています。

染色体の数がずれた卵子や精子が出会った場合、どこかの染色体の数が1本足りなかったり1本多くなったりと、45本や47本の染色体を持つ胚になります。こうした減数分裂時の染色体の数のズレは偶然起こりますが、夫婦の年齢が高くなるとズレが生じる回数が増えてきます。

染色体異常があると、胚の成長が止まったり着床しなかったり、流産になったりすることがほとんどです。基本的には、染色体の番号が小さいほうに異常があるほうが重度です。また、1本足りない、つまり対になる染色体がないモノソミーの場合は、1本多いトリソミーよりも重度です。

今年(2020年)に入ってから日本産科婦人科学会主導での臨床研究として始まったPGT-A(着床前胚染色体異数性検査)は、体外受精を前提とし、主に染色体の数に問題のない胚を移植し流産を予防することを目的としています。

② 胚の染色体の形に変化がある場合(次頁 図 左参照)

夫婦のどちらかの染色体に形の変化(構造異常)があることから流産が繰り返し起こる場合があります。

染色体の一部が入れ替わっているだけなので、生活する上では何の問題もありません。しかし、「赤ちゃんがほしい」と考えたときに、それが難しくなる場合があります。

夫婦が持つ染色体の形の変化が引き継がれない場合もあれば、夫婦と同じく染色体の

着床できる胚

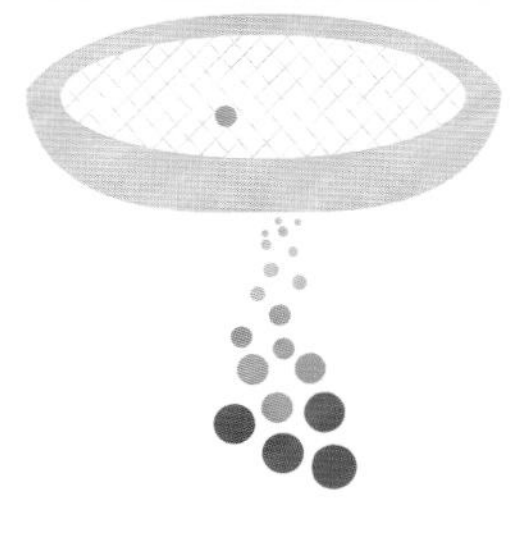

卵子と精子が受精 → 胚となり成長 → 着床 → 妊娠の成立であれば、嬉しいことです。
けれど、流産になってしまった場合、それまでの過程を篩にたとえてみるとわかりやすいです。早い時点で篩から落ちた場合には、染色体異常が重度である可能性が高く、だんだんと成長していく過程で染色体異常の程度の重いものから落ちていきます。

一部は入れ替わっているけれど生きていくには問題はない場合、生まれてくることができない場合（流産する）があります。残念ながら生まれてくることができない場合の方が多く、流死産を繰り返してしまうことも少なくないので、着床前診断（PGT-SR：日本では2006年から日本産科婦人科学会の申請、認可を受け実施）を選択肢のひとつとして考えても良いかと思います。流産の原因は胚の染色体だけではありませんが、過不足のない胚を移植することで流産の一部を予防することが期待できます。

赤ちゃんからのメッセージ

医療機関で流産処置をした場合は、赤ちゃんの染色体検査（流産絨毛染色体検査）を検討することもできます。その検査によって、赤ちゃんが「なぜ流産することになった」のか、そのメッセージを受け取ることができるかもしれません。

染色体の数に問題があったのか、染色体の形に問題があったのか、または染色体に問題がなかったのか、それによって次の妊娠に向けて、どうチャレンジしたらいいかもわかる場合があります。

とくに、染色体の形の変化については、医療機関での流産絨毛染色体検査で、赤ちゃんの染色体の形を調べないとわかりません。私たちのクリニックでも、この流産絨毛染色体検査で赤ちゃんの染色体の形の変化がわかったことで、ご夫婦が持つ染色体の形の変化に気付くことができ、PGT-SRによって元気な赤ちゃんを授かったご夫婦もたくさんいらっしゃいます。

このように流産絨毛染色体検査は染色体の数や形の変化の両方の情報が得られるので、非常に有用なのですが、赤ちゃんの細胞を培養する必要があるため、自宅で流産してしまった場合には検査を行うことができません。

アイジェノミクスのPOC検査は、一般的な流産絨毛染色体検査とは検査方法が違うため、赤ちゃんの染色体の形の変化はわからない場合が多いですが、染色体の数に関しては検査・解析ができると聞いていますので、ご自宅で流産してしまった場合にはかかりつけの先生に相談してみても良いかもしれません。

楽しいマタニティライフを過ごしてほしい

私たちのクリニックでは、染色体の形の変化を持ち、流産を繰り返している夫婦に対して日本での臨床研究が始まった

染色体のお話

染色体の形について

染色体の量は、あってるよ。でも、形は？

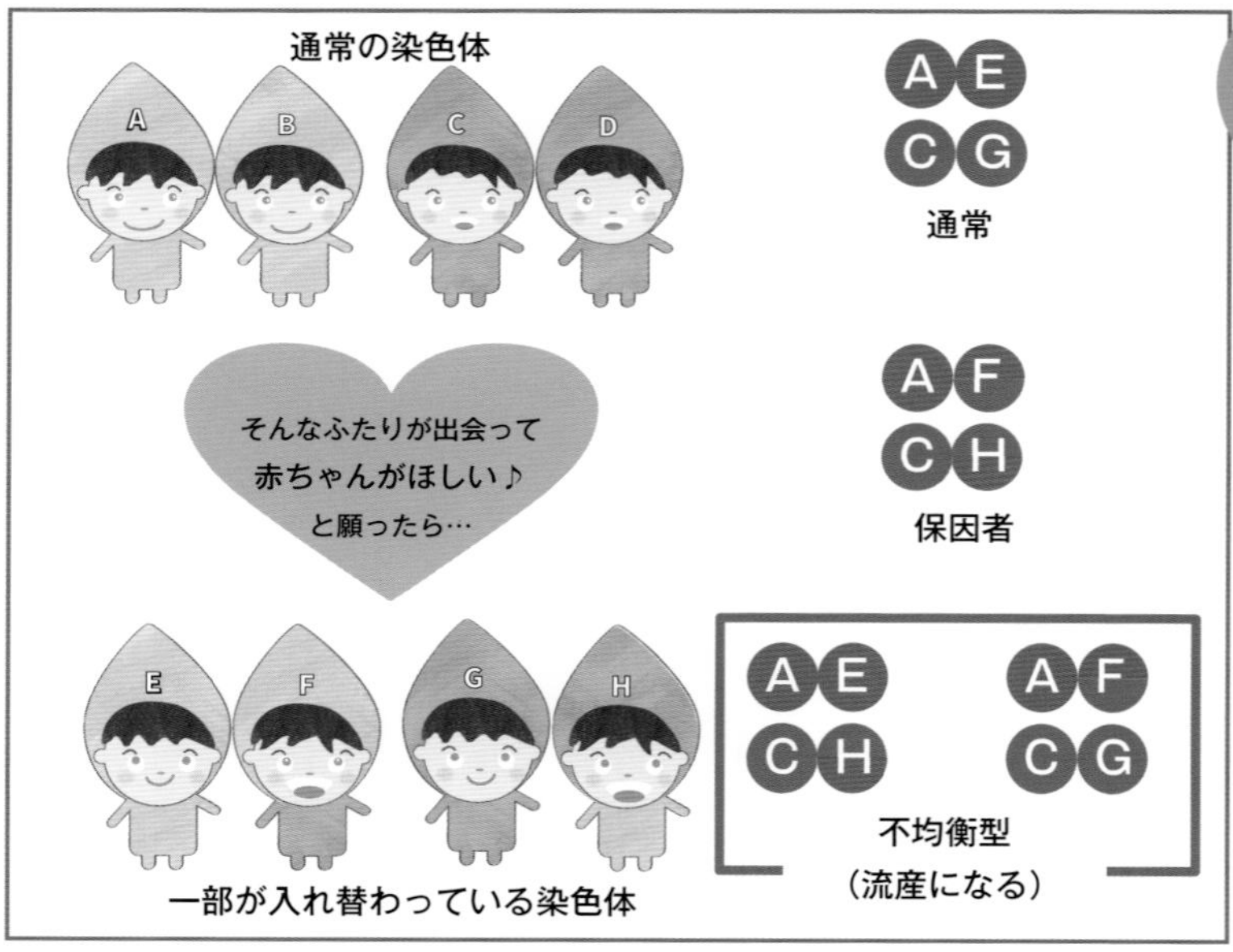

染色体の一部が入れ替わっていても、生きていくのに問題はありません。でも、赤ちゃんがほしいと考えた場合、一部が入れ替わっていることで、卵子や精子を作るときにいろいろな染色体の組み合わせが起こります。上の絵を見てみましょう。FとHの染色体の一部が入れ替わっています。この場合、A、EとC、Gの組み合わせには問題はありません。AとF、CとHの組み合わせは一部が入れ替わっていますが、ピンクとブルーの色の量が揃っているので親と同じく形が違うだけで問題ありません。しかし、AとE、CとHのピンクの量が多い組み合わせや、AとF、CとGのブルーの量が多い組み合わせなどは不均衡型といい、染色体の形によっては、着床しない、または流産や死産、生まれてきた後に亡くなってしまったりすることもあります。

染色体の数について

相手と出会う前に、染色体の数を半分にしなきゃ！

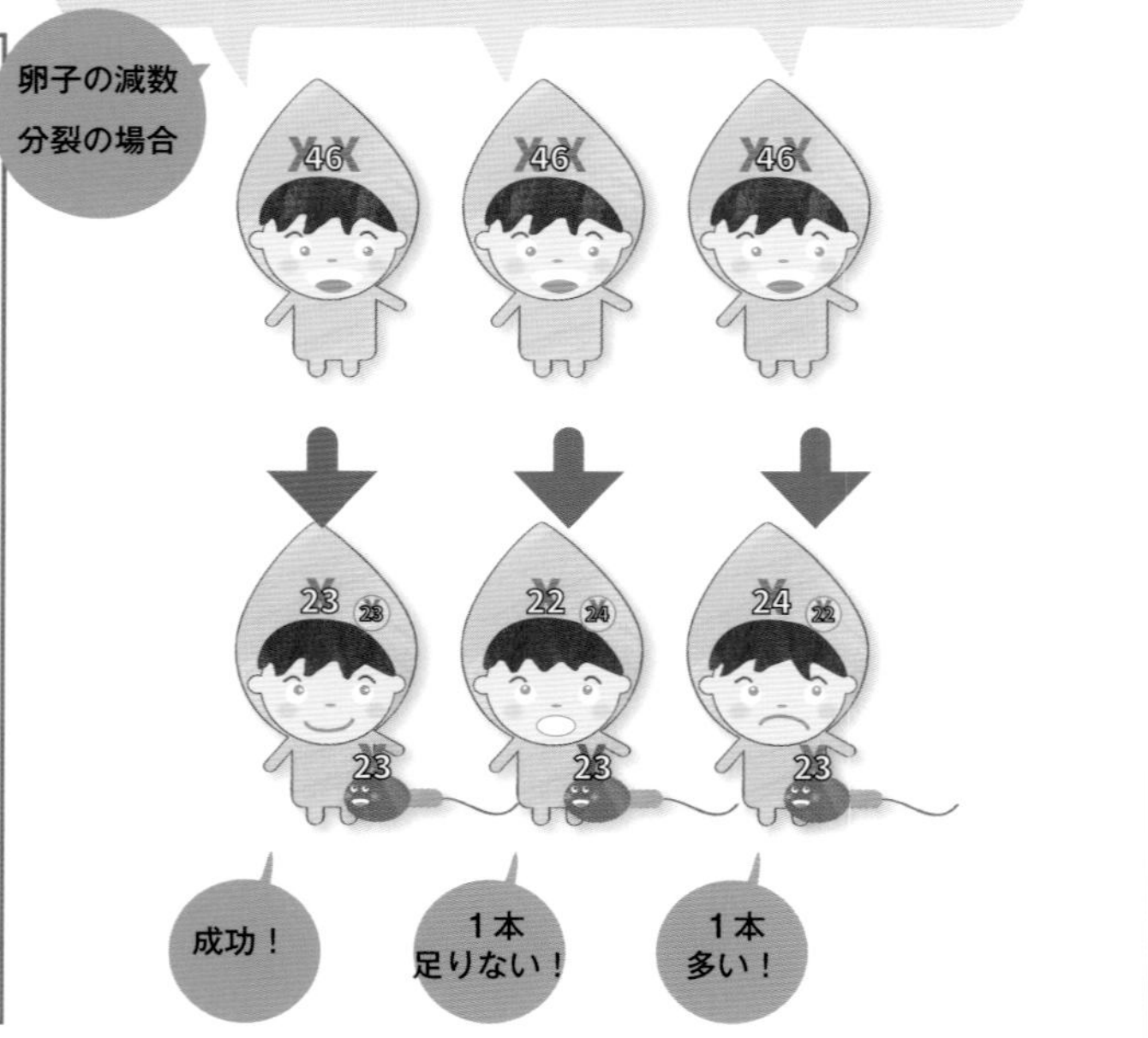

卵子や精子のことを配偶子といいます。減数分裂でちょうど半分にできないと、配偶子の染色体が23本ではなく、22本や24本になることがあります。

22本の染色体を持つ配偶子と23本の染色体を持つ配偶子が受精すると45本、24本の染色体を持つ配偶子と23本の染色体を持つ配偶子が受精すると47本の染色体を持つ胚になります。人の設計図には46本の大事な柱が必要です。1本足りなければ崩れてしまいますし、1本多くても、うまくいかない場合が多いです。

2006年度から、PGT-SRの認可申請を行っています。第一例目の方（Aさん）は、流産を4回されていて、「妊娠すると怖くて寝られないんです。流産して、やっと寝られるようになるんです」と泣きながら話してくれました。染色体の形の変化を持つご夫婦は、流産や死産を繰り返したり、生まれたお子さんを亡くされたりしている方が多く、赤ちゃんが欲しいけれども妊娠することが怖いと泣かれる方は後を絶ちません。

妊娠中は、不安や心配があっても、お腹で育つ赤ちゃんと暮らす楽しい日々でもあると思います。それなのに、不安で眠れない、怖い怖いと思って暮らすのは、大変辛いことなのではないでしょうか。そういう辛い思いをして欲しくないと、同じ女性として思い、また医師として何とか力になりたいと思っています。そのお手伝いのひとつに、PGT-AやPGT-SRがあります。

怖い、怖いと言っていたAさんには、「染色体の形の変化があるところだけみましょう。そうすれば、形の変化を持たない人と同じスタートラインで妊娠にチャレンジできるようになりますよ」と説明しました。その後、検査をして染色体の過不足がない胚を移植、妊娠し、経過は順調でした。妊娠中の日々を数えながら、「こんなに妊娠できていたことないんです。日々更新中です」と喜びながら、一方では流産を繰り返した経験から無事に生まれるまでは怖さがぬぐい切れないと話されていたことを思い出します。

PGT-AやPGT-SRは、元気な赤ちゃんを作る魔法の杖ではありません。

すべての人に必要な検査ではありません。その人その人に合わせて受けた方が良いのか、受けなくても良いのかは、よく考えなくてはいけません。

染色体に問題がなくても、病気を抱えながら頑張って生きている子どもたちもたくさんいます。生まれてからも、大きな病気を抱えるかもしれないし、ケガや事故に合うこともあるかもしれません。子育てに心配事はつきません。でも、長い子育てに通じる一歩を楽しい気持ちで迎えられるようなお手伝いができればと思っています。

また、流産したときに赤ちゃんの染色体に数や形の変化があった場合、自分のせいでと思う人も多くいます。染色体や遺伝子は治しようがないと嘆くかもしれません。

けれども、生涯を通して、遺伝子に何一つ問題のない人はいません。みんな、何かしら持っていて、知らないだけなのです。もともと持っていたかもしれないし、年齢を重ねるに従って起こったことかもしれません。

だから、自分を責める必要は何もないのです。

今は、いろいろな方法もあるし、赤ちゃんが育って大きくなった時には、もっと医学が進歩していることでしょう。

ですから、生まれた子どもたちが自分たちと同じように妊娠できないとか、流産してしまうのではとか悩まないでいいかもしれませんね。

もし流産を繰り返して辛い思いをしていたら、ひとりで抱え込まなくても大丈夫です。一度医師に相談をしてみてください。

アイジェノミクスの 残留受胎生成物検査 POC検査

流産の原因が染色体の異数性によるものかどうかを調べる検査で、アイジェノミクスの検査の特徴は、検体が新鮮でなくても解析ができるようになったことです。
自宅で流産をしてしまっても、その組織が採取できれば検査が可能になりました。
詳しくは、アイジェノミクスのPOC検査実施施設か、アイジェノミクス・ジャパンまでお問い合わせください。

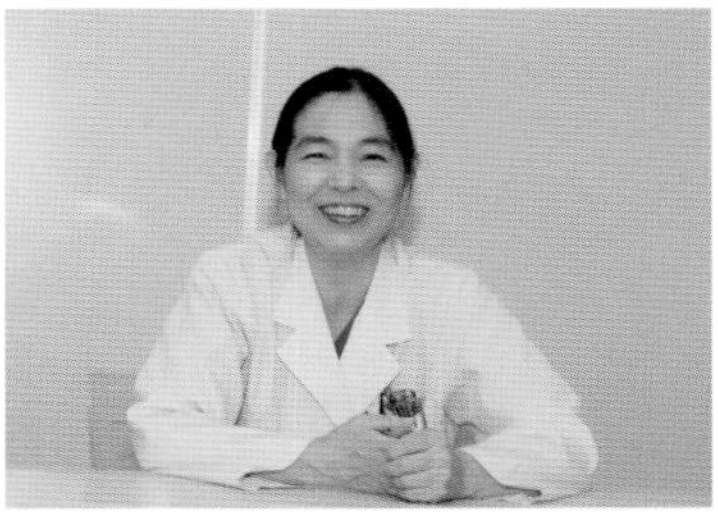

加藤レディスクリニック
黒田 知子 先生

● 専門医
日本小児科学会専門医
臨床遺伝専門医・指導医

● 経歴
長崎大学医学部卒業、同大学小児科学教室入局、医学博士

1995-2001年　Whitehead Institute for Biomedical Research, Department of Biology、Massachusetts Institute of Technology, Page Laboratory　留学
Howard Hughes Research Associate として Human Genome Project（Y Chromosome Sequencing Project）、男性不妊症の遺伝子解析に携わる

2001-2006年　東京歯科大学市川総合病院リプロダクションセンター勤務

2006年より　加藤レディスクリニック勤務　着床前診断を中心とした遺伝カウンセリングや診療に携わっている

● 所属学会
日本小児科学会、日本人類遺伝学会、日本小児遺伝学会、日本産科婦人科遺伝診療学会、日本小児内分泌学会、日本生殖医学会

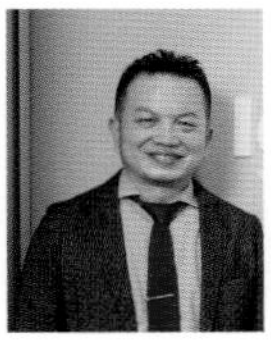

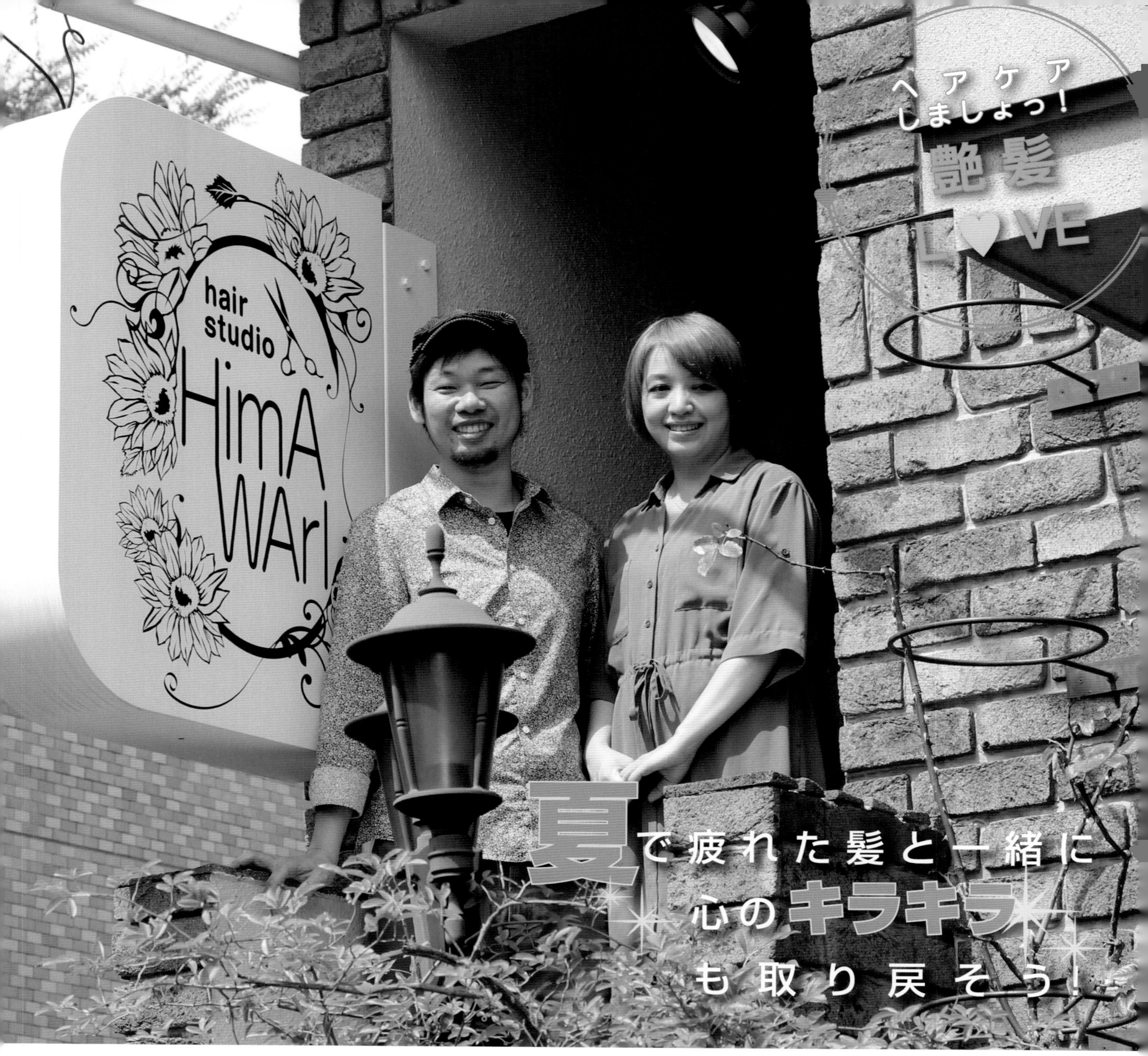

ヘアケアしましょっ！

艶髪LOVE

夏で疲れた髪と一緒に心のキラキラも取り戻そう！

日最大 UV インデックス（解析値）の年間推移グラフ 2019

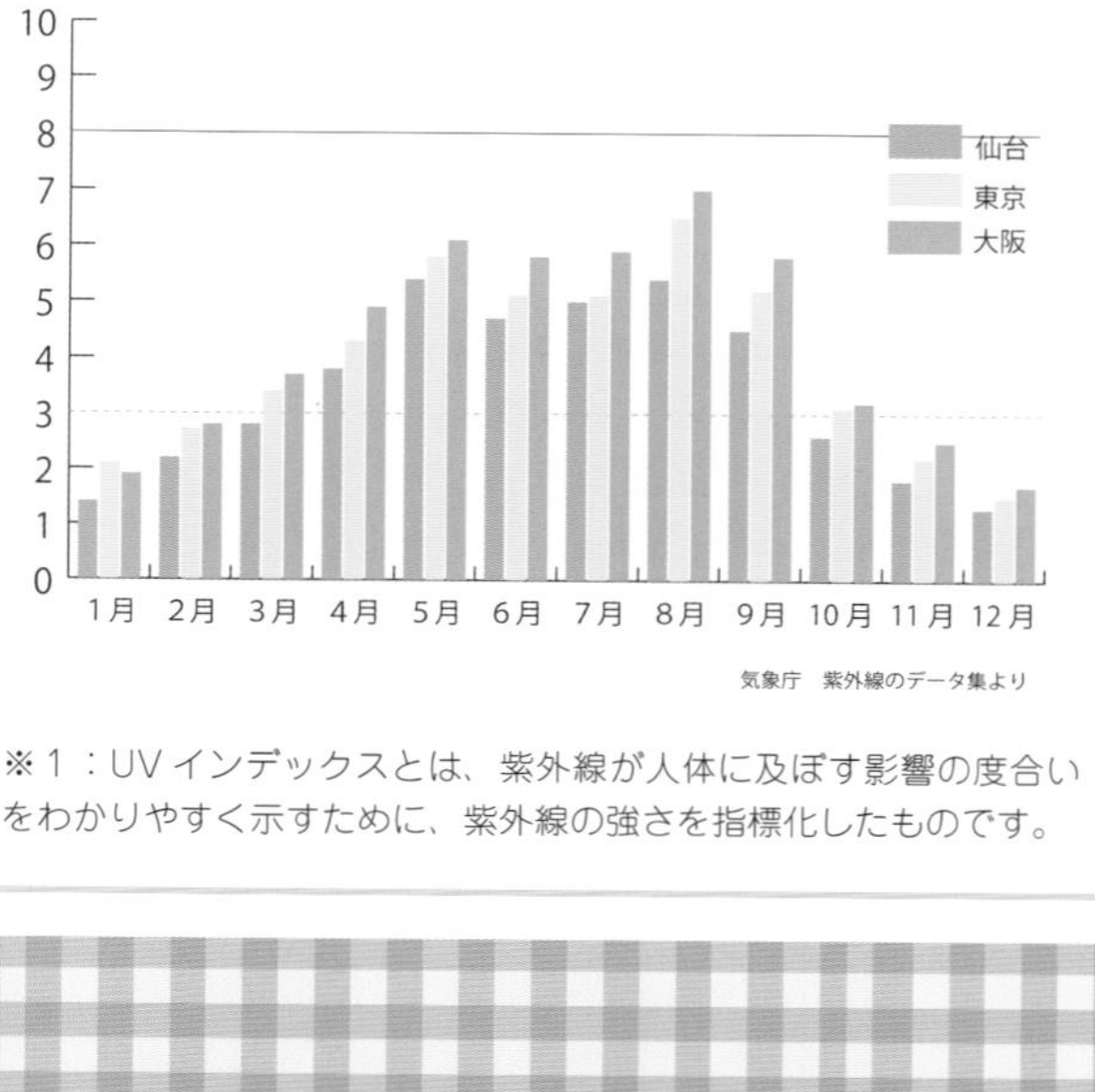

気象庁　紫外線のデータ集より

※1：UV インデックスとは、紫外線が人体に及ぼす影響の度合いをわかりやすく示すために、紫外線の強さを指標化したものです。

髪の紫外線対策はいかがですか？

暑かった夏が終わり、9月半ば過ぎ頃から、だんだんと過ごしやすい日が多くなってきます。2020年の夏は、日差しとともに、新型コロナウイルス感染症（COVID-19）対策のためのマスクも加わって、平年よりもずっと暑く感じました。また、新型コロナ感染症だけでなく熱中症も心配なので、なるべく外に出ず、涼しい屋内で過ごす時間も多かった！という人もいらっしゃるでしょう。

けれど、外出する、通勤するとなれば、日差しを浴びずにはいられません。また、妊活中はビタミンDをつくるためにも、日光・紫外線に当たることも大切です。

紫外線の量は7～8月に多いのですが、気象庁から出されているUVインデックス（※1）を見ると、5月には夏に匹敵する紫外線量があるようです。また、環境省からはUVインデックスが3以上の場合には、できるだけ日差しを避け、8以上の場合はできるだけ外出を控えたほうがいいという対処法も発表されています。

なので、実際は夏を過ぎても紫外線対策は重要で、

肌の日焼けも心配……、

だけど、髪も心配！

肌もお疲れ気味……、

だけど髪もお疲れモード！

と、心配は尽きません。

そこで、東京都杉並区久我山のプライベートサロン、Himawari（ひまわり）の美容師 眞部さんに、疲れた髪を元気でツヤツヤにする方法を伝授していただきました（モデルは、奥様！）。

冬の乾燥対策のためにも、パサパサ髪からキラツヤ髪にトライしてみましょう。

パサパサの髪がツヤツヤになるの？！

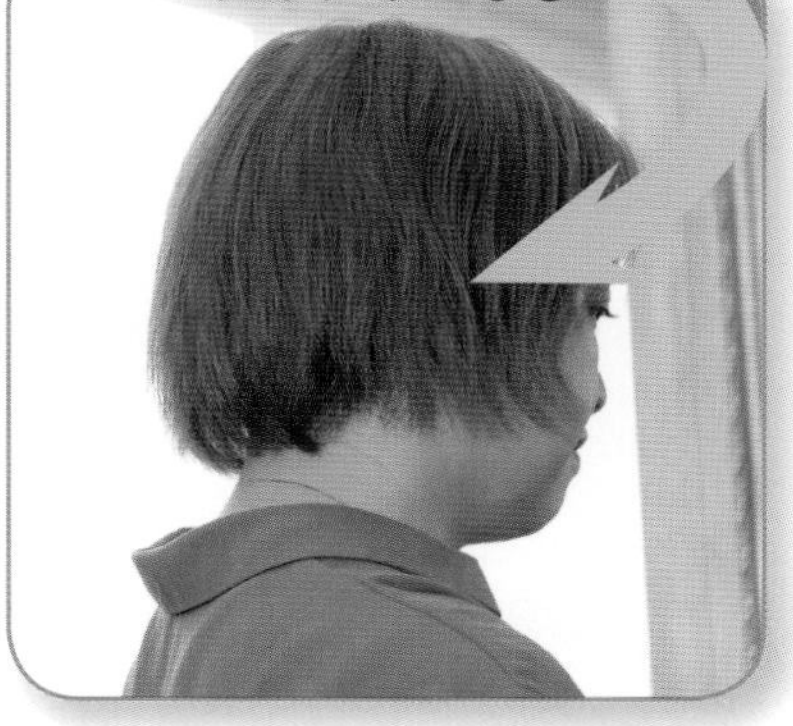

シャンプー＆トリートメントの後、乾かしただけ！

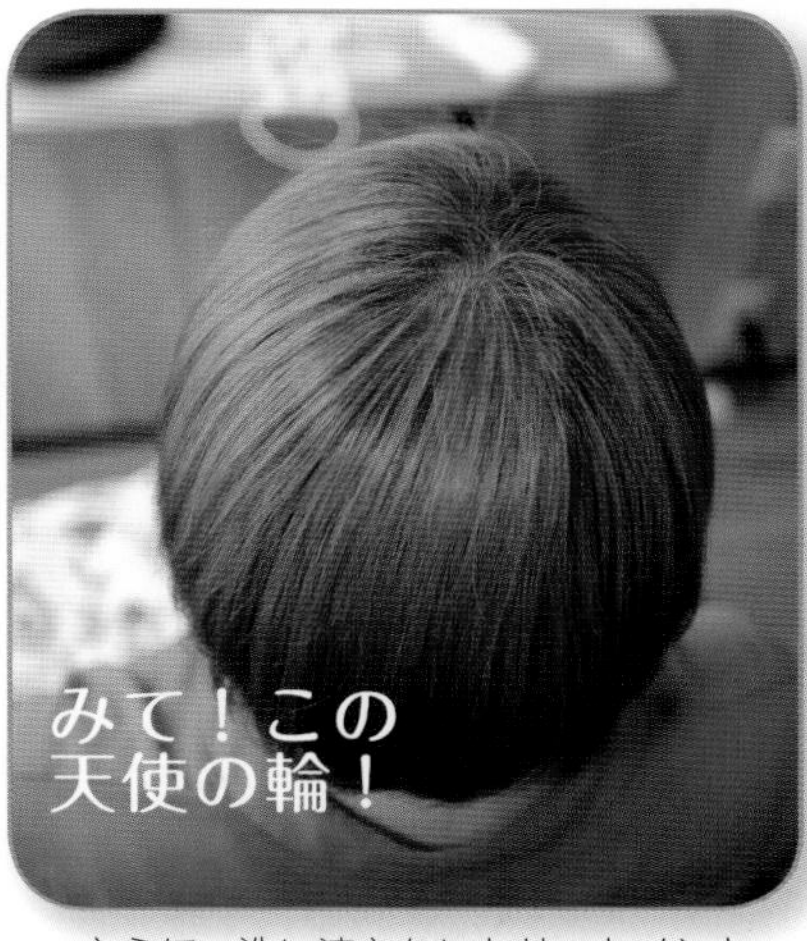

さらに、洗い流さないトリートメントをつけて、ブラシを使ってブロー。
左側の天使の輪がキレイ！

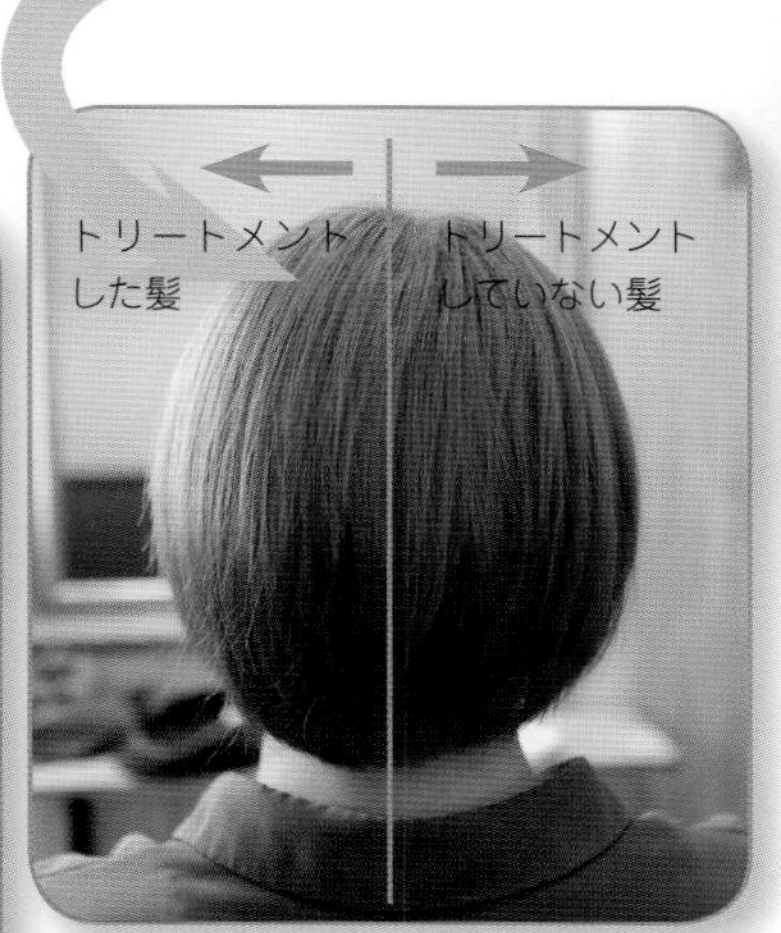

トリートメントをしていない右側の髪は、パサつきが残ります。トリートメントをした左側は、うねりもなく、まっすぐツヤツヤ。

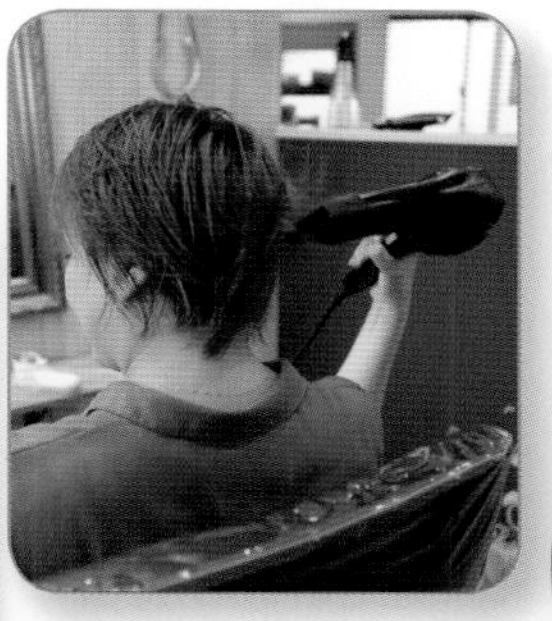

髪を洗った後は、しっかり乾かしましょう！
ちゃんと乾かさないと、変なうねりやクセを出すことに！

シャンプーは、ワンプッシュでOK！

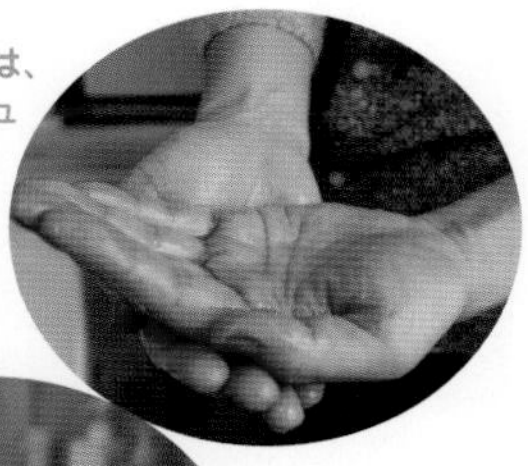

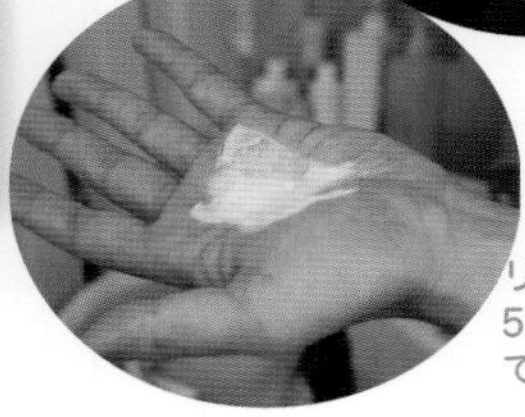

リンスも、500円玉くらいで十分！

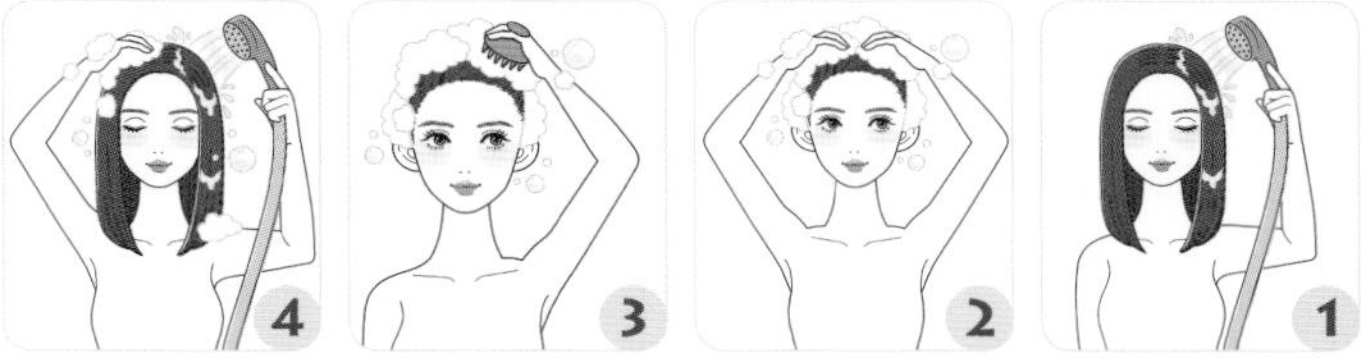

髪をキラキラつやつやにする方法 その1 シャンプー

やっぱり基本は、シャンプーです。シャンプーの仕方で髪の質が変わってきます。また、「髪を洗う」のではなく、「地肌を洗う」ことを意識しましょう。

まずは、① シャワーで髪を洗い、髪の汚れを十分に落としましょう。また、シャワーで地肌を濡らす、洗うを意識してやってみましょう。

シャンプーの量は、プッシュボトル式ならワンプッシュで十分です。② それを手のひらで少し泡立てて、両手を使って指の腹で地肌を洗いましょう。爪を立てて洗うと、地肌を傷つけてしまうこともありますので気をつけて！

③ 爪の長い人は、シャンプーブラシを使うと安心です。

このとき、シャンプーが十分に泡立たない人は、地肌の汚れが蓄積しているか、整髪料などがシャワーで十分流せていなかったのかもしれません。④ サッと洗って一度流し、もう一度シャンプーをしましょう。

髪をキラキラつやつやにする方法 その2 トリートメント

シャンプーのあとは、トリートメントがオススメです。

コンディショナーやリンスは主に髪の表面を整えることが目的とされていますが、トリートメントは髪の内部から栄養を与え補修します。

コンディショナーでもいいですが、トリートメントを日常的に使ったほうが髪のためにいいでしょう。ぜひ、トリートメントを日常使いに！

トリートメントは、髪の根元からではなく、中央くらいから毛先へ握るようにして伸ばしましょう。

髪全体に手のひらで広げるよりは、髪を束にして握るようにスーッと毛先に伸ばすのがポイントです。

その後は、十分にシャワーで流して、タオルドライをしたらドライヤーで乾かします。洗い上がりにトリートメントをしっかりしただけでも、仕上がりに違いが出ます。また、熱から髪を守るトリートメント（洗い流さないタイプ）を使うといいですよ！

家で簡単にヘッドスパをしよう！ と思ったらパートナーにお願いしてみましょう！ また、「あれ？ 今日は、ご機嫌斜めかな？」と感じたら、ヘッドスパのサービスをしてみましょう。やってあげたら、やってもらったら、次は交代！

ヘッドスパで頭皮をほぐすことで髪だけでなく、目の疲れや肩や首のコリの緩和、顔のリフトアップも期待できるそうです。また、何よりふたりでゆっくり話をしながら、楽しい、ゆったりした時間を過ごせることでしょう。

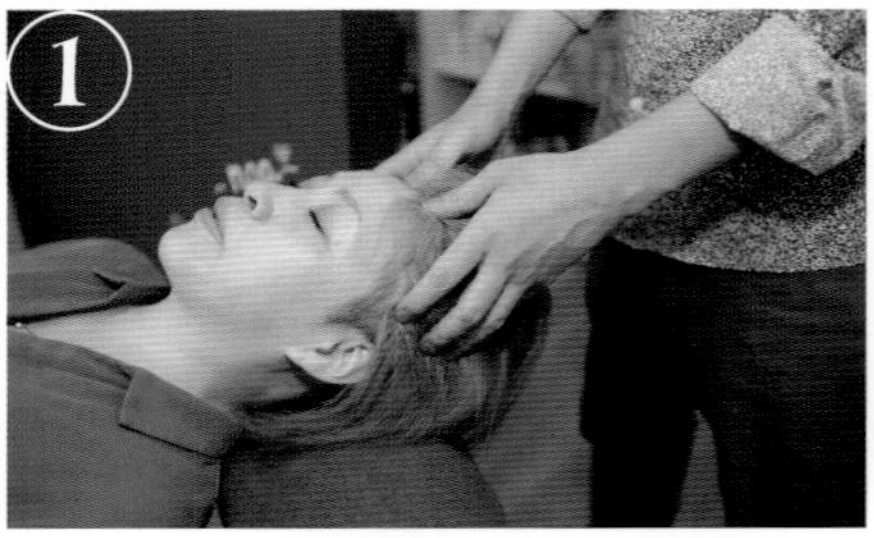

今日あったことを、ふたりで話ながらやってみてくださいね。次の日は、交代ですよ♥

① 場所は、ソファや椅子に座った状態、またお布団の上でも大丈夫！ 髪は濡らし、頭の下に、バスタオルなどを敷いておきましょう。

4本指でしっかり支えながら、親指に体重を乗せるようにして額の髪の生え際から押し始めます。そのまま少しずつ頭頂へとまっすぐ押しながら進めていきましょう。

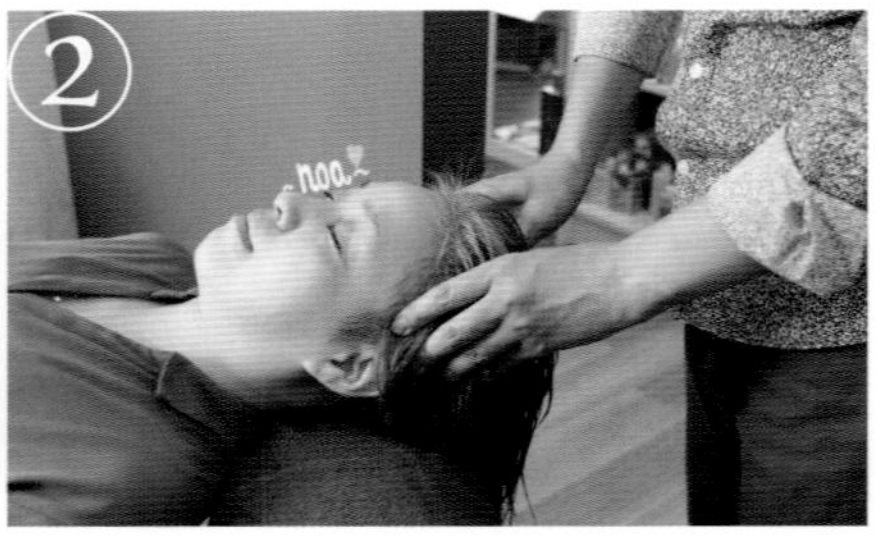

② 頭頂から後頭部まで押していき、次は、指1本分くらい左右に開いた場所を額に向かって押していきます。

指だけで押そうとすると、指が痛くなり、また疲れてしまうので自分の体重をかけながら押すと疲れにくいですよ。

Ⓐのように進めていきましょう。

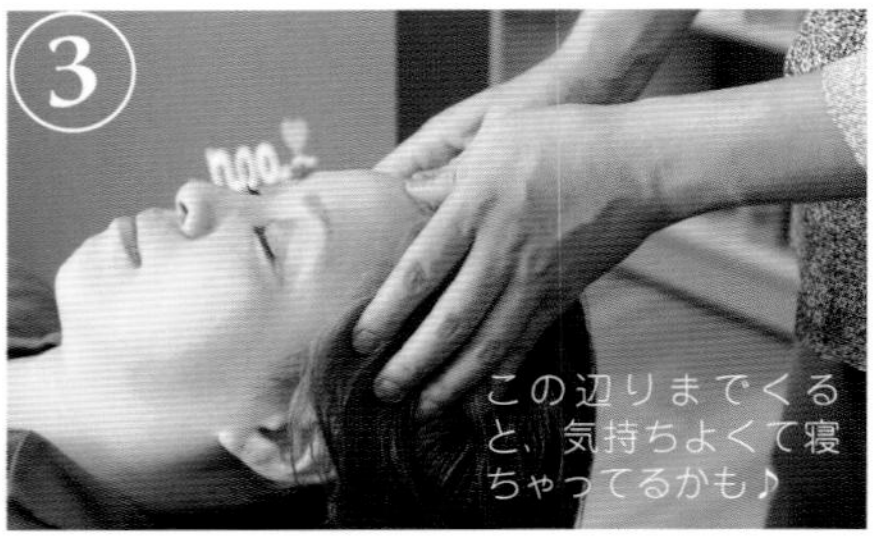

③ 額まで戻ってきたら、髪の生え際をゆっくりとこめかみ辺りまで押します。Ⓑ

髪の生え際は、ホルモン分泌のよくなるツボがあるので、念入りに！またⒶに戻って押していきます。

この辺りまでくると、気持ちよくて寝ちゃってるかも♪

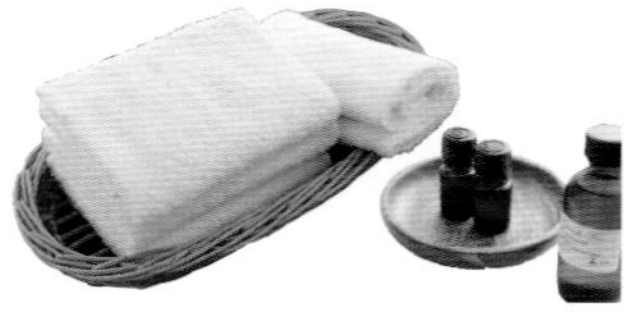

用意するもの
バスタオル
アロマオイルや育毛剤など
（使わなくてもOK）

Ⓐ Ⓑ

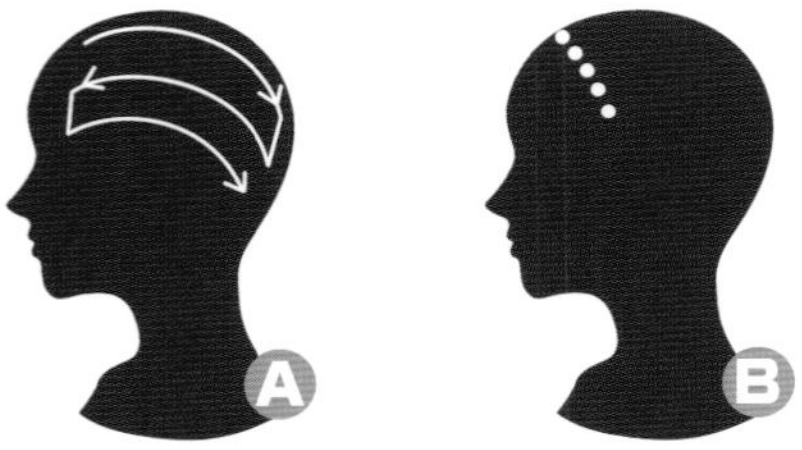

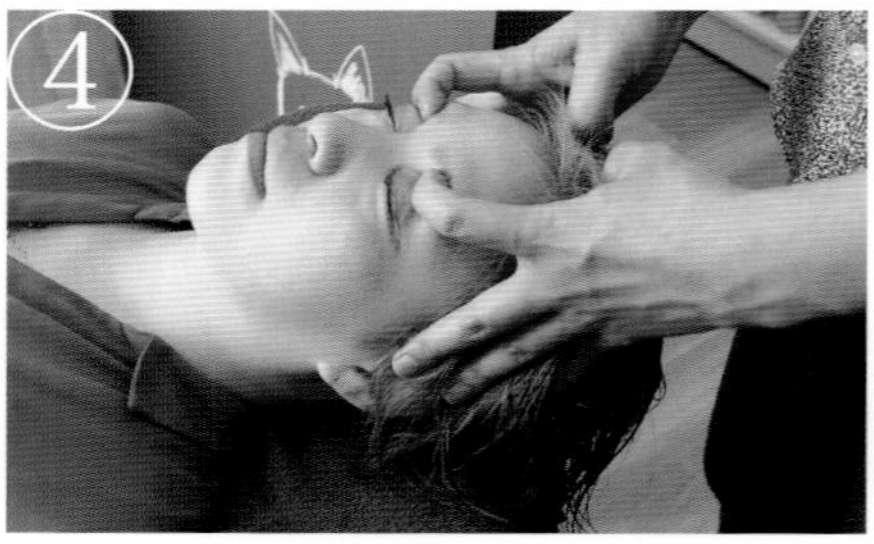

④ 一通り終わったら、次は眉とまぶたの間に指を入れます。このとき、指の第一関節部分の横を使って少し上に引っ張り上げるようにして、そのまま5秒くらい押しています。

あまり強く奥へ押さないように気をつけましょう。

疲れた目にも良いですが、顔のむくみにも効果的です。

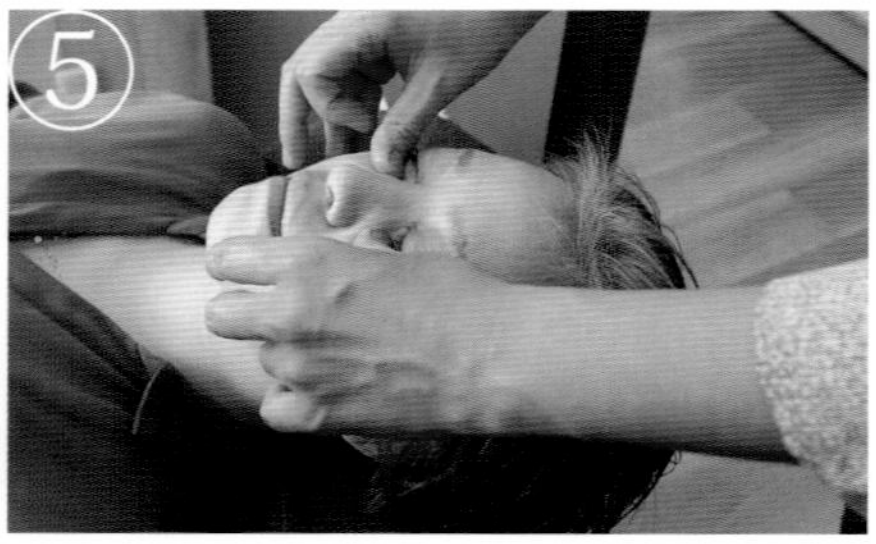

⑤ 次は、下まぶたです。隈が出ている人もいるかと思います。隈は、薄い皮膚の下に酸素の少ない血液が透かして見える状態です。押すことで、血流がよくなれば隈の改善ができるかもしれません。

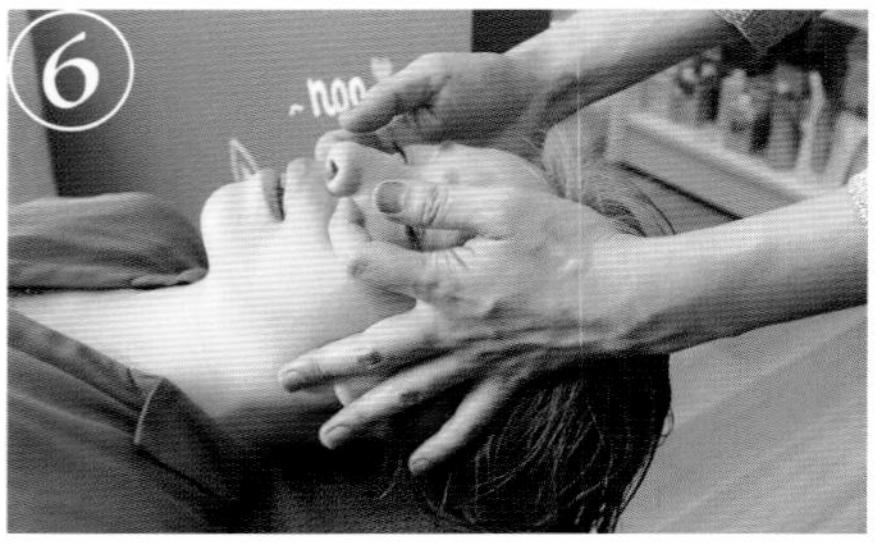

⑥ 最後に、ほほ骨です。ほほ骨の下を人差し指で支えるようにし、少し引っ張り上げるように押します。

顔のリフトアップに効果的です。

冬のヘアケア対策は？

冬に気をつけたいのは、乾燥、静電気、冷えなどです。これは、髪や頭皮だけではありませんが、普段見えにくい頭皮には気を配りましょう。

頭皮は、手足と同じ末端です。しかも体のてっぺん！

「頭皮を触って冷たいな」と感じたら、血行が悪く、全身が冷えているかもしれません。また、頭皮が冷たいと、フケや頭皮のかゆみ、切れ毛や抜け毛、髪のパサつきなど頭皮や髪のトラブルだけでなく、顔のむくみや肌のくすみ、目の下のくまなどの要因にもなるといいます。

そこで、ヘッドスパなどで血行をよくし、お風呂上がりはよく乾かしましょう。育毛剤などを使うと頭皮が保護できます。

静電気が起こりにくいブラシやオイルなどもありますので、仕上がりや香りから自分に合うものを見つけましょう。

抜け毛が多くなったような…

抜け毛が増えたなと思ったら、頭皮のチェックです。

頭を５本の指で覆うようにして動かしてみましょう。頭皮が十分に動けばいいのですが、頭皮の動きが狭いようなら、ちょっと心配です。

髪を洗うとき、またヘッドスパなどを利用して頭皮のマッサージをしましょう。頭皮が硬くなることが抜け毛や薄毛の原因にもなります。頭皮がピリピリっとしますが、電気バリブラシも効果的です。

前より髪が細くなったみたい…

髪が細くなる原因は、年齢による毛細血管の老化、栄養不足、血流が悪い、睡眠不足、過度なストレスとタバコなどです。頭皮を刺激して毛細血管を活性化する、食材や食事内容に偏りがないようにする、早寝早起きを心がける、ストレスは溜め込まず適度に発散と、良くいわれることですが、髪や頭皮にも大切なことです。生活習慣を見直すことが、髪にも頭皮にもよいことなのでやってみてください。

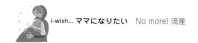

眞部 崇嗣 さん

hair studio HimAWArI 東京都杉並区久我山３丁目

髪を切ったり、染めたり、パーマをかけたりすると、髪だけでなく、気持ちもサッパリ、リフレッシュすることができると思います。髪や頭皮については、ぜひ行きつけの美容師さんに、いろいろ相談してみてくださいね。

シャンプーは、シリコン？ノンシリコン？

シリコンシャンプーは良くない！ と思っている人もいることでしょう。でも、シリコンは悪者ではありません。シリコンがキューティクルの代わりになり、髪を整えてくれます。そのため、指通りの良い仕上がりになります。

ハイダメージの人やアイロンを使う人、しっとりした仕上がりになりたい人などに向いてますが、頭皮に付着することもありますので、しっかり流してください。

シャンプーは、基本的に「刺激」。なので敏感肌やヘアトラブルに悩んでる人にはノンシリコンシャンプーが向いてます。

ボリュームを出したい人にもいいでしょう。サラッとした軽い質感の仕上がりになりますよ。

シリコンか？ ノンシリコンか？ ではなく、髪の状態でシャンプーを選びましょう。

髪の日焼け対策は？！

外に出るときには、帽子や日傘を使うのがオススメです。でも、帽子をかぶると汗をかいたり、髪がペシャンコになってしまって、「もう帽子が脱げない！」という事態にもなります。

髪用の日焼け止めを使って日焼け対策をしましょう。

髪だけでなく、頭皮への日焼けも心配です。

髪だけでなく、全身に使えるスプレータイプなどがありますので、紫外線が強くなる時期は特に日焼け対策をしましょう。

ダーリンの髪が薄くなってきた！？

男性の髪が薄くなるのは、遺伝と生活習慣です。いわゆるハゲの遺伝子は、意外ですがお母さん方から引き継がれます。なので、ご主人のお母さんの父親（ご主人からすると祖父）がハゲている場合は、遺伝している可能性もあります。ちなみにご主人のお母さんの母親の父親（曽祖父）がハゲていると、もうちょっと遺伝の可能性が高くなるでしょう。

あとは、抜け毛や髪が細くなったときの対処方法と同じです。まずは頭皮を守るために生活習慣を見直してみましょう。

最近、頭皮のニオイが気になる…

年齢を重ねると、頭皮は脂の匂いがするようになりますが、年齢にかかわらず頭皮をしっかり洗えていないことが、ニオイの原因の１つになります。シャンプーのときには、頭皮をしっかり洗うように心がけ、シャンプー後には、ドライヤーでしっかり乾かしましょう。

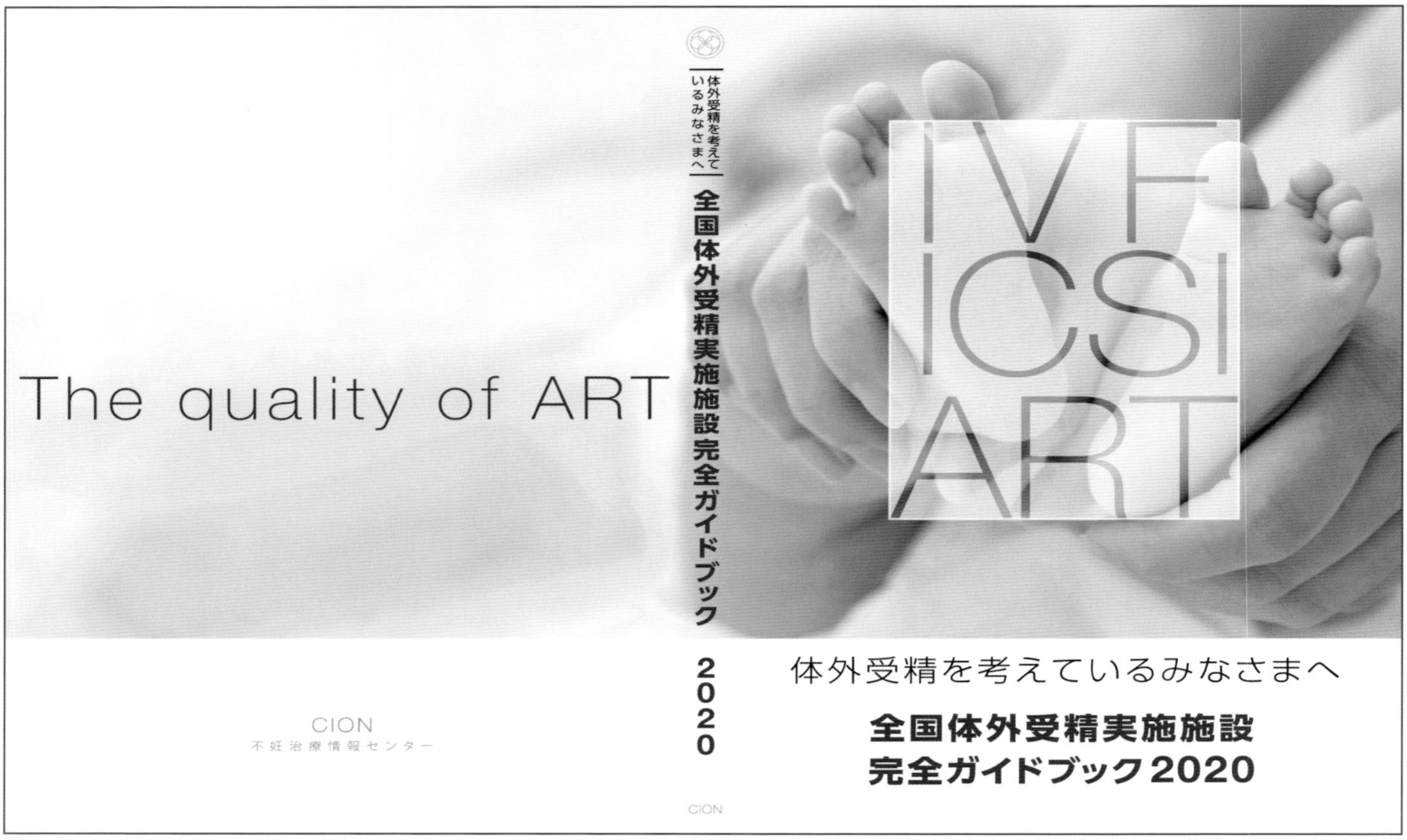

Book information

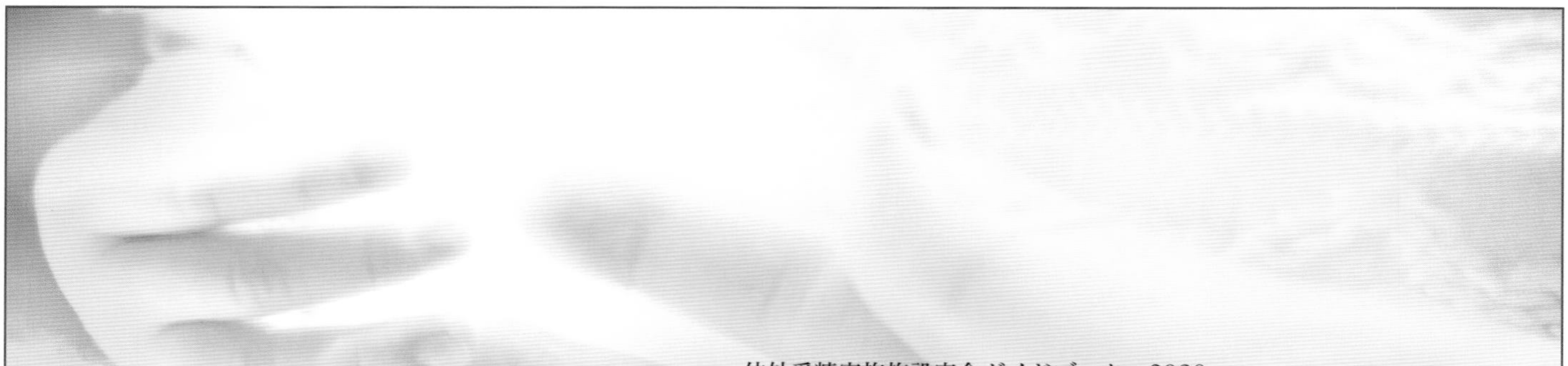

体外受精実施施設完全ガイドブック　2020

「 体外受精を考えているみなさまへ 」

安全で安心できる体外受精を受けていただくために

私たち不妊治療情報センター（www.funin.info）では、毎年、体外受精特別アンケートを実施して、体外受精の現状を調べるとともに、体外受精を実施している全施設を紹介しています。目的は、治療の安全や安心、今後の健全な発展を願い、徹底紹介することです。

今年は 10 回目を数え、アンケートには今までに多くのクリニックや病院が回答をお寄せ下さいました。現在、対象となる施設は全国に約 600 件あり、今年は 142 件の回答が集まりました。集計での展開は、体外受精の全行程が一通り理解いただける内容で、さらに詳細データでクリニックを紹介するコーナーや関連企業も少し紹介し、体外受精実施施設全国リストを巻末掲載して 1 冊にまとめました。本書が、みなさまにとって、安全で安心できる不妊治療・生殖補助医療（ART）を受ける参考となれば幸いです。

※全国には、600 を超える体外受精の（日本産科婦人科学会：通称・日産婦）登録施設があり、その中で実際に実施のある施設は 600 を若干下回ります。

書店発売協力：丸善出版 ／ 楽天市場店 i-wish ショップ ／ カラーミー店 i-wish ショップ

ISBN 978-4-903598-74-1 ／¥2,000（＋税）

体外受精実施施設完全ガイドブック2020

不妊治療情報センターでは、毎年、全国約600施設ある体外受精実施施設（ART施設）に、特別アンケートを行い、その集計結果をガイドブックにまとめ、発行しています。

本書の目的は、体外受精（生殖補助医療）の現状を調べ、体外受精を考えているみなさまの参考にしていただくことです。

毎年約150件、全国ART施設の約25%から回答が届きます。ですから、内容によっては、結果を4倍することで全体のおおよその様子が見えてきます。

全国の産婦人科窓口および自治体窓口などに配布して、多くの人の手に渡り、的確な時期に適切な治療を受けられるよう勧めています。

2020年版「体外受精を考えているみなさまへ 全国体外受精実施施設完全ガイドブック」は、節目となる10冊目の発行を迎えました。

10ステージの構成

アンケートの内容には、次の10ステージがあり、それぞれに何項目かの質問があります。

1 治療をはじめるときに
2 排卵誘発方法について
3 採卵について
4 採精について
5 培養と培養室について
6 胚移植について
7 胚移植後の管理について
8 妊娠判定について
9 実施状況について
10 スタッフについて

これらの構成から、体外受精とその治療に関わる全体像が見えてくるかと思います。実際に本誌を手にとって見ると、それぞれの質問に対して集計したグラフがあり、さらに具体的なことが読み取れます。

アンケート以外の病院情報

詳細なアンケートでの回答は、150件弱の施設からですが、巻末には、約600件ほどのART実施施設の診療10項目が記された県別リストがあります。近隣で体外受精のできる施設を探すときにお役立て下さい。

また、不妊治療情報センター・funin.info（www.funin.info）のミニホームページ掲載者全員の診療方針＆メッセージ入り掲載がある紹介があります。

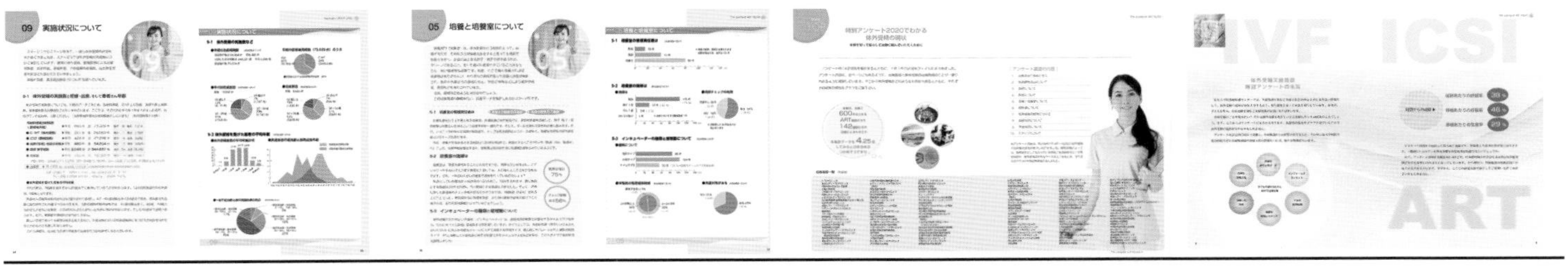

その他の情報

● **完全ガイド編**

アンケート回答の中から2施設をピックアップし、回答を文章化して紹介しています。これは、各施設4ページの紹介で、読んでいくうちにそのクリニックの内容がとても良く分かってきます。また、全施設の文章化ファイルはスタッフが保管して、webの「無料相談コーナー」のお返事に参考とするなど、有効活用されています。

● **関連情報**

生殖医療に関係する企業の紹介ページがあります。

それから、生殖医療に関連する学会の紹介があります。

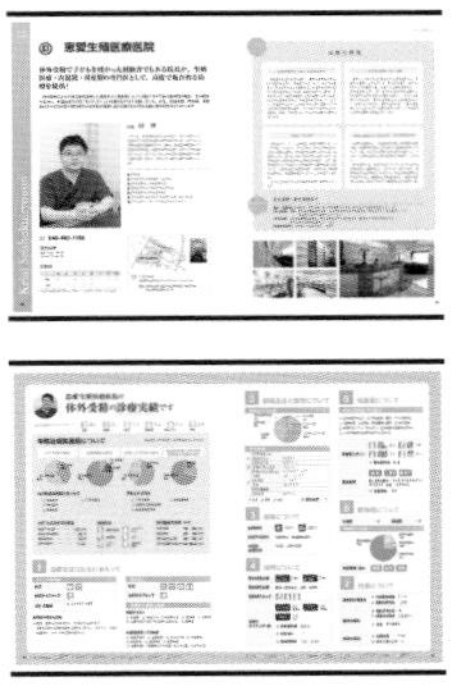

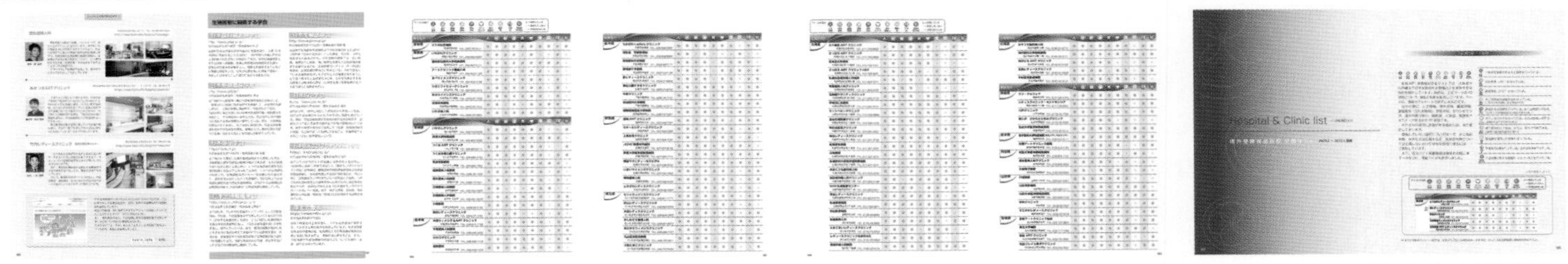

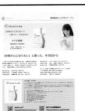

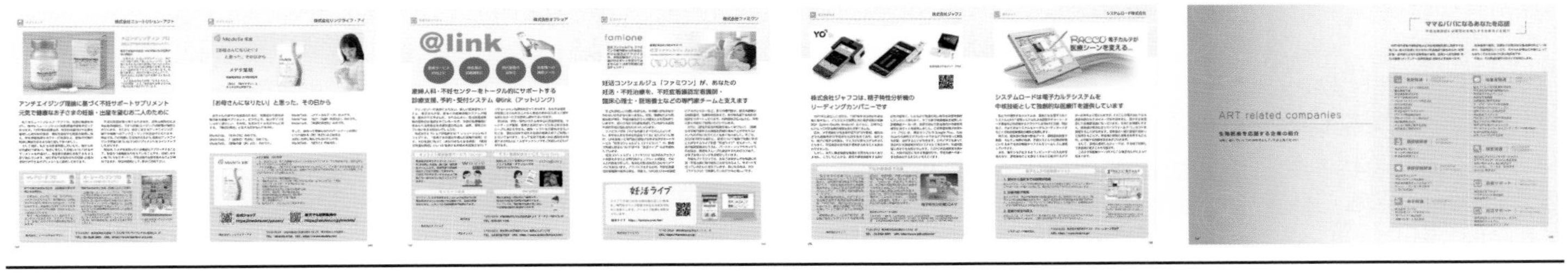

このコーナーでは、全国のクリニックで行われている
不妊セミナー（勉強会や説明会）の情報を紹介しています。

Seminar information

あなたの今後の治療にお役立ち！

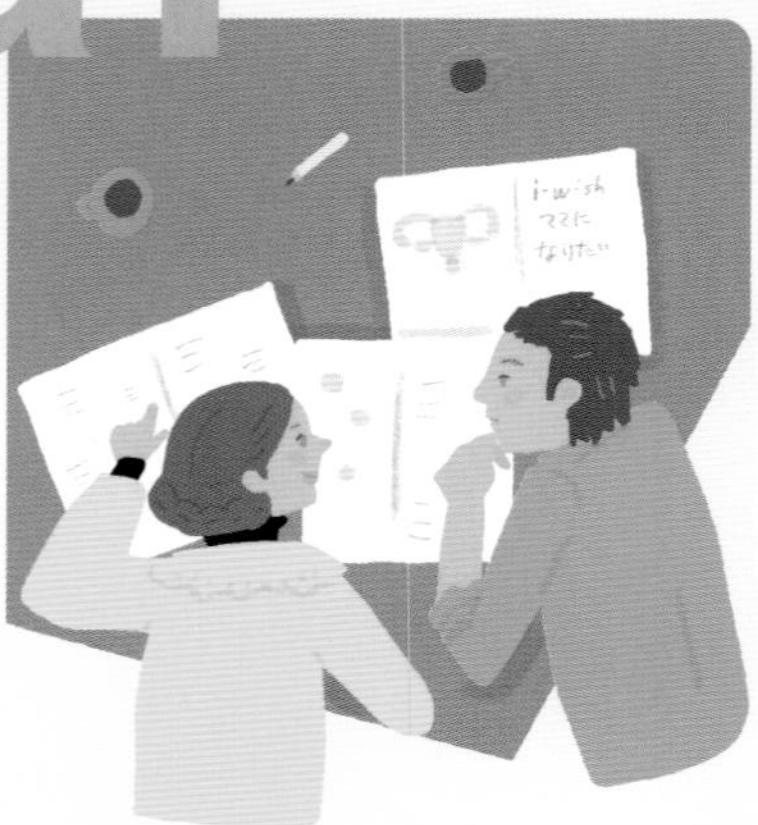

参加予約▶

参加予約の方法も
分かります

夫婦で参加すれば理解はさらに深まります

勉強会、説明会、セミナーで得られることは いっぱいある

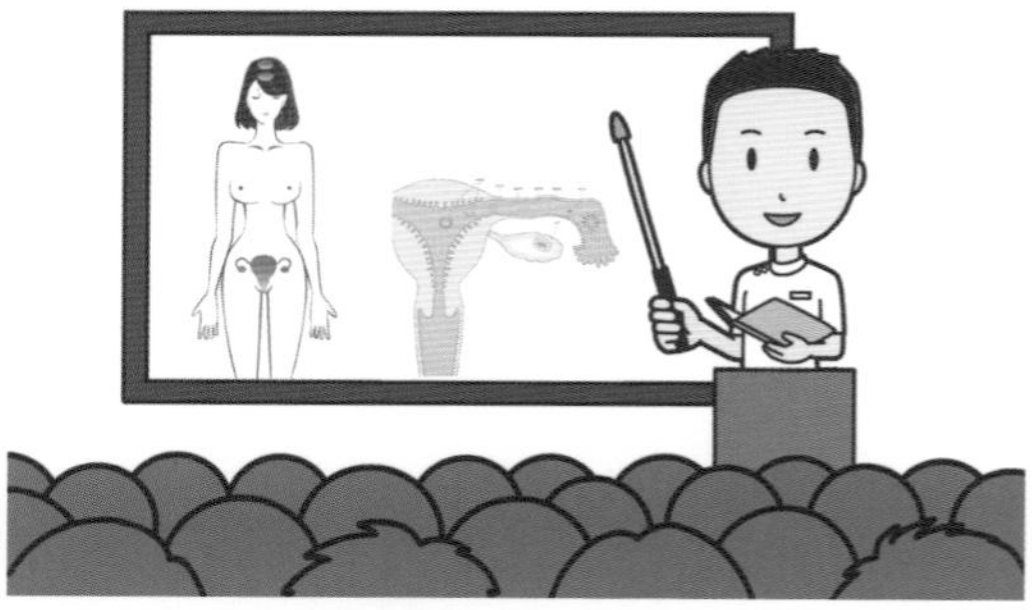

- 妊娠の基礎知識
- 不妊症と治療のこと
- 検査や適応治療のこと
- 治療スケジュール
- 生殖補助医療・体外受精や顕微授精の説明
- 費用や助成金　など

夫婦でタイミングを合わせてきたけれどなかなか妊娠しない！ 治療を続けてきたけれど、これからどうしたらいいのかな？ そんな時、みなさんはいろいろな情報を調べ始めることでしょう。手軽で簡単なインターネットから情報を得る方も多いと思いますが、おススメはクリニックの勉強会です。

最近では、多くのクリニックで勉強会などが開催され、医師から直接、正確で最新、最適な情報を得ることができます。病院選びをするときには、いくつかの勉強会に参加してみるのがおススメです。自分たち夫婦に合った医師選び、病院選びがきっとできるでしょう。ぜひ、ご夫婦一緒に参加してみてくださいね！

新型コロナウイルスの影響により、治療施設における勉強会などのスケジュールや開催方法に変更が生じることがあります。詳細は、各施設のホームページなどで、あらかじめご確認ください。

Saitama　Access 東武東上線・東京メトロ有楽町線・副都心線 和光市駅南口　徒歩 40 秒

https://www.tenderlovingcare.jp

恵愛生殖医療医院

埼玉県和光市本町 3-13 タウンコートエクセル 3F
TEL: 048-485-1185

参加予約▶ TEL：048-485-1185

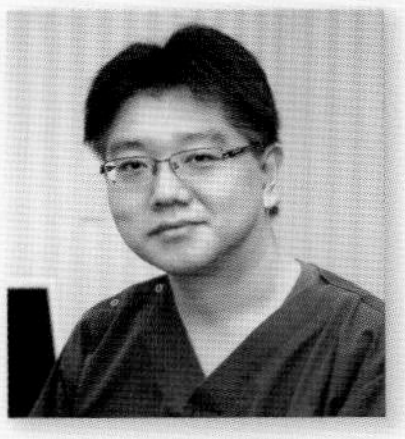

林　博 医師

■名称…………生殖医療セミナー
■日程…………原則土曜日15時半~約1時間半程度
■開催場所……当院内
■予約…………必要
■参加費用……無料
■参加…………他院の患者様 OK
■個別相談……無し

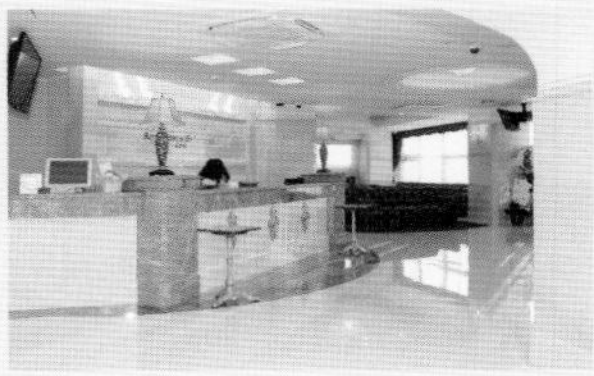

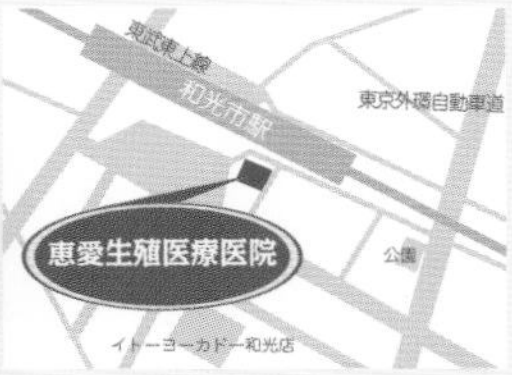

●世の中には不妊症や不育症に関しての情報があふれていますが、なかには誤った情報もあります。正しい知識をより深めてもらうための講義形式のセミナーです。また、新型コロナウイルス感染拡大状況によりセミナー形式が変更となる可能性があります。詳細は、ホームページをご覧ください。（他院で治療中の患者様は、事前の受付、予約が必要です）

Chiba　Access JR 総武線・武蔵野線・東京メトロ東西線 西船橋駅南口 徒歩 3 分

https://koyama-womens.com

西船橋こやまウィメンズクリニック

千葉県船橋市印内町６３８－１ ビューエクセレント 2F
TEL: 047-495-2050

参加予約▶ TEL：047-495-2050

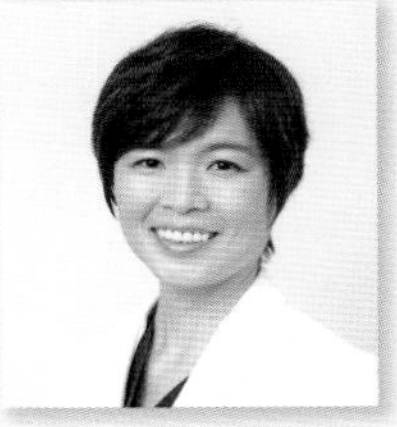

小山寿美江 医師

■名称…………体外受精治療説明会
■日程…………月２回
■開催場所……クリニック内
■予約…………必要
■参加費用……無料
■参加…………他院患者様 OK
■個別相談……有り

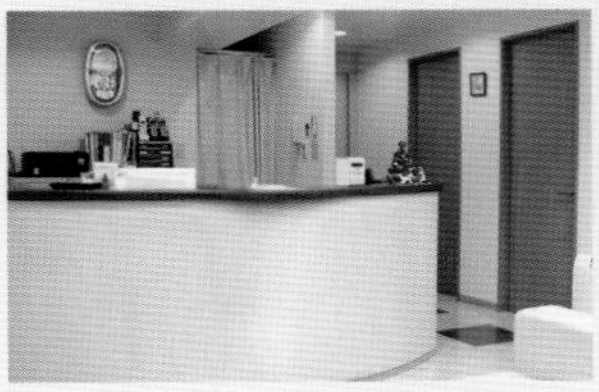

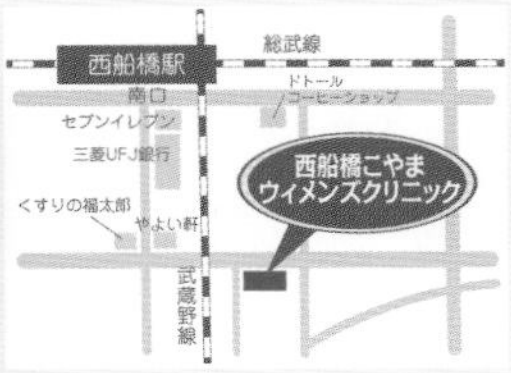

●西船橋こやまウィメンズクリニックは、タイミング法や人工授精及び体外受精・顕微授精などの高度生殖補助医療を専門とする不妊治療クリニックです。不妊にお悩みの方はまずご来院ください。じっくりお話やご希望を伺い、最適な治療方法をご提案します。また看護師による無料の不妊カウンセリングや「体外受精治療説明会」を月 1～2 回定期的に実施しております。

Tokyo　Access JR 神田駅より 徒歩３分

https://www.aidakibo.com

あいだ希望クリニック

東京都千代田区神田鍛冶町３-４ oak 神田鍛冶町ビル２F
TEL: 03-3254-1124

参加予約▶ ホームページの
申込みフォームより

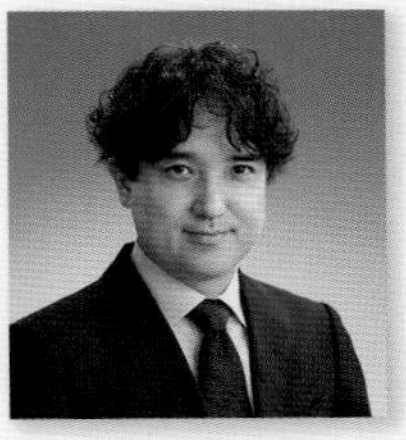

会田拓也 医師

■名称…………自然周期体外受精セミナー
■日程…………月１～２回
■開催場所……クリニック内
■予約…………必要
■参加費用……無料
■参加…………他院の患者様 OK
■個別相談……有り

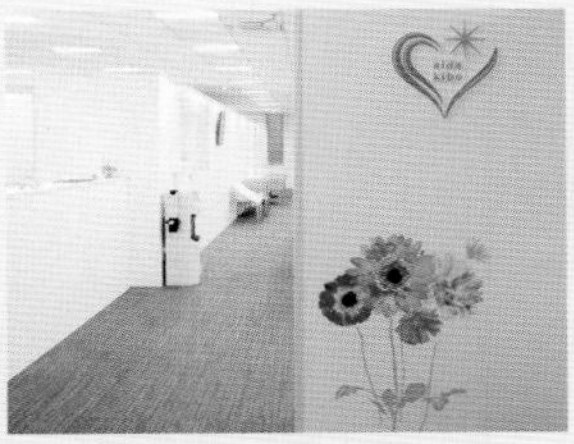

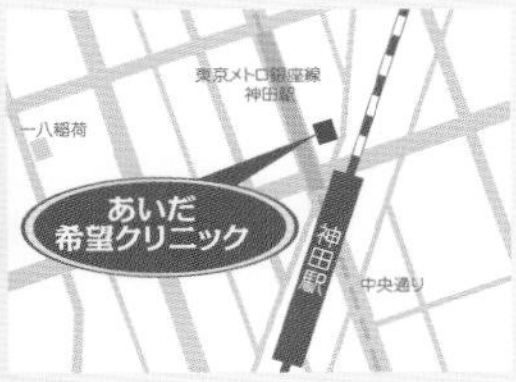

●体外受精治療を考えているご夫婦にむけ、自然周期体外受精セミナーを開催しています。体外受精に対する疑問、不安をセミナーを通して解決してみませんか？ お一人での参加も可能です。通院する施設での開催ですので、治療についてはもちろんのこと、通院時間やクリニックの雰囲気を感じていただけます。

Tokyo　Access 東京メトロ銀座線、東西線、都営浅草線日本橋駅（B6 出口）直結

https://www.naturalart.or.jp/session/

Natural ART Clinic 日本橋

東京都中央区日本橋 2-7-1 東京日本橋タワー 8F
TEL: 03-6262-5757

参加予約▶ ホームページの
申込みフォームより

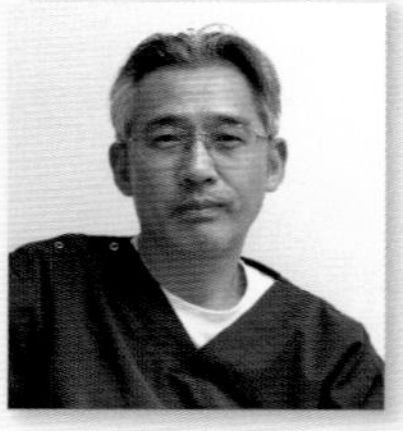
寺元章吉 医師

■名称…………体外受精説明会
■日程…………月 4 回ほど
■開催場所……Natural ART Clinic 日本橋他
■予約…………必要
■参加費用……無料
■参加…………他院の患者様 OK
■個別相談……有り

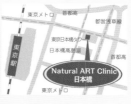

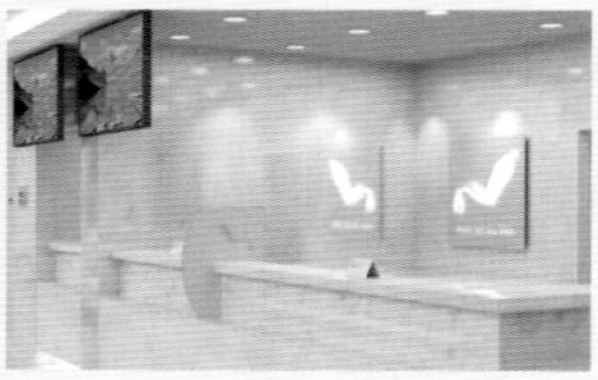

●定期的（月 4 回ほど）に不妊治療/体外受精説明会を行っております。医師による当院の体外受精方法・方針を専門的な知識を織り込みご説明いたします。

Tokyo　Access JR 新橋駅日比谷口 徒歩 2 分、地下鉄銀座線・都営浅草線新橋駅 8 番出口 徒歩 1 分、地下鉄都営三田線内幸町駅 A 1 出口 徒歩 1 分

https://www.yumeclinic.net/session/

新橋夢クリニック

東京都港区新橋 2-5-1 EXCEL 新橋
TEL: 03-3593-2121

参加予約▶ ホームページの
申込みフォームより

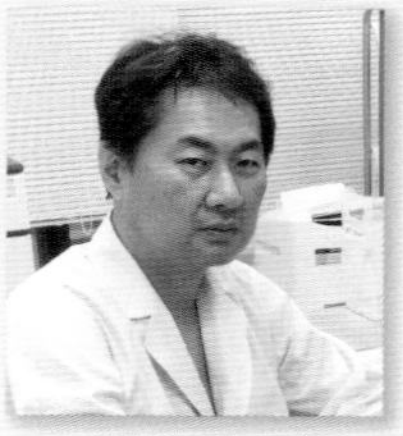
瀬川智也 医師

■名称…………体外受精説明会・妊活検査相談会
■日程…………月 2 回程
■開催場所……新橋夢クリニック他
■予約…………必要
■参加費用……無料
■参加…………他院患者様 OK
■個別相談……有り

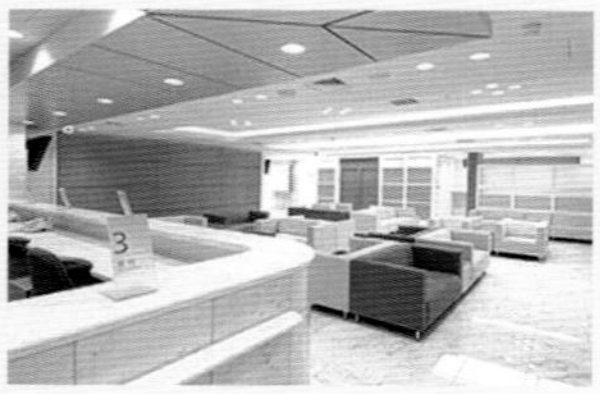

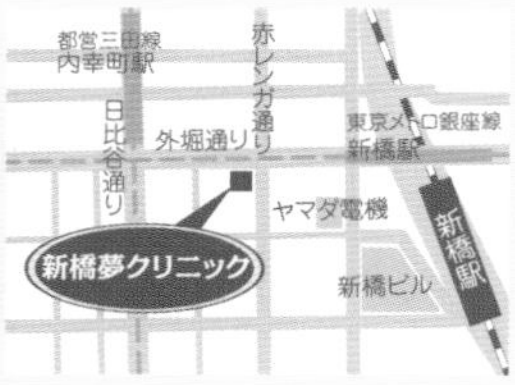

●定期的（月 2 回ほど）に不妊治療/体外受精説明会、妊活検査相談会を行っております。医師はじめ培養士・看護師・検査技師・受付による当院の体外受精方法・方針を専門的な知識を織り込みご説明いたします。

Tokyo　Access JR 山手線、総武線、都営大江戸線 代々木駅 徒歩 5 分 JR 千駄ヶ谷駅 徒歩 5 分 東京メトロ副都心線北参道駅 徒歩 5 分

https://www.haramedical.or.jp/support/briefing

はらメディカルクリニック

東京都渋谷区千駄ヶ谷 5-8-10
TEL: 03-3356-4211

参加予約▶ ホームページの
申込みフォームより

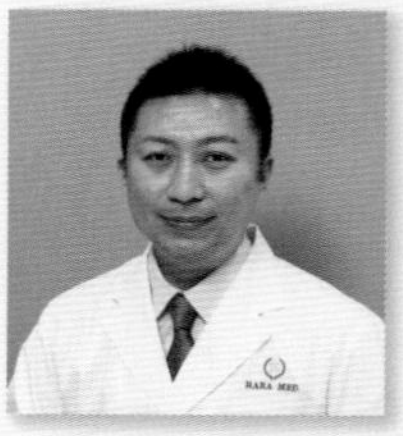
宮﨑　薫 医師

■名称…………体外受精説明会
■日程…………1ヶ月に 1 回
■開催場所……SYD ホール又は動画配信
■予約…………必要
■参加費用……無料
■参加…………他院患者様 OK
■個別相談……有り

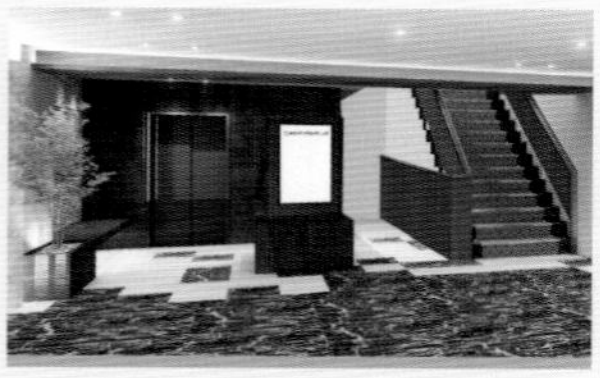

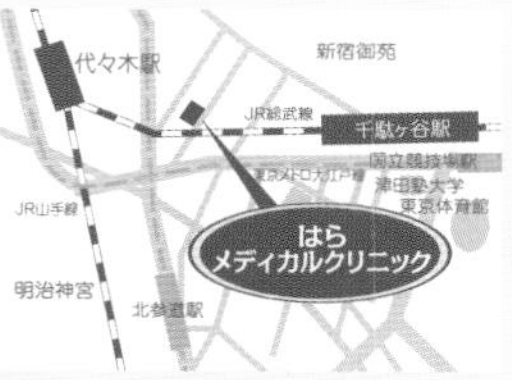

●【説明会・勉強会】はらメディカルクリニックでは、①体外受精説明会/1カ月に 1 回　②42 歳からの妊活教室/年 2 回　③不妊治療の終活を一緒に考える会/年 2 回　④おしゃべりサロン（患者交流会）/年 2 回　を開催しています。
それぞれの開催日程やお申込は HP をご覧ください。

Tokyo　Access 東急東横線、大井町線「自由が丘駅」徒歩 30 秒

https://www.mine-lc.jp/

峯レディースクリニック

東京都目黒区自由が丘 2-10-4 ミルシェ自由が丘 4F
TEL: 03-5731-8161

お問合せ▶ TEL：03-5731-8161

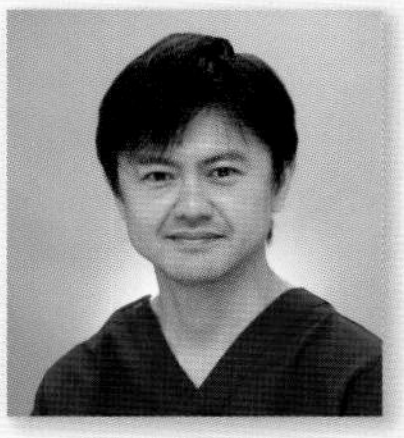

峯 克也 医師

■名称…………体外受精動画説明(web)
■日程…………web 閲覧のため随時
■予約…………不要
■参加費用……無料
■参加…………当院通院中の方
■個別相談……オンラインによる体外受精の個別相談説明も行っております。(有料)

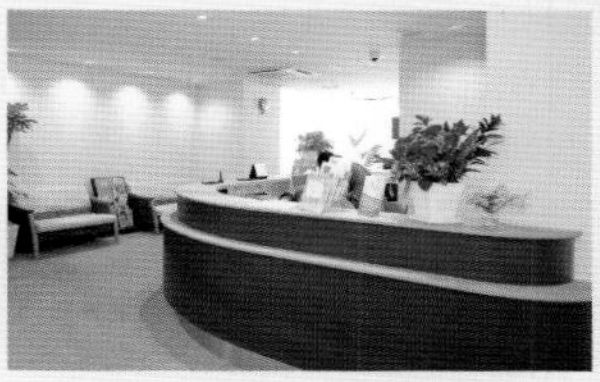

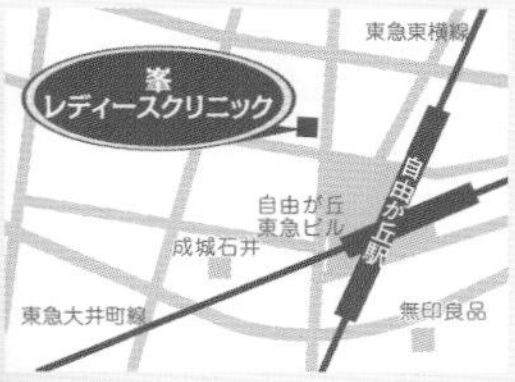

●当院での体外受精の治療方法やスケジュールを分かりやすく動画で説明します。
体外受精をお考えのご夫婦。体外受精について知りたいご夫婦。ぜひ、ご夫婦でご覧ください。
※プライバシーの保護と新型コロナウイルス感染対策のため、動画での説明会を実施しています。ご希望の方は診察時に医師にお申し出ください。資料をお渡しします。

Tokyo　Access 東急田園都市線三軒茶屋駅 徒歩 3 分、東急世田谷線三軒茶屋駅 徒歩 4 分

https://www.sangenjaya-wcl.com

三軒茶屋ウィメンズクリニック

東京都世田谷区太子堂 1-12-34-2F
TEL: 03-5779-7155

参加予約▶ TEL：03-5779-7155

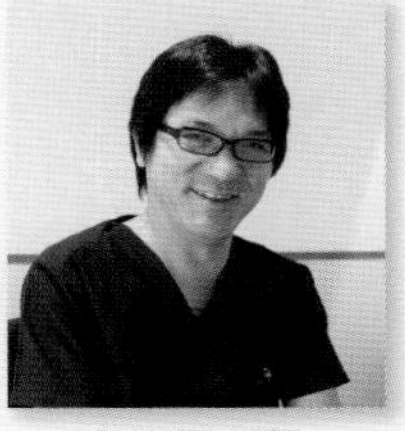

保坂 猛 医師

■名称…………体外受精勉強会
■日程…………毎月開催
■開催場所……クリニック内
■予約…………必要
■参加費用……無料
■参加…………他院患者様 OK
■個別相談……有り

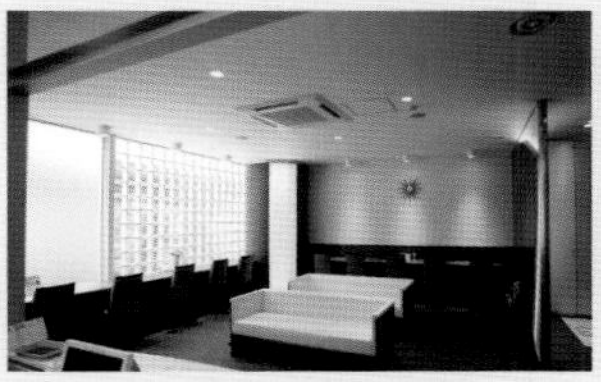

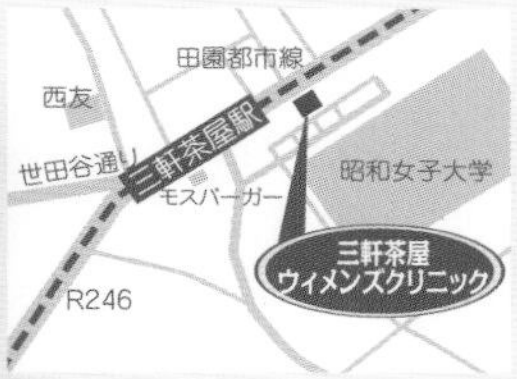

●体外受精説明会をはじめ、胚培養士や不妊症認定看護師による相談会なども実施しております。
また、妊活セミナーも随時実施しておりますので、詳しくはホームページをご覧ください。

Tokyo　Access 新宿駅 地上出口 7 よりすぐ

https://www.sugiyama.or.jp/shinjuku

杉山産婦人科 新宿

東京都新宿区西新宿 1-19-6 山手新宿ビル
TEl: 03-5381-3000

参加予約▶ ホームページより仮 ID を取得後、申込みフォームより

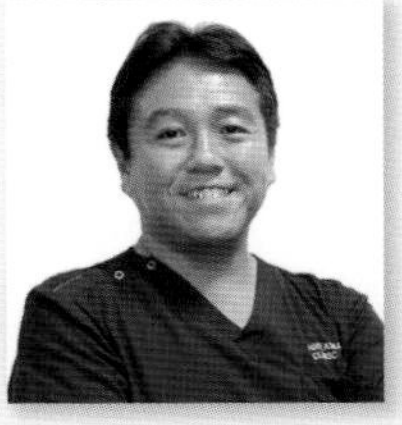

杉山力一 医師

■名称…………体外受精講習会
■日程…………毎月 3 回 (土曜又は日曜日)
■開催場所……杉山産婦人科 新宿セミナーホール
■予約…………必要
■参加費用……無料
■参加…………他院患者様 OK
■個別相談……無し

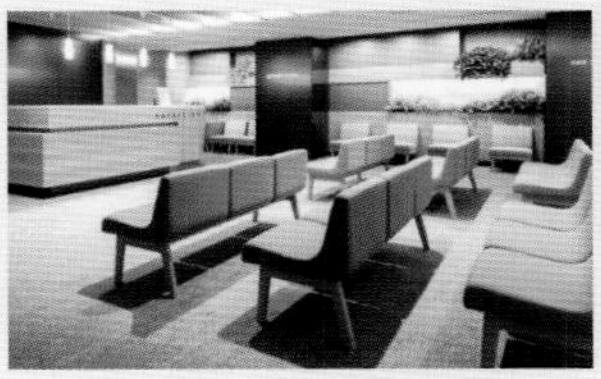

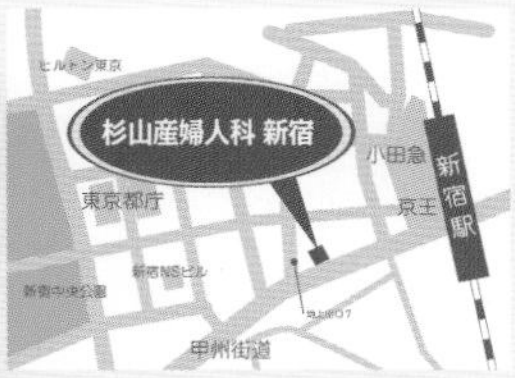

●体外受精講習会では、当院の特徴と腹腔鏡についてわかりやすくお話しいたします。それは年齢的に考えても時間のある原因不明不妊症の場合、体外受精を行う前に積極的に腹腔鏡をおすすめしているからです。この機会に、あらためて妊娠の仕組みを理解していただき、今後の治療に役立てていただきたいと思います。

Tokyo　Access 東京メトロ丸ノ内線　西新宿駅２番出口 徒歩３分、都営大江戸線　都庁前駅Ｃ８番出口より徒歩３分、JR 新宿駅西口 徒歩 10 分

https://www.shinjukuart.com/sac_session/

Shinjuku ART Clinic

東京都新宿区西新宿 6-8-1　住友不動産新宿オークタワー 3F
TEL: 03-5324-5577

参加予約▶ ホームページの申込みページより

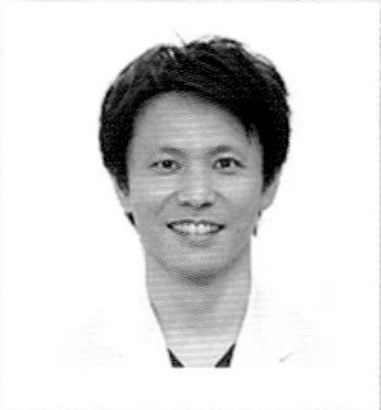

阿部 崇 医師

■名称…………不妊治療 WEB 説明会
■日程…………随時
■予約…………必要(ID・パスが必要です)
■参加費用……無料
■参加…………他院患者様 OK
■個別相談……有り
■オンラインカウンセリング……有り

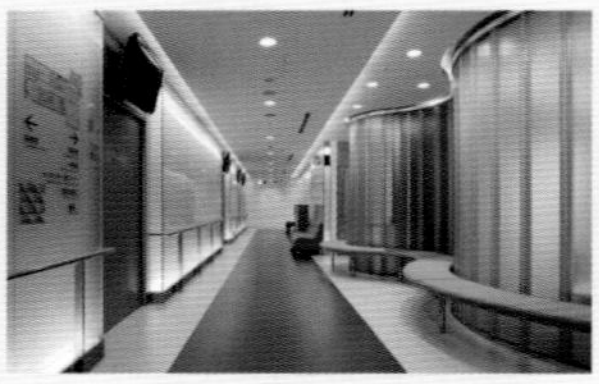

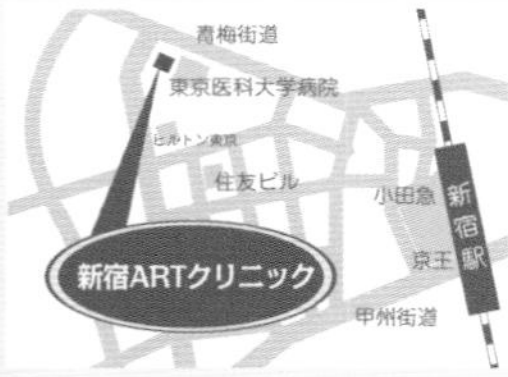

●現在不妊症でお悩みの方、不妊治療をしている方で、これから体外受精を受けようと考えている方々のために説明会をWEB にて開催しています。当院の体外受精を中心とした治療方法・方針をわかりやすくご説明します。ご視聴には、ID・パスワードが必要となります。まずはご希望の旨をメールでお送りください。

Tokyo　Access 京王線・京王井の頭線 明大前駅 徒歩５分

https://www.meidaimae-art-clinic.jp

明大前アートクリニック

東京都杉並区和泉 2−7-1　甘酒屋ビル 2F
TEL: 03-3325-1155

参加予約▶ TEL ：03-3325-1155

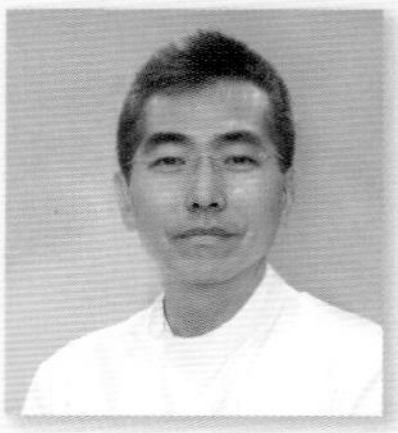

北村誠司 医師

■名称…………体外受精説明会
■日程…………毎月２回
■開催場所……クリニック内
■予約…………必要
■参加費用……無料
■参加…………他院の患者様 OK
■個別相談……有り

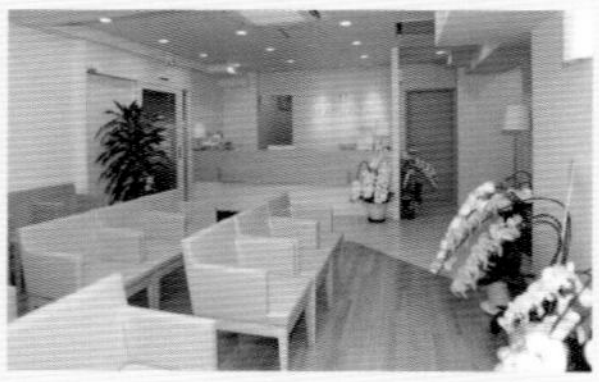

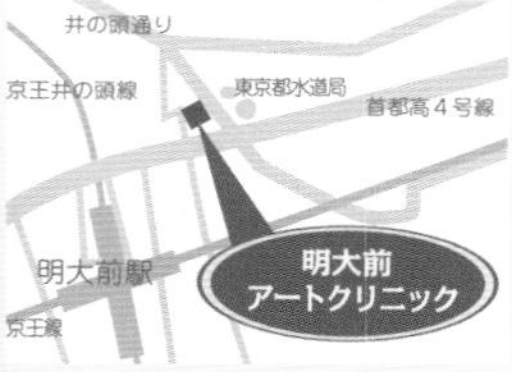

●この説明会は体外受精に対してご理解をいただき、不安や疑問を解消していく目的で行っております。
また、当院で実際行われている体外受精をスライドと動画を用いて詳しく説明しております。

Tokyo　Access JR 山手線・東京メトロ丸ノ内線・有楽町線・副都心線・東武東上線・西武池袋線　池袋駅 東口北 徒歩１分

https://www.matsumoto-ladies.com

松本レディース リプロダクションオフィス

東京都豊島区東池袋 1-41-7 池袋東口ビル 7F
TEL:03-6907-2555

参加予約▶ TEL ：03-6907-2555

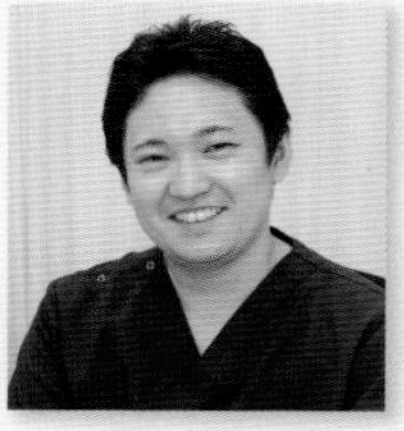

松本玲央奈 医師

■名称…………IVF 教室(体外受精教室)
■日程…………不定期
■開催場所……オンライン教室
■予約…………必要
■参加費用……無料
■参加…………他院患者様 OK
■個別相談……有り

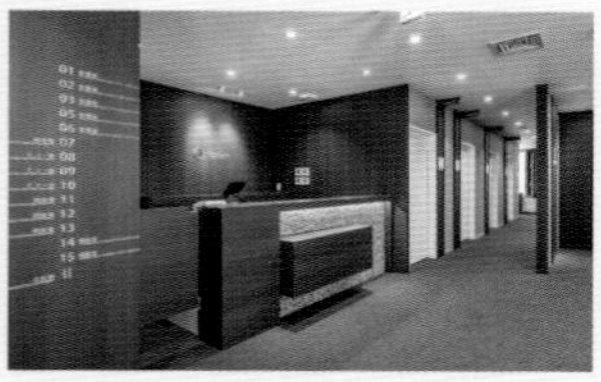

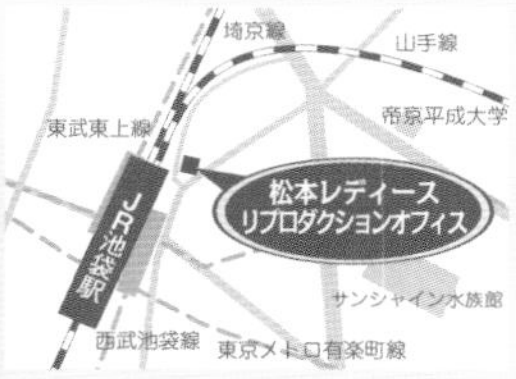

●妊活には興味があるけど、不妊クリニックに受診するべきなのかどうか不安な方、まずは知識を得たい方など、気軽にご連絡ください。最新鋭の機器、日本トップレベルのドクターがそろっています。
日程・場所に関すること、また、オンライン教室など、当院のホームページをご確認ください。

Kanagawa　Access みなとみらい線みなとみらい駅 4番出口すぐ

https://www.mm-yumeclinic.com/infertility/session/

みなとみらい夢クリニック

神奈川県横浜市西区みなとみらい3-6-3 MMパークビル2F・3F(受付)
TEL: 045-228-3131

参加予約▶ ホームページの申込みフォームより

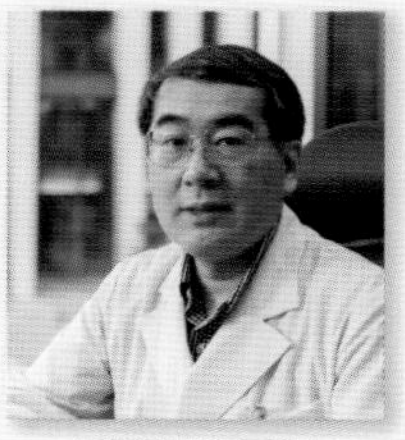

貝嶋弘恒 医師

■名称…………患者様説明会
■日程…………毎月定期開催
■開催場所……MM パークビルもしくは WEB
■予約…………必要
■参加費用……無料
■参加…………他院患者様 OK
■個別相談……有り

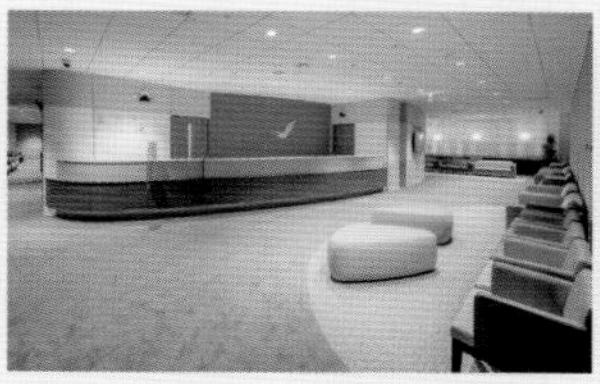

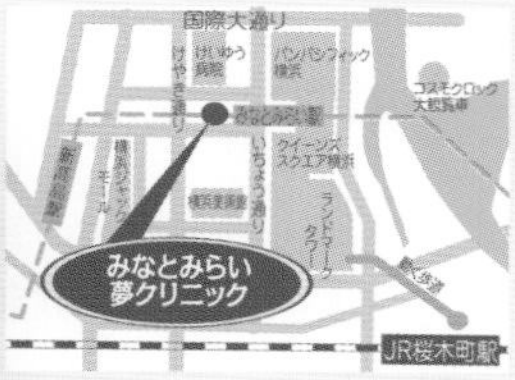

●一般の方（現在不妊症でお悩みの方、不妊治療中の方）向け説明会を開催しております。 当院の体外受精を中心とした治療方法・方針をスライドやアニメーションを使ってわかりやすく説明し、終了後は個別に質問にもお答えしております。
詳細はホームページでご確認下さい。

Kanagawa　Access JR 東海道線・横浜線東神奈川駅 徒歩５分、東急東横線東白楽駅 徒歩７分、京急本線京急東神奈川駅 徒歩８分

http://www.klc.jp

神奈川レディースクリニック

神奈川県横浜市神奈川区西神奈川1-11-5 ARTVISTA 横浜ビル
TEL: 045-290-8666

参加予約▶ TEL ：045-290-8666

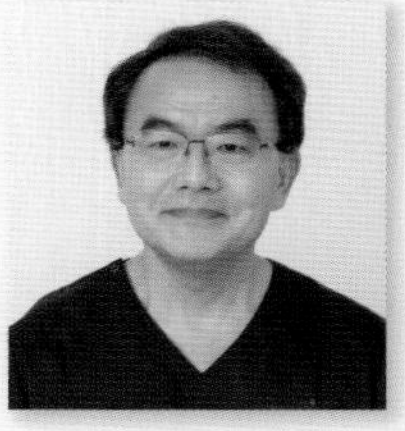

小林淳一 医師

■名称…………不妊・不育学級
■日程…………毎月第1日曜14:00～15:00
■開催場所……当院 6F 待合室
■予約…………必要
■参加費用……無料
■参加…………他院患者様 OK
■個別相談……有り

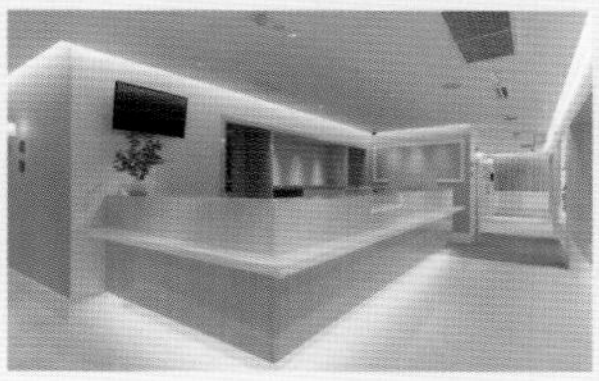

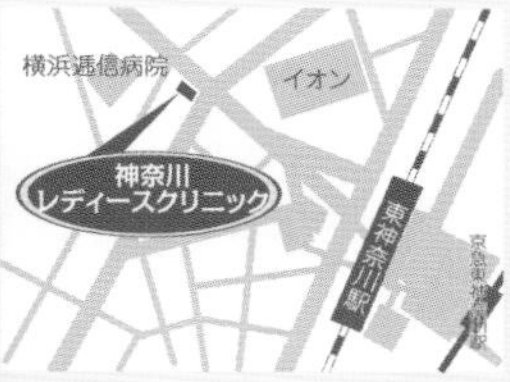

●「不妊／不育症とは」「検査／治療の進め方」「当クリニックの治療」について直接院長が説明します。不妊治療をこれから始めたいと考えている方、治療を始めてまだ間もない方などお気軽にご参加ください。体外受精のお話もあります。
現在、不妊学級は新型コロナ感染防止のため、開催を中止しています。

Kanagawa　Access JR 関内駅北口 徒歩５分、横浜市営地下鉄関内駅９番出口 徒歩２分、みなとみらい線馬車道駅 徒歩２分

https://www.bashamichi-lc.com

馬車道レディスクリニック

神奈川県横浜市中区相生町 4-65-3 馬車道メディカルスクエア 5F
TEL: 045-228-1680

参加予約▶ TEL ：045-228-1680

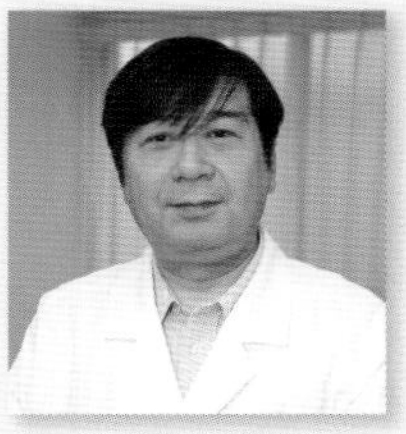

池永秀幸 医師

■名称…………不妊学級
■日程…………毎月第４土曜日
■開催場所……当院４F 待合室
■予約…………必要
■参加費用……無料
■参加…………他院患者様 OK
■個別相談……有り

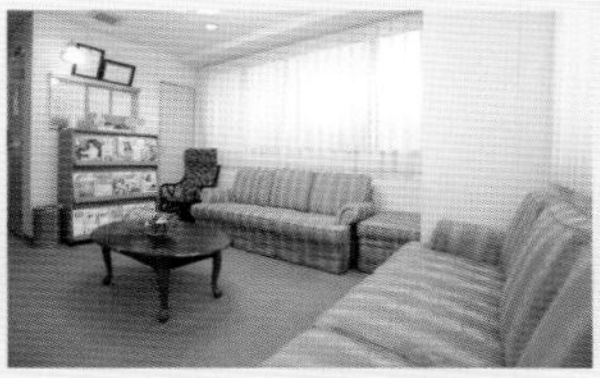

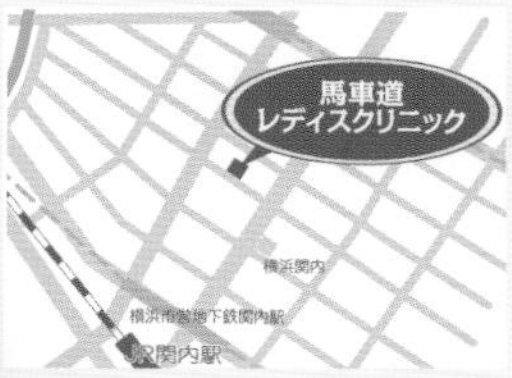

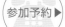

●当院では初診時に面接をし、個々の意向をお伺いした上で治療を進めています。ART 希望の方にはご夫婦で「不妊学級」に参加していただき、院長から直接、実際当院で行っている ART の流れや方法・院長の考えなどを聞いていただいています。
詳しい話やご相談希望がある方は、院長の「個別相談」または看護師・培養士・カウンセラーによる「面接」の時間を設けています。

Kanagawa　Access JR 根岸線・横浜市営地下鉄ブルーライン 桜木町駅 北口より徒歩３分

https://medicalpark-yokohama.com

メディカルパーク横浜

神奈川県横浜市中区桜木町 1-1-8 日石横浜ビル 4F
TEL: 045-232-4741

診察予約▶ ホームページより仮IDを取得後、申込みフォームより

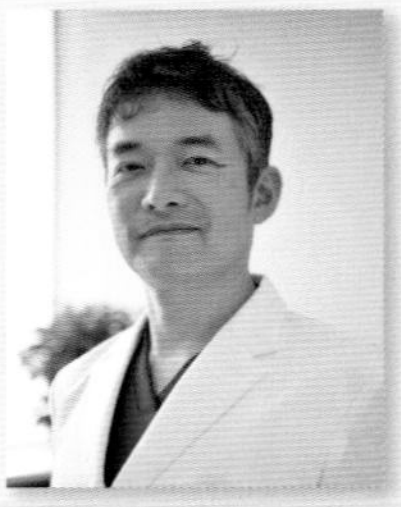

■名称…………体外受精説明会
■日程…………月１回
■開催場所……コロナウィルスの影響の為、現在YouTubeにて配信中
■予約…………YouTubeの視聴は予約不要
■参加費用……無料
■参加…………他院の患者様OK
■個別相談……有り

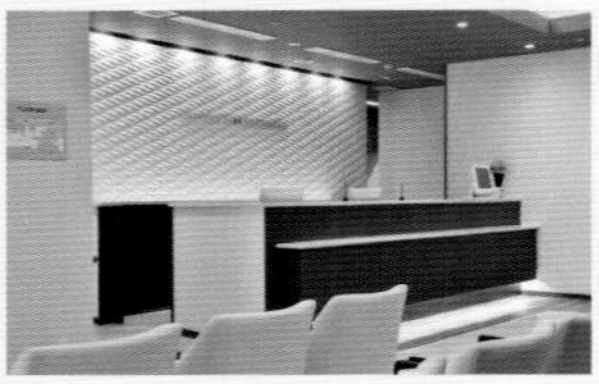

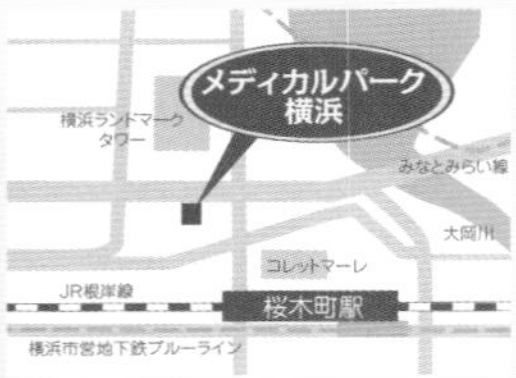

●当院では体外受精・胚移植法についての理解を深めていただくことを目的として不妊治療についての説明会をYouTubeにて配信しております。説明会では、治療の実際、成功率、副作用、スケジュールや費用、助成金などについてスライドを使って具体的にわかりやすく説明しております。「メディカルパーク横浜」で検索。

Osaka　Access 地下鉄堺筋線・京阪本線「北浜駅」タワー直結/南改札口４番出口

https://www.lc-kitahama.jp

レディースクリニック北浜

大阪府大阪市中央区高麗橋 1-7-3 ザ・北浜プラザ３Ｆ
TEL: 06-6202-8739

参加予約▶ TEL：06-6202-8739

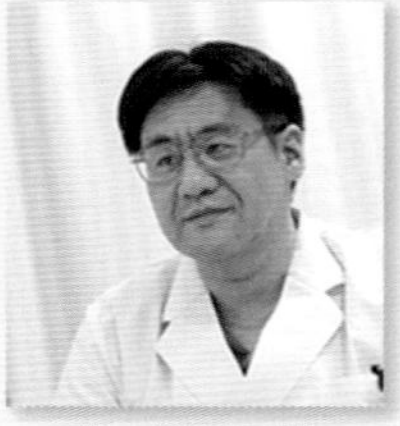

奥　裕嗣 医師

■名称…………体外受精(IVF)無料セミナー
■日程…………毎月第2土曜16：30〜18：00
■開催場所……クリニック内
■予約…………必要
■参加費用……無料
■参加…………他院患者様OK
■個別相談……有り

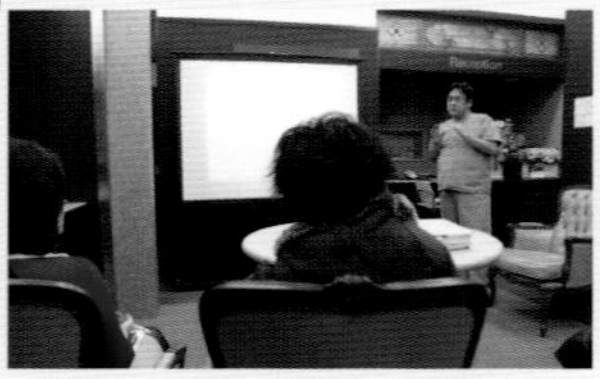

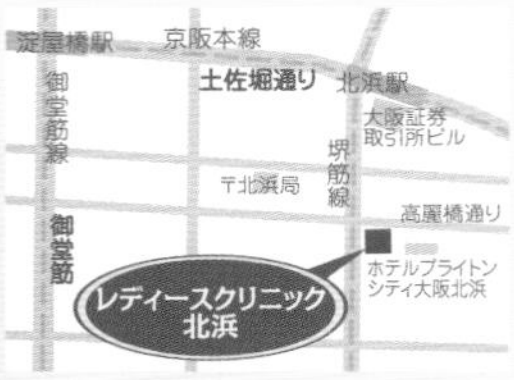

●毎月第２土曜日に体外受精教室を開き、医師はじめ胚培養士、看護師による当院の治療説明を行っています。会場は院内で、参加は予約制です。他院に通院中の方で体外受精へのステップアップを考えられている患者さんの参加も歓迎しています。ぜひ、テーラーメイドでフレンドリーな体外受精の説明をお聞きになって、基本的なことを知っていってください。

Osaka　Access 大阪メトロ 四つ橋線玉出駅　徒歩０分、 南海本線岸里玉出駅 徒歩10分

https://www.oakclinic-group.com

オーク住吉産婦人科

大阪府大阪市西成区玉出西２-７-９
TEL: 0120-009-345

参加▶ https://www.oakclinic-group.com/on-doga/

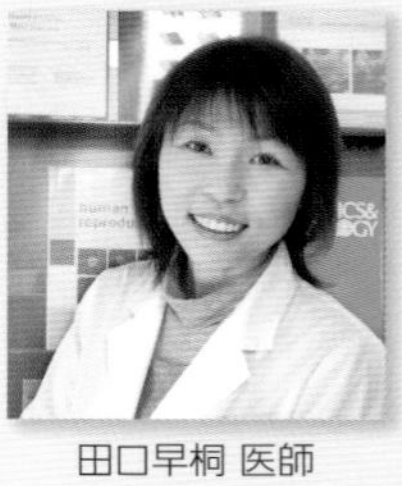

田口早桐 医師

■名称…………オーク会説明動画
■日程…………随時
■閲覧場所……HP内オンライン動画にて
■予約…………なし
■参加費用……無料
■参加…………他院患者様OK
■個別相談……なし

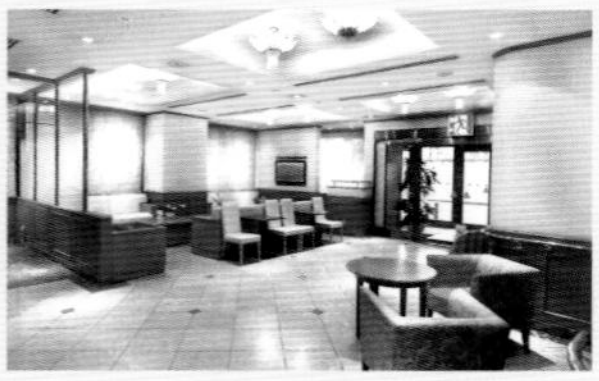

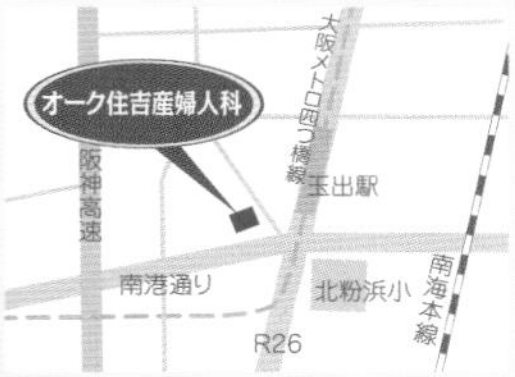

●新型コロナウイルス感染拡大予防のため、オンライン上で説明動画を配信しています。胚培養士による体外受精の説明や、胚の培養の特殊技術、体外成熟培養(IVM)や精巣内精子採取術(TESE)の解説など、詳しい情報をお伝えしています。
オンライン診療にも力を入れています。

Hyogo Access 地下鉄海岸線旧居留地・大丸前駅 徒歩１分、JR 神戸線・阪神本線 元町駅 徒歩３分、JR 神戸線三宮駅 徒歩８分

https://www.yumeclinic.or.jp

神戸元町夢クリニック

兵庫県神戸市中央区明石町４４ 神戸御幸ビル３F
TEL:078-325-2121

参加予約▶ TEL ：078-325-2121

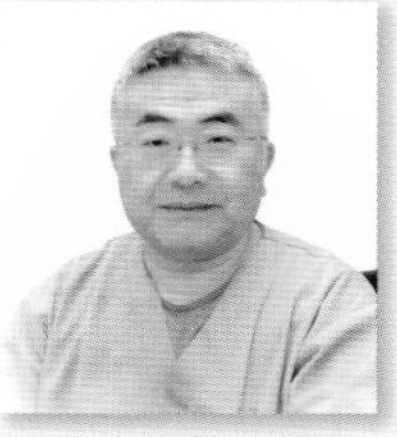

河内谷 敏 医師

■名称…………体外受精説明会
■日程…………不定期 毎月１回
■開催場所……スペースアルファ三宮
■予約…………必要
■参加費用……無料
■参加…………他院患者様 OK
■個別相談……有り

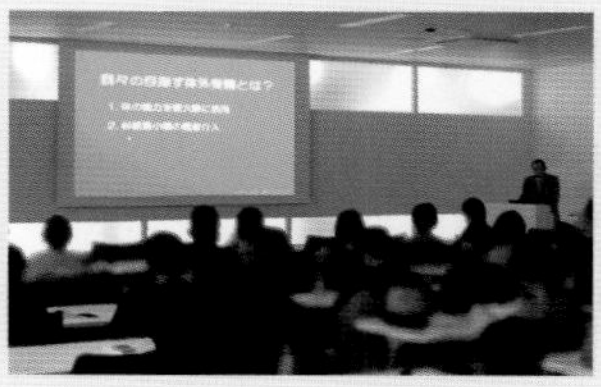

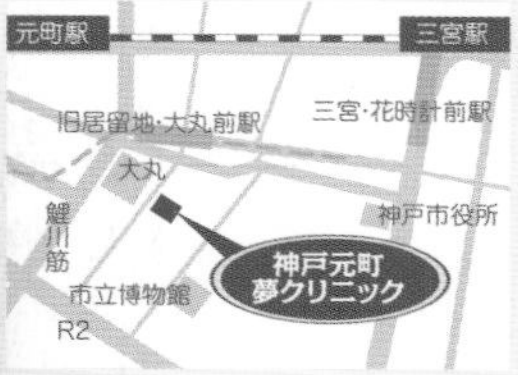

●定期的（月１回ほど）に不妊治療説明会を行っております。医師はじめ培養士、受付事務による当院の治療方法・方針、料金体系をご説明いたします。

Hyogo Access JR・山陽電車姫路駅 徒歩６分

https://www.koba-ladies.jp

Koba レディースクリニック

兵庫県姫路市北条口２-18 宮本ビル１F
TEL: 079-223-4924

参加予約▶ TEL ：079-223-4924

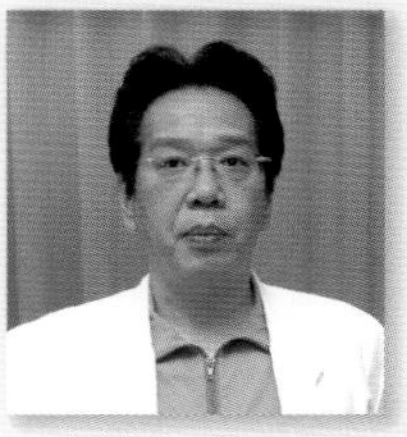

小林眞一郎 医師

■名称…………体外受精セミナー
■日程…………原則第３土曜 14：00～15：40
■開催場所……宮本ビル７F
■予約…………必要
■参加費用……無料
■参加…………他院患者様 OK
■個別相談……有り

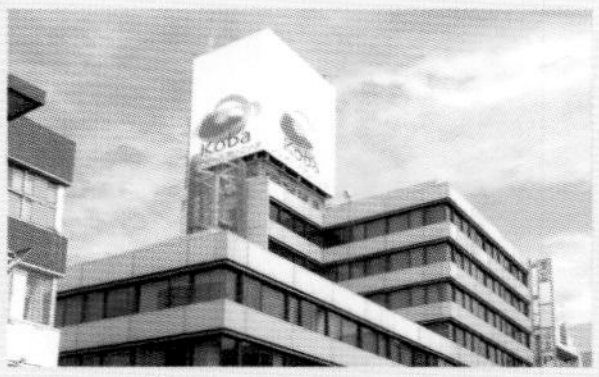

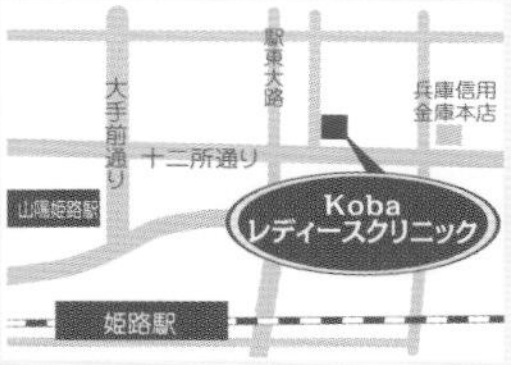

●体外受精（顕微授精）の認識度を UP すること。そして正しい情報を伝えること。一般の患者さんへ　ご主人は、はっきり言って体外受精というものを正しく把握されていませんので、歴史的な流れ、システム、料金、自治体のサポート、合併症などすべてお話しています。

Kagoshima Access 鹿児島 IC より 車で７分、鹿児島中央駅より鹿児島交通又は鹿児島市営バス「天神南」バス停下車 徒歩５分

https://tokunaga-lc.jp

徳永産婦人科

鹿児島県鹿児島市田上 2-27-17
TEL: 099-202-0007

参加予約▶ TEL ：099-202-0007

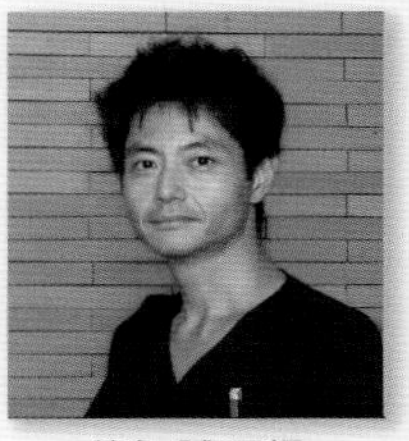

徳永 誠 医師

■名称…………体外受精説明会
■日程…………個別で行っております
■開催場所……クリニック内
■予約…………必要
■参加費用……2,000 円
■参加…………他院患者様 OK
■個別相談……有り

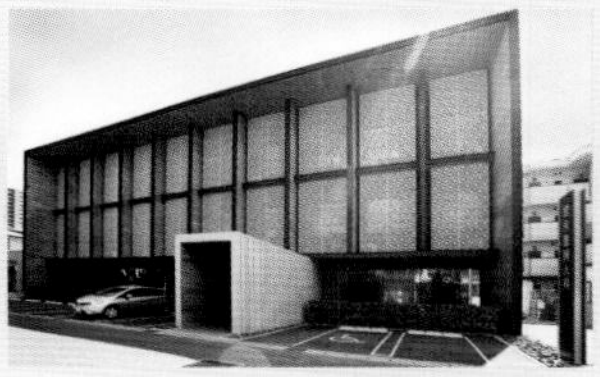

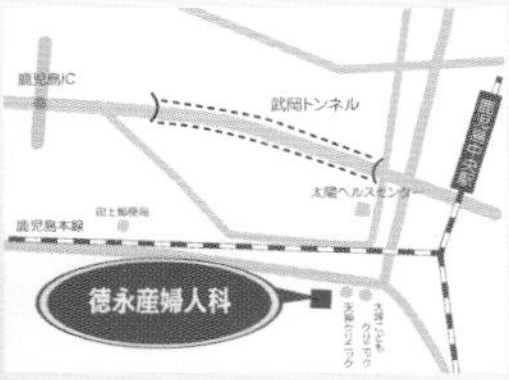

●医師、看護師、胚培養士により、当院の治療方法などについて詳しく説明をさせて頂きます。
また、最後に皆様からの質問もお受けしています。

赤ちゃんがほしい！ ママ&パパになりたい！

見つけよう！
私たちにあった クリニック

なかなか妊娠しないなぁ。どうしてだろう？

心配になってクリニックへ相談へ行こうと思っても、「たくさんあるクリニックから、どう選べばいいの？」と悩むこともあるかもしれませんね。

ここでは、クリニックからのメッセージと合わせて基本的な情報を紹介しています。

お住いの近く、職場の近く、ちょっと遠いけど気になるクリニックが見つかったら、ぜひ、問い合わせてみてください。


(P.93 の全国の不妊治療病院&クリニックも、ぜひご活用ください)

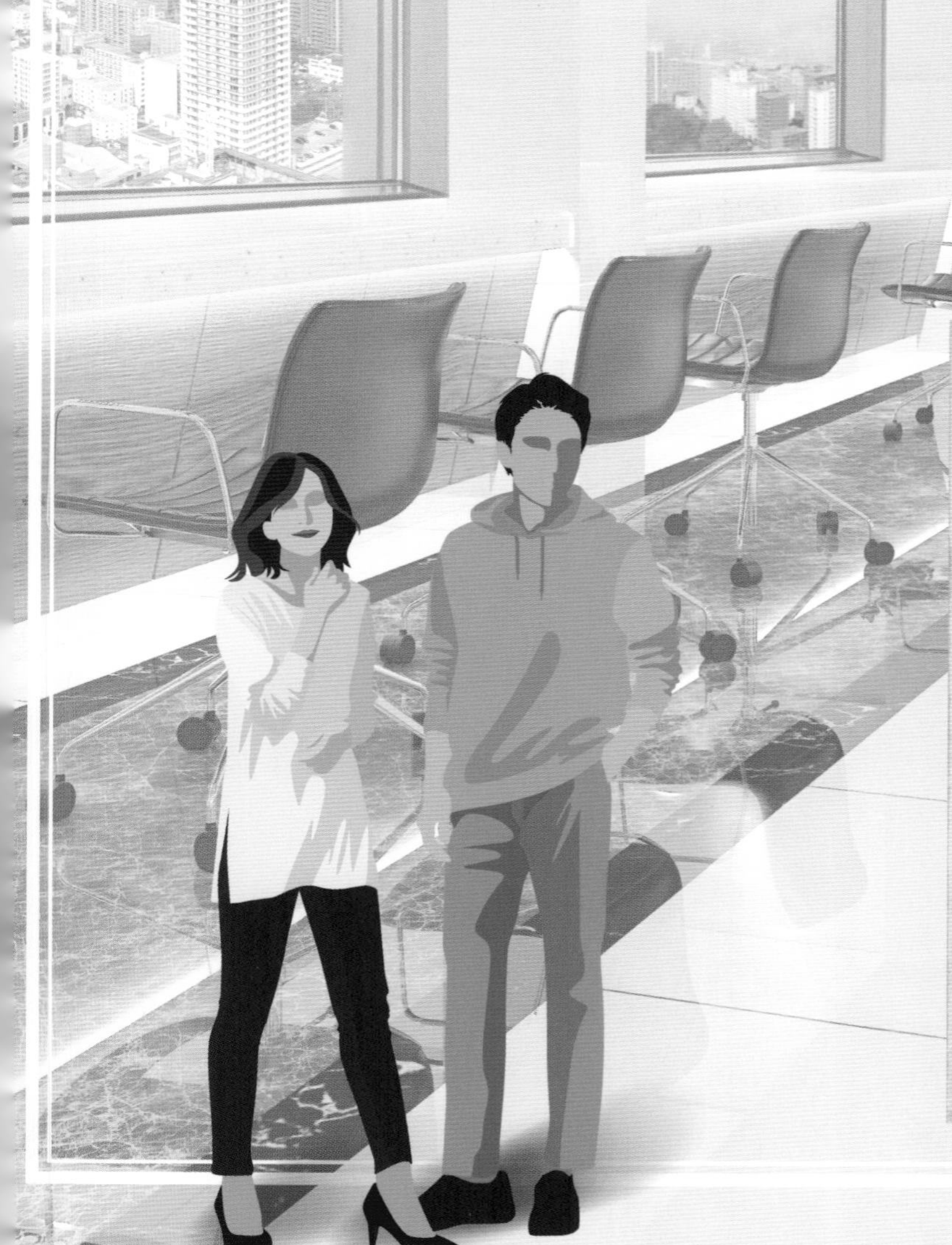

今回紹介のクリニック

- 中野レディースクリニック……………… 千葉県
- オーク銀座レディースクリニック……… 東京都
- 木場公園クリニック・分院 …………… 東京都
- 小川クリニック ………………………… 東京都
- 菊名西口医院…………………………… 神奈川県
- 神奈川レディースクリニック………… 神奈川県
- 佐久平エンゼルクリニック…………… 長野県
- 田村秀子婦人科医院…………………… 京都府
- オーク住吉産婦人科 …………………… 大阪府
- オーク梅田レディースクリニック……… 大阪府
- つばきウイメンズクリニック…………… 愛媛県

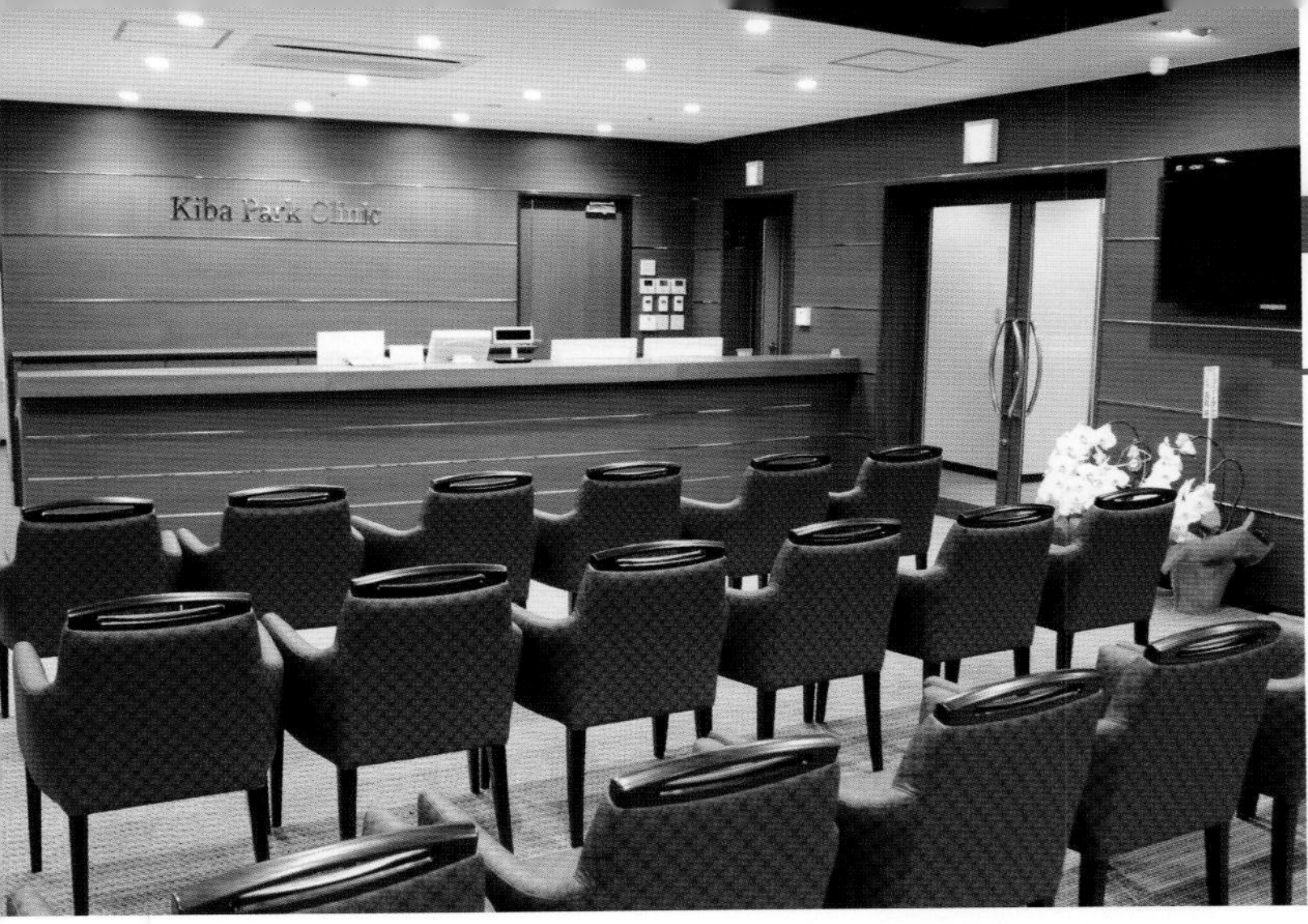

一般不妊症・体外受精・顕微授精・不育症　東京都・江東区

木場公園クリニック・分院

TEL. 03-5245-4122　URL. http://www.kiba-park.jp

世界トップレベルの医療を提供させていただきます

不妊症の治療は長時間を要することもあり、今後の治療方針や将来のことに不安を抱いている方も多く、心のケアを大事にしていかなければなりません。

当クリニックでは、心理カウンセラー、臨床遺伝専門医が患者様の心の悩みをバックアップさせていただきます。

一般の不妊症治療で妊娠されない方には、生殖補助技術を用いた体外受精・顕微授精を実施いたします。

ご夫婦の立場に立った生殖専門医による大学病院レベルの高品位な技術と、欧米スタイルの心の通った女性・男性不妊症の診察・検査・治療を行わせていただきます。

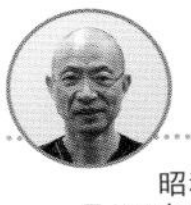

Profile. 吉田 淳 理事長

JISART Japanese Institution for Standardizing Assisted Reproductive Technology

昭和61年愛媛大学医学部卒業。同年5月より東京警察病院産婦人科に勤務。平成3年より池下チャイルドレディースクリニックに勤務。平成4年日本産婦人科学会専門医を取得。その後、女性不妊症・男性不妊症の診療・治療・研究を行う。平成9年日本不妊学会賞受賞。平成11年1月木場公園クリニックを開業。「不妊症はカップルの問題」と提唱し、日本で数少ない女性不妊症・男性不妊症の両方を診察・治療できるリプロダクション専門医である。

○ 診療時間 (8:30～12:00、13:30～16:30)

	月	火	水	木	金	土	日
午前	○	○	○	○	○	○※	－
午後	○	●	○	●	○	○※	－

● 6Fのみ火曜日と木曜日の午後13:30～18:00
※土曜日 午前9:00～14:00、午後14:30～16:00
祝日の午前は8:30～13:00

東京都江東区木場 2-17-13 亀井ビル2F･3F･5～7F
○東京メトロ東西線木場駅 3番出口より徒歩2分

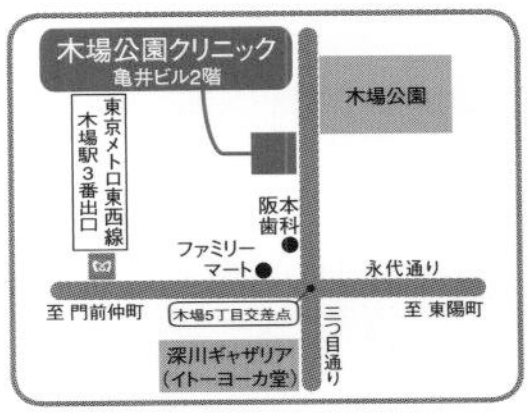

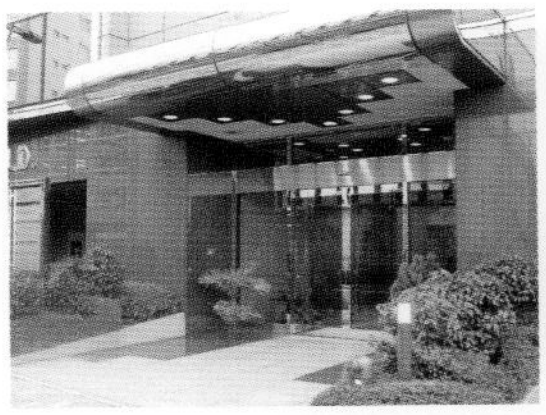

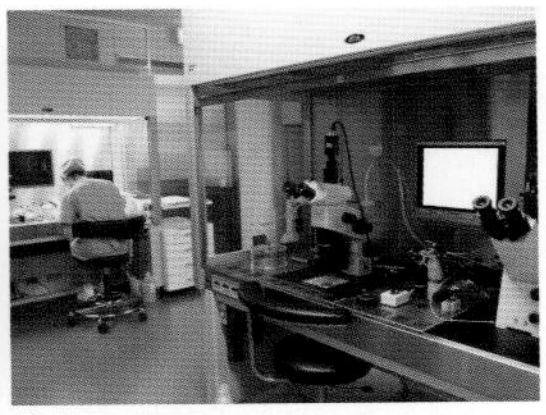

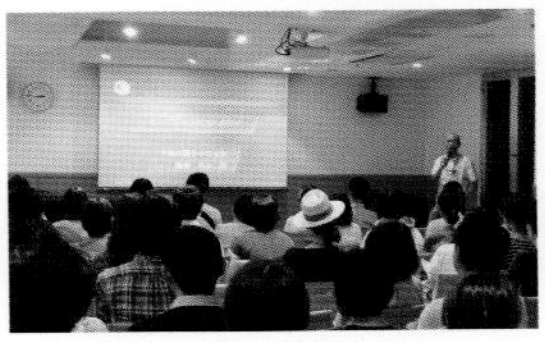

「不妊症はカップルの病気」

木場公園クリニック・分院は、カップルで受診しやすいクリニックを目指して、設計・運営しています。エントランスの雰囲気はごくシンプルで、男性だけでも入りやすいです。カップルで診察を待つ人が多いので、待合室に男性がいてもなんの違和感もありません。また、多目的ホールではセミナーなどを行っています。

●人工授精 ●体外受精 ●顕微授精 ●凍結保存 ●男性不妊 ●漢方 ●カウンセリング ●運動指導 ●女医 ●鍼灸 ●レーザー

体外受精・顕微授精・不妊症　東京都・中央区

オーク銀座レディースクリニック

TEL. 0120-009-345　URL. https://www.oakclinic-group.com/

お子様を迎えるという目標に向かって、高度生殖補助医療による治療を提供しています。

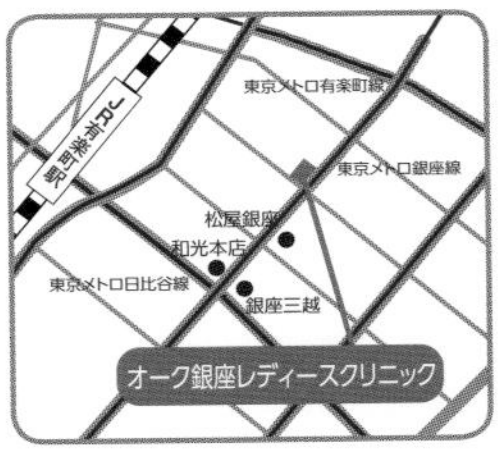

患者様のお話をうかがい、お一人おひとりに合わせた治療プランをご提案します。男性不妊にも対応しており、ご夫婦で受診していただくことも可能です。また、週に3日は大阪の本院（オーク住吉産婦人科）から経験豊富な専門医が来院し、診療にあたっています。

体外受精周期の注射には365日対応しており、病院ではなく、患者様本位のスケジュールで治療を進めていただけます。

学会認定の胚培養士が在籍する国際水準の培養ラボラトリーを備え、院内の基準をクリアした胚培養士が、患者様に採卵した卵子や受精後の胚の状態をご説明しています。

患者様が一日も早く赤ちゃんを迎えられるよう、経験と技術に裏打ちされた治療でサポートして参ります。

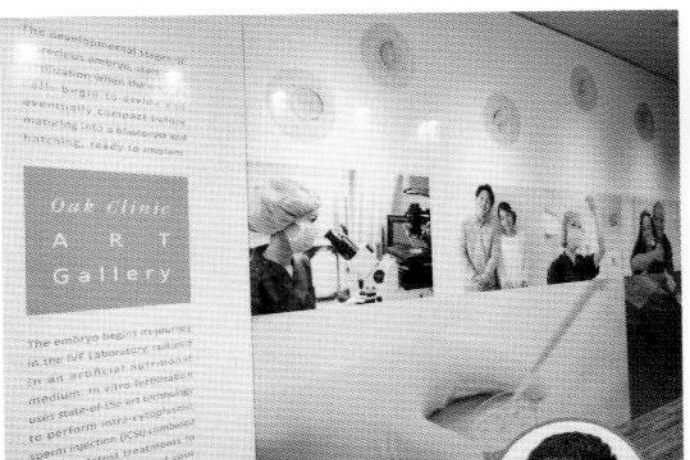

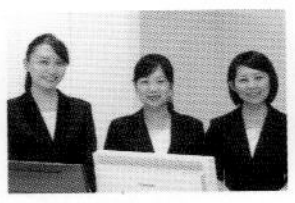

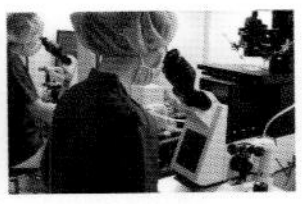

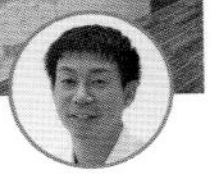

Profile. 太田 岳晴 院長

福岡大学医学部卒業。
福岡大学病院、飯塚病院、福岡徳洲会病院を経て、オーク銀座レディースクリニック院長。

○ 診療時間

	月	火	水	木	金	土	日
午前	○	○	○	○	○	○	△
午後	○	○	○	○	○	○※	－
夜間	○	○	○	○	○	－	－

午前 9:00～13:00、午後 14:00～16:30
※土曜午後14:00～16:00、夜間 17:00～19:00
△日･祝日は 9:00～15:00

東京都中央区銀座 2-6-12　Okura House 7F
○ JR 山手線・京浜東北線有楽町駅 徒歩5分、東京メトロ銀座駅 徒歩3分、東京メトロ有楽町線 銀座1丁目駅 徒歩2分

●人工授精 ●体外受精 ●顕微授精 ●凍結保存 ●男性不妊
●漢方 ●カウンセリング ●女医

不妊症・婦人科一般・更年期障害・その他　千葉県・柏市

中野レディースクリニック

TEL. 04-7162-0345　URL. http://www.nakano-lc.com

エビデンスに基づいた、イージーオーダーの不妊治療

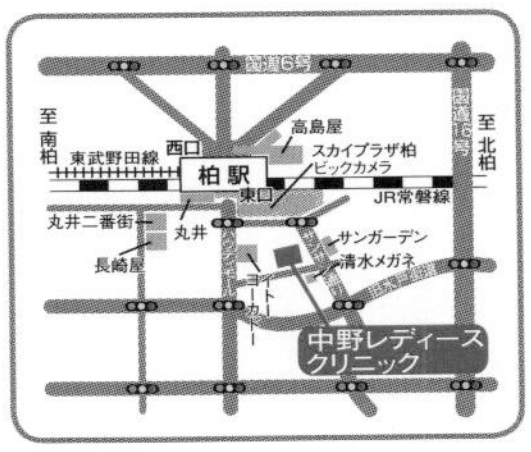

患者様お一人おひとりの治療効果が高いレベルで実現できるよう、エビデンス（症状に対して効果があることがわかっている治療法）に基づいた治療を行っています。そして、最終的に一人でも多くの方が妊娠できるよう、それぞれの方に合った細やかな対応ができるようイージーオーダーの不妊治療をご提供しております。

不妊治療は、加齢とともに条件が悪くなりますから、みなさま、早めに私たちクリニックをお訪ねください。

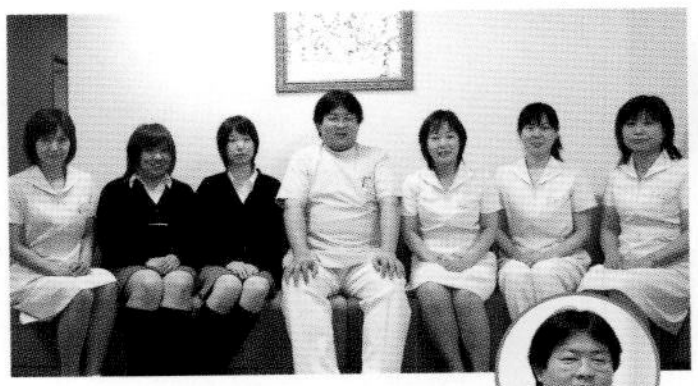

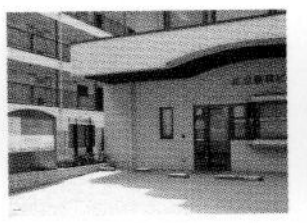

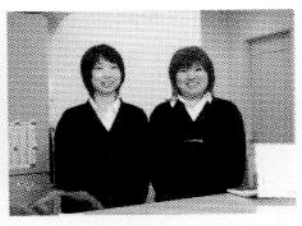

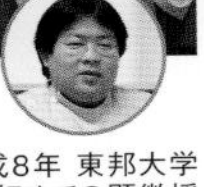

Profile. 中野 英之 院長

平成4年 東邦大学医学部卒業、平成8年 東邦大学大学院修了。この間、東邦大学での初めての顕微授精に成功。平成9年 東京警察病院産婦人科に出向。吊り上げ式腹腔鏡の手技を習得、実践する。
平成13年 宗産婦人科病院副院長。平成17年 中野レディースクリニックを開設。医学博士。
日本生殖医学会認定生殖医療専門医。

○ 診療時間 (9:00～12:30、15:00～19:00)

	月	火	水	木	金	土	日
午前	○	○	○	○	○	○	－
午後	○	○	○	○	○	－	－
夜間	○	－	○	－	○	－	－

午後 15:00～17:00、夜間 17:00～19:00
※土曜午後、日･祝日は休診。
※初診の方は、診療終了1時間前までにご来院下さい。

千葉県柏市柏 2-10-11-1F
○ JR 常磐線柏駅東口より徒歩3分

●人工授精 ●体外受精 ●顕微授精 ●凍結保存
●男性不妊 ●カウンセリング

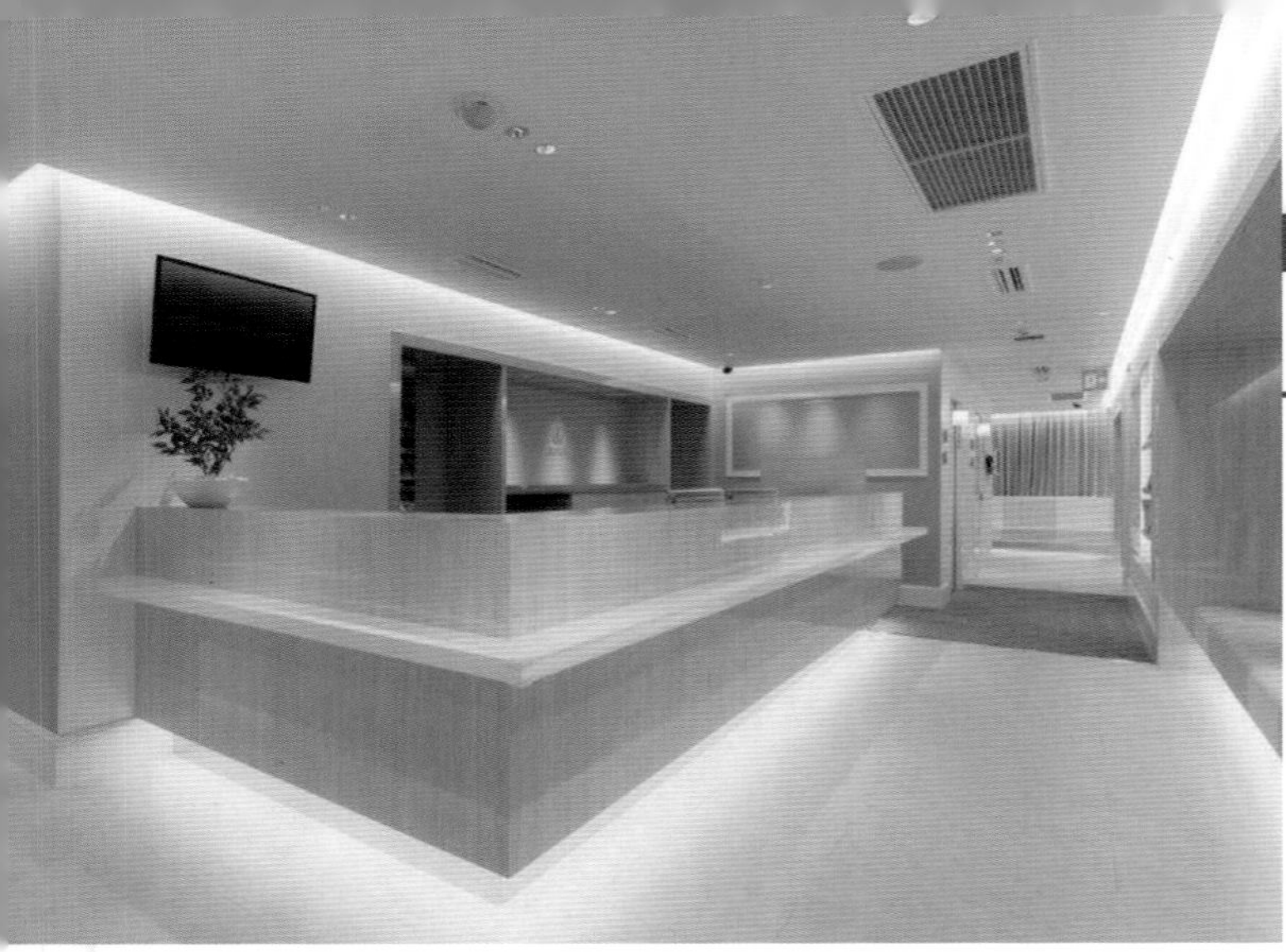

不妊不育 IVF センター・婦人科一般　　**神奈川県・横浜市**

神奈川レディースクリニック

TEL. 045-290-8666　URL. http://www.klc.jp

患者様お一人おひとりのお気持ちを大切に納得のいく治療を進めていきます

不妊・不育の治療をされている患者様の身近な存在として、気軽に活用できるクリニックでありたいというのが当クリニックのモットーです。不妊治療は、患者様の体調やお気持ちにいかに寄り添うかが大切となります。治療へのストレスや不安を少しでもとり除いて治療に臨んでいただくための多くの相談窓口を設けており、疑問や悩みをお気軽に相談できるようになっています。

不妊・不育症の原因は様々あり、複雑です。患者様のお気持ちを大切に医師・培養士・看護師がチームとして治療を進めてまいります。

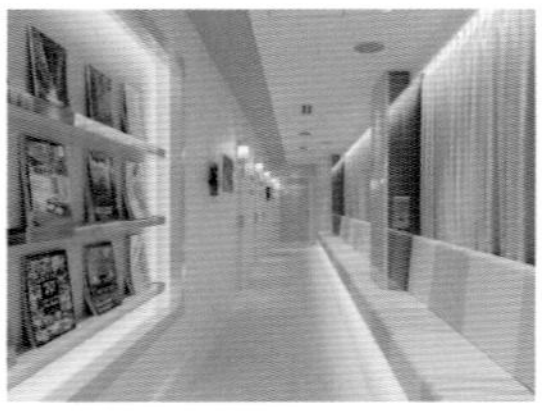

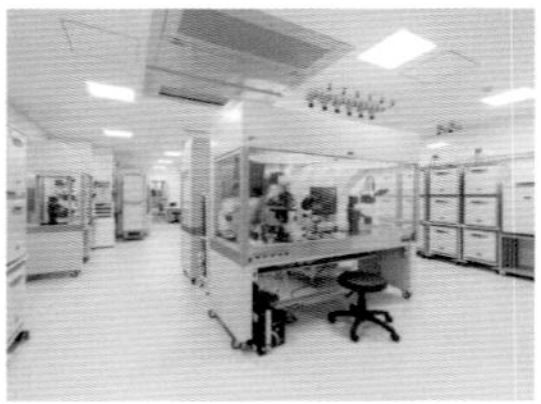

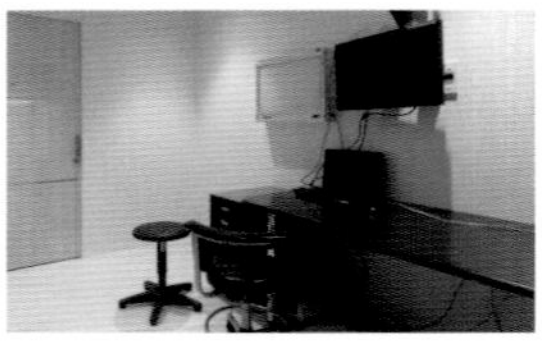

緊急時や入院の必要な方は、近隣の医療機関と提携し、24時間対応にて診療を行っております。また、携帯電話から診察の順番がわかる、受付順番表示システムを導入しております。

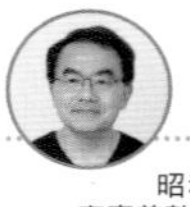

Profile. **小林 淳一 院長**

昭和56年慶應義塾大学医学部卒業。慶應義塾大学病院にて習慣流産で学位取得。昭和62年済生会神奈川県病院にて、IVF・不育症を専門に外来を行う。平成9年新横浜母と子の病院にて、不妊不育 IVF センターを設立。平成15年6月神奈川レディースクリニックを設立し、同センターを移動する。医学博士。日本産科婦人科学会専門医。母体保護法指定医。日本生殖医学会、日本受精着床 学会、日本卵子学会会員。

○ 診療時間 (8:30～12:30、14:00～19:00)

	月	火	水	木	金	土	日
午前	○	○	○	●	○	△	△
午後	○	○	○※	●	○	―	―

△土・日(第2・第4)・祝日の午前は8:30～12:00、午後休診
※水曜午後は14:00～19:30
●木曜、第1・第3・第5日曜の午前は予約制

神奈川県横浜市神奈川区西神奈川1-11-5 ARTVISTA横浜ビル

○ JR東神奈川駅より徒歩5分、京急東神奈川駅より徒歩8分、東急東白楽駅より徒歩7分

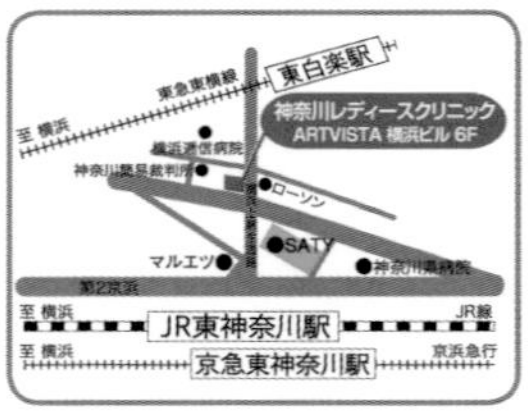

●人工授精 ●体外受精 ●顕微授精 ●凍結保存 ●男性不妊 ●漢方 ●カウンセリング ●食事指導

不妊症・産科・婦人科・小児科・内科　　**神奈川県・横浜市**

菊名西口医院

TEL. 045-401-6444　URL. https://www.kikuna-nishiguchi-iin.jp

約6割の方が自然妊娠！プラス思考で妊娠に向けてがんばってみませんか？

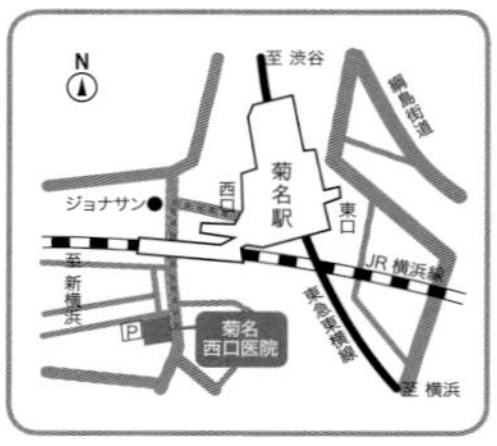

できる限り、自然に近い妊娠につながる不妊治療を心がけ、妊娠後のアフターフォローまで責任を持って診ることが、私たち菊名西口医院のモットーです。

そのため、外来の妊婦さんも約半数は不妊治療を経た妊娠成功者ですし、小児科の約3割はそのご夫婦のお子さんです。

「妊婦がいる外来は通院したくない」、「子どもがいる外来は通院したくない」というお気持ちは十分に受け止めています。だからこそ、そのご夫婦のように「妊娠できるんだ！」と、プラス思考で妊娠に向けてがんばってみませんか。

無理のない範囲で、根気強く。

基礎体温をつける気持ちになれないほど落ち込んだら、何カ月でも待ちます。通院をしばらく休んでも良いのですよ。…『待つことも治療』ですから。

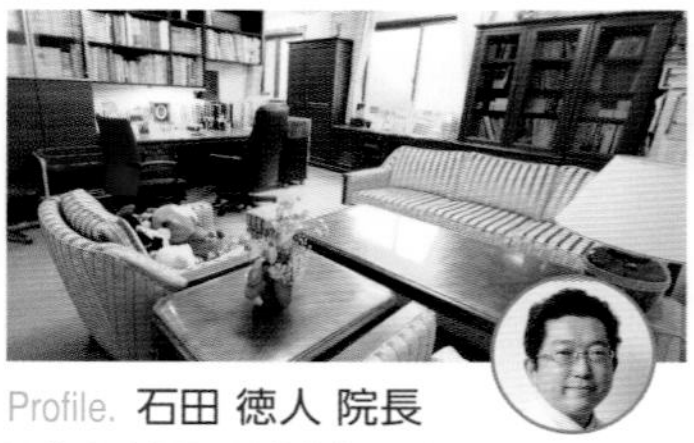

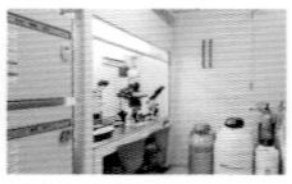

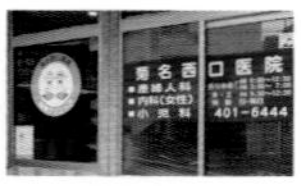

○ 診療時間 (9:30～12:30、15:30～19:00)

	月	火	水	木	金	土	日
午前	○	○	○	○	○	○	―
午後	○	○	○	―	○	―	―

※木・土曜午後、日曜・祝日は休診。
※土曜午後、日曜・祝日は体外受精や顕微授精などの特殊治療を行う患者さんのみを完全予約制にて行っています。
※乳房外来、小児予防接種は予約制。

神奈川県横浜市港北区篠原北 1-3-33

○ JR横浜線・東急東横線 菊名駅西口より徒歩1分
医院下に駐車場4台有り。(車でお越しの方は、その旨お伝え下さい。)

Profile. **石田 徳人 院長**

平成2年 金沢医科大学卒業。同年聖マリアンナ医科大学産婦人科入局。平成8年 聖マリアンナ医科大学大学院修了。平成8年 カナダ McGill 大学生殖医学研究室客員講師。平成9年 聖マリアンナ医科大学産婦人科医長。平成13年 菊名西口医院開設。
日本産科婦人科学会専門医。日本生殖医学会会員。日本受精着床学会会員。男女生み分け研究会会員。母体保護法指定医。医学博士。

●人工授精 ●体外受精 ●顕微授精 ●凍結保存 ●男性不妊
●漢方 ●カウンセリング ●食事指導 ●運動指導

不妊症・婦人科一般・産科・更年期障害・その他　　**東京都・豊島区**

小川クリニック

TEL. 03-3951-0356　URL. https://www.ogawaclinic.or.jp

希望に沿った治療の提案で、無理のない妊娠計画が実現

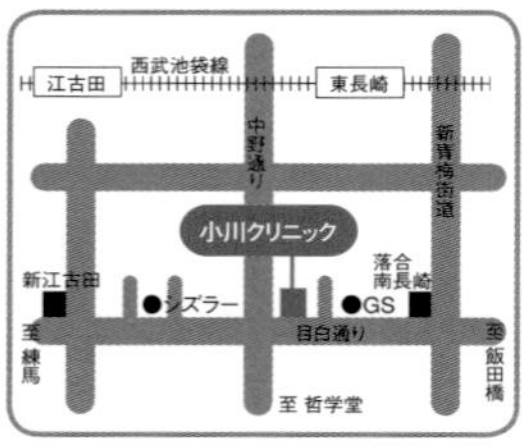

不妊治療の基本は、なるべく自然状態に近い形で妊娠を計ることです。やみくもに最新治療の力を借りることは、避けなければなりません。

まず、タイミング法より始め、漢方療法、排卵誘発剤、人工授精などその人の状態により徐々にステップアップしていきます。

当院では開院以来、高度生殖医療（体外受精、顕微授精など）の治療に到達する前に多くの方々が妊娠されています。

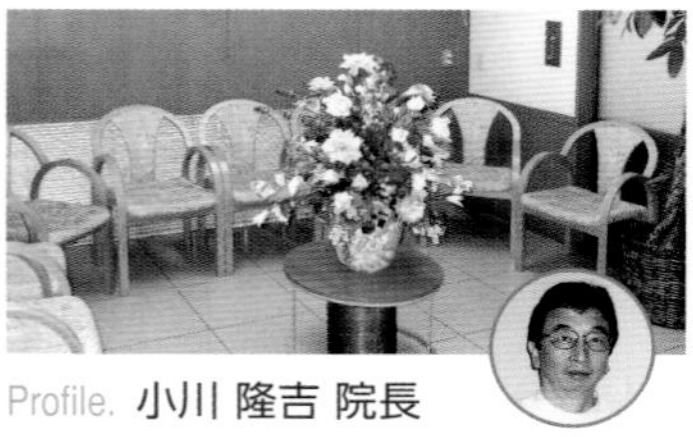

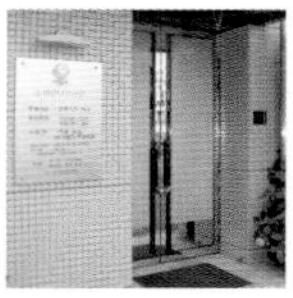

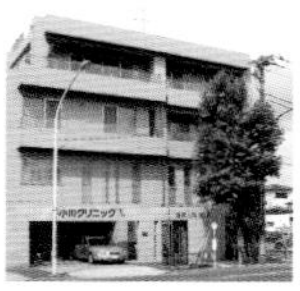

○ 診療時間 (9:00～12:00、15:00～18:00)

	月	火	水	木	金	土	日
午前	○	○	○	○	○	○	―
午後	○	○	―	○	○	―	―

※水・土曜の午後、日・祝日は休診。緊急の際は、上記に限らず電話連絡の上対応いたします。

東京都豊島区南長崎 6-7-11

○ 西武池袋線東長崎駅、地下鉄大江戸線落合南長崎駅より徒歩8分

Profile. **小川 隆吉 院長**

1949年生まれ。医学博士。元日本医科大学産婦人科講師。1975年 日本医科大学卒業後、医局を経て1995年4月まで都立築地産院産婦人科医長として勤務。セックスカウンセラー・セラピスト協会員。日本生殖医学会会員。1995年6月不妊症を中心とした女性のための総合クリニック、小川クリニックを開院。著書に「不妊の最新治療」「ここが知りたい不妊治療」「更年期を上手に乗り切る本」「30才からの安産」などがある。

●人工授精 ●男性不妊 ●漢方 ●カウンセリング

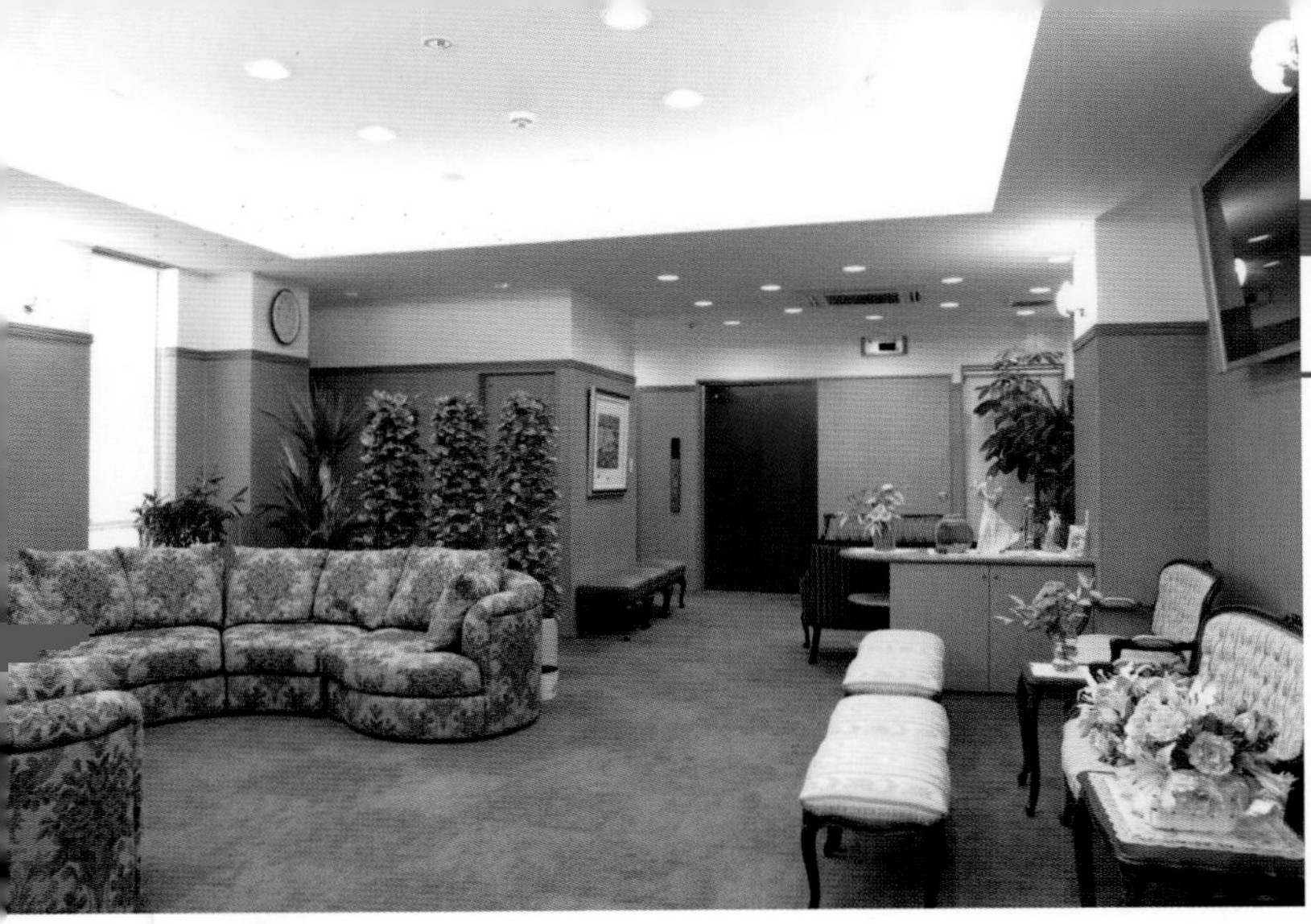

不妊症専門

京都府・京都市

田村秀子婦人科医院

TEL. 075-213-0523　URL. https://www.tamura-hideko.com/

心の持ち方や考え方、生活習慣などを聞き、その人だけのオーダーメイドな治療の提案

『これから病院に行くんだ』という気持ちでなく、もっとリラックスした気持ちで、たとえばレストランに食事に行く時やウィンドウショッピングの楽しさ、ホテルでお茶をする時の心地良さで来ていただけるような病院を目指しています。

また、不妊症は子どもが欲しくても自分ではどうしようもなく、かつ未体験のストレスとの戦いでもありますから、できればここに来たら、お姫さまのように自分主体でゆとりや自信を持てる雰囲気を作るよう心がけています。

我々は皆様が肩の力を抜いて通院して下さってこそ、治療の最大の効果を発揮できるものと思っております。ですから、そんな雰囲気作りに、これからも力を注いでいきたいと思っています。

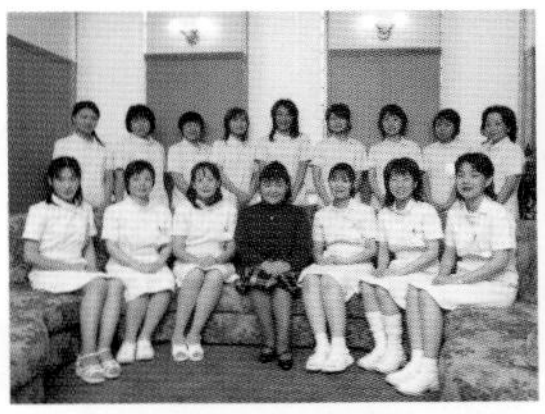

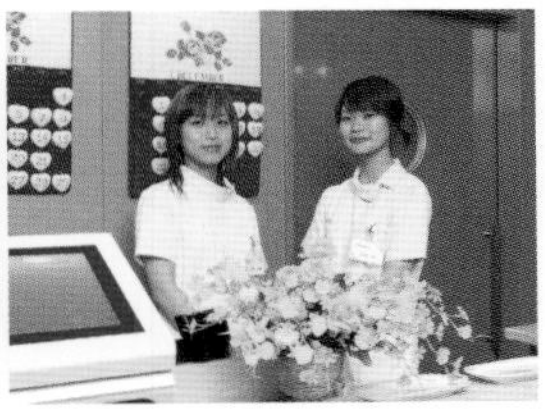

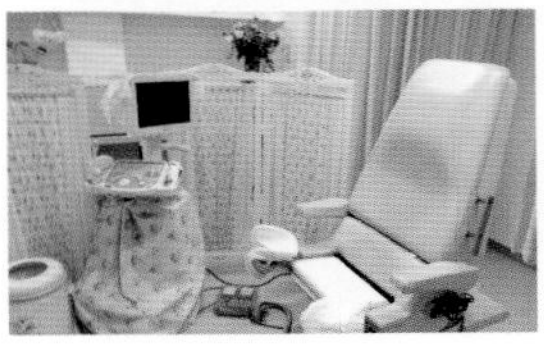

やわらかくあたたかいカラーリング。アロマテラピーによる心地よい匂い。さらに、冷たさを感じないようにと医療機器に覆いかけられたクロスなど、院内には細かな配慮がなされている。体外受精のあとに安静室（個室）でもてなされる軽食も好評。

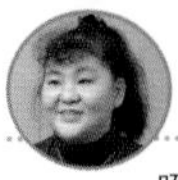

Profile. 田村 秀子 院長

昭和 58 年、京都府立医科大学卒業。平成元年同大学院修了。同年京都第一赤十字病院勤務。平成 3 年、自ら治療し、妊娠 13 週での破水を乗り越えてできた双子の出産を機に義父の経営する田村産婦人科医院に勤務して不妊部門を開設。平成 7 年より京都分院として田村秀子婦人科医院を開設。平成 15 年 8 月、現地に発展移転。現在、自院、田村産婦人科医院、京都第二赤十字病院の 3 施設で不妊外来を担当。専門は生殖内分泌学。医学博士。

○ 診療時間 (9:30〜12:00､13:00〜19:00)

	月	火	水	木	金	土	日
午前	○	○	○	○	○	○	―
午後	○	○	○	○	○	―	―
夜間	○	○	○	○	○	―	―

午後 13:00〜15:00、夜間 17:00〜19:00
※日･祝祭日休診

京都府京都市中京区御池高倉東入ル御所八幡町 229

○市営地下鉄烏丸線 御池駅 1 番出口 徒歩 3 分

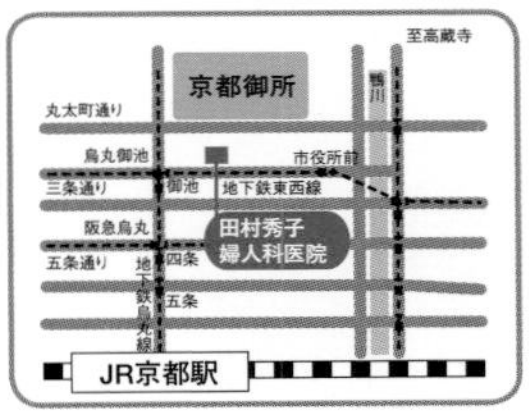

●人工授精 ●体外受精 ●顕微授精 ●凍結保存 ●男性不妊 ●漢方 ●カウンセリング ●女医

不妊症・リプロダクションセンター・体外受精ラボラトリー・サージセンター

大阪府・大阪市

オーク住吉産婦人科

TEL. 0120-009-345　URL. https://www.oakclinic-group.com/

高度生殖補助医療の専門クリニック。年中無休の体制で最先端の治療を提供します。

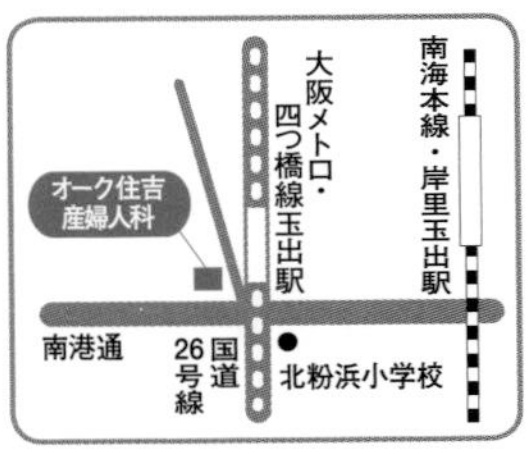

24時間365日体制の高度生殖補助医療実施施設です。働きながら不妊治療を受けていただきやすい体制を整えています。

生殖医療に長年携わっている専門医が、患者様お一人お一人のお話をうかがった上で治療プランをご提案いたします。男性不妊にも対応し、ご夫婦での受診も可能です。

国際水準の培養ラボラトリーには、学会認定の胚培養士が多数在籍し、日々技術の習得や研究にあたっています。

患者様が納得して治療を受けて頂けるようドクター、スタッフが一丸となって治療に取り組んでいます。

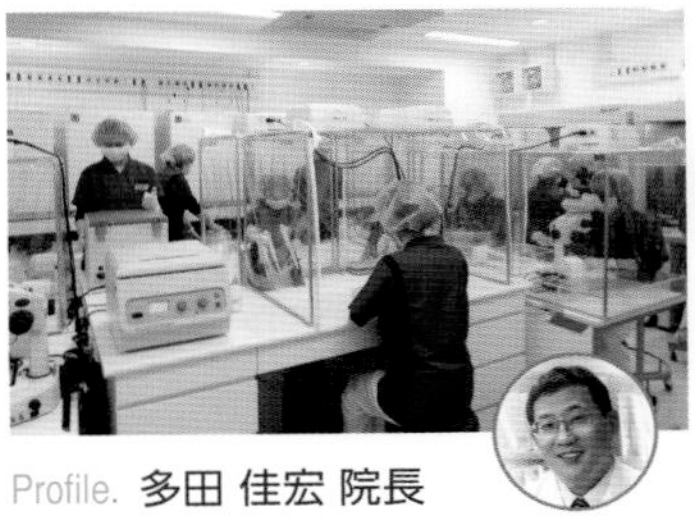

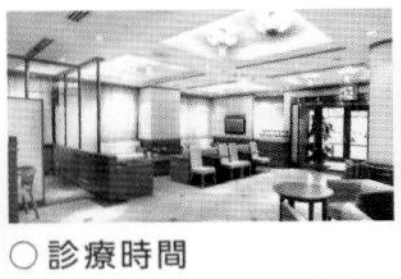

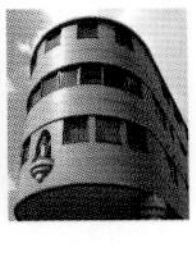

Profile. 多田 佳宏 院長

京都府立医科大学卒業。同大学産婦人科研修医、国立舞鶴病院、京都府立医科大学産婦人科修練医、京都市立病院、松下記念病院などを経て当院へ。女性の不妊治療の診察とともに、男性不妊も担当。医学博士。産婦人科専門医、生殖医療専門医。

○ 診療時間

	月	火	水	木	金	土	日
午前･午後	○	○	○	○	○	●	△
夜間	○	○	○	○	○	―	―

午前･午後 9:00〜16:30、夜間 17:00〜19:00
● 土は9:00〜16:00、△ 日･祝日は9:30〜15:00
卵巣刺激のための注射、採卵、胚移植は日･祝日も行います。

大阪府大阪市西成区玉出西 2-7-9

○ 大阪メトロ四つ橋線玉出駅５番出口徒歩０分
南海本線岸里玉出駅徒歩 10 分

●人工授精 ●体外受精 ●顕微授精 ●凍結保存 ●男性不妊
●漢方 ●カウンセリング ●女医

不妊症・産婦人科

長野県・佐久市

佐久平エンゼルクリニック

TEL. 0267-67-5816　URL. https://www.sakudaira-angel-clinic.jp/

元気な赤ちゃんを産み育てていくためのベースとなる体作りを重視した不妊治療を行っています

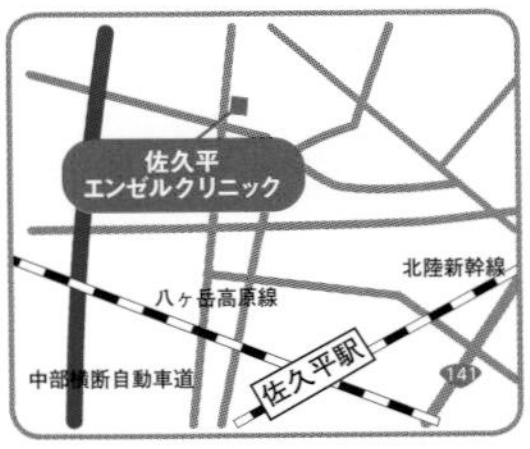

元気な赤ちゃんを産むためには母体が健康でなくてはなりません。一般に健康とは"病気でない状態"を指しますが、不妊治療を進める上での健康とは、"母体に胎児を育てるために十分な栄養が満たされている状態"と、考えています。胎児の発育には、母体から十分な栄養供給が必要です。

不妊治療を、これから赤ちゃんを産み育てるための準備期間と考え、妊娠しやすい体作りや不足する栄養素の補充を行い、単に妊娠するだけでなく、元気な赤ちゃんを産むことを最大の目標としています。

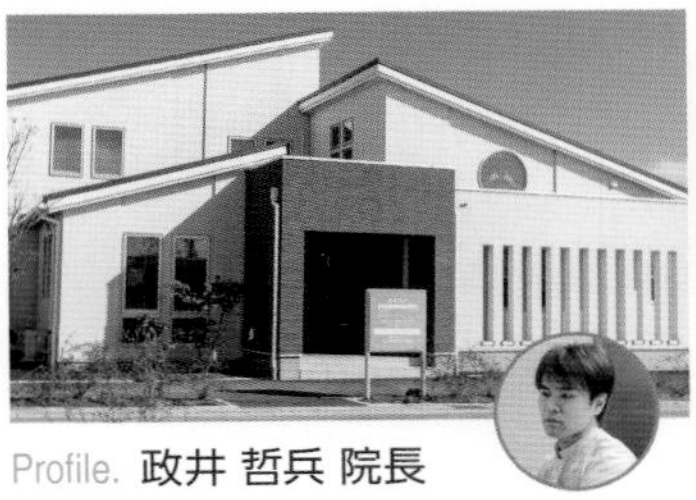

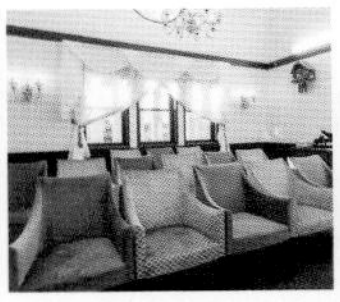

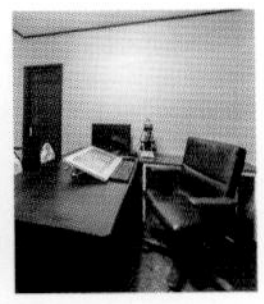

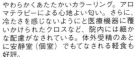

Profile. 政井 哲兵 院長

鹿児島大学医学部卒業、東京都立府中病院 (現東京都立多摩医療センター) 研修医。2005 年 東京都立府中病院産婦人科、2007 年 日本赤十字社医療センター産婦人科、2012 年 高崎 ART クリニック、2014 年 佐久平エンゼルクリニック開設。
産婦人科専門医、生殖医療専門医。

○ 診療時間 (8:30〜11:30、午後は処置のみ)

	月	火	水	木	金	土	日
午前	○	○	○	○	○	○	―
午後	○	○	―	○	○	―	―

※水曜、土曜の午後、日･祝日は休診。
※体外受精説明会は、WEB 配信方式としております。

長野県佐久市長土呂1210-1

○ 佐久北IC・佐久ICより車で約5分
JR佐久平駅より徒歩約10分

●人工授精 ●体外受精 ●顕微授精 ●凍結保存
●男性不妊 ●漢方 ●カウンセリング

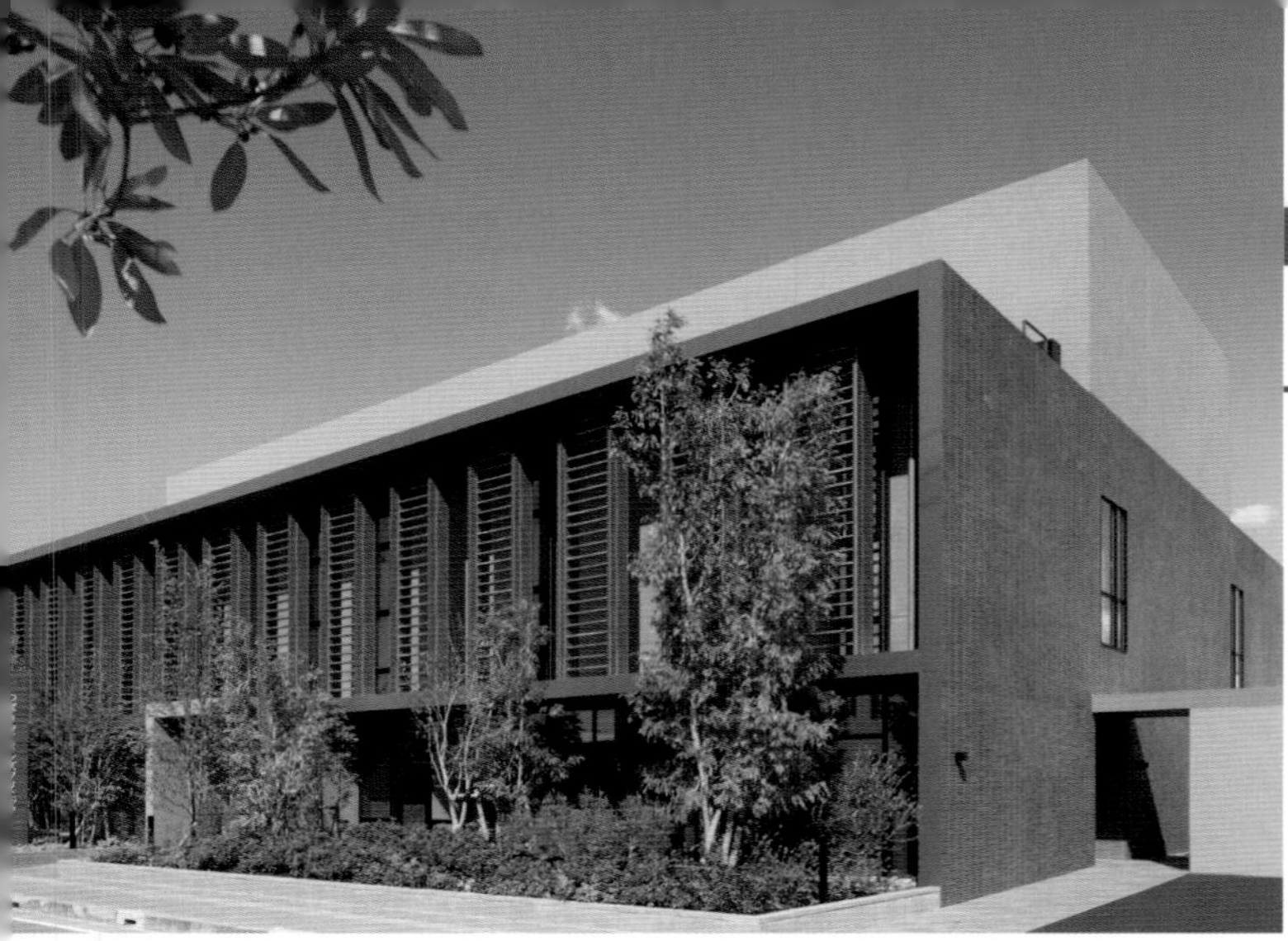

不妊症・産婦人科・新生児内科・麻酔科　愛媛県・松山市

つばきウイメンズクリニック

TEL. 089-905-1122　URL. https://www.tsubaki-wc.com/

生殖医療、無痛分娩、ヘルスケアを中心に地域に根差した「かかりつけ産婦人科」

不妊症の原因を十分に調べたうえで、効果的な治療を積極的に行う「テーラーメイドな生殖医療」を信念としています。産婦人科医による女性不妊だけでなく、男性不妊を専門とする泌尿器科医による診療も重要です。当院は男性不妊に特化した専門外来を開設し、男女双方からのアプローチも可能にしています。男性不妊の分野で先駆的な治療や研究を実践し、国内外でも著名な獨協医科大学埼玉医療センターの岡田弘主任教授が診療・手術を担当しています。高度生殖医療の核とも言える培養部門は、高水準の培養技術を日夜追求しています。

妊娠後も当院での管理が可能で、無痛分娩も提供し、感動的な理想分娩を追求しています。また女性医学の見地から、女性の生涯にわたるヘルスケアをサポートしています。

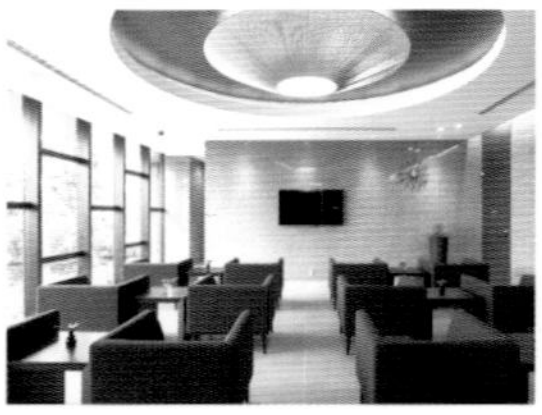

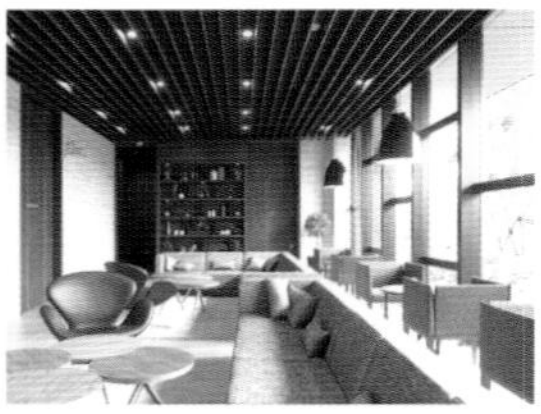

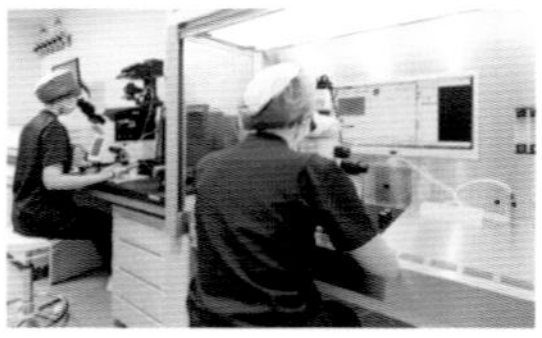

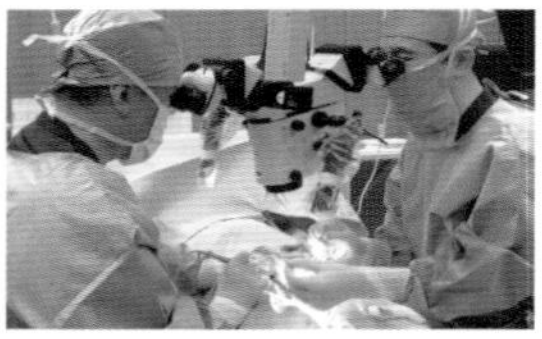

Profile. 鍋田 基生 院長

久留米大学医学部卒業。愛媛大学医学部附属病院講師、外来医長を経て現職。大学病院での診療、研究により生殖医療の発展、向上に寄与する。理論的かつ迅速、適切な治療により速やかな妊娠を目指す。医学博士。愛媛大学非常勤講師。兵庫医科大学非常勤講師。産婦人科専門医・指導医。生殖医療専門医。管理胚培養士。女性ヘルスケア専門医・指導医。漢方専門医。日本卵子学会代議員。日本レーザーリプロダクション学会評議員。生殖バイオロジー東京シンポジウム世話人。JISART 理事。日本生殖医学会学術奨励賞、中四国産科婦人科学会学術奨励賞、愛媛医学会賞受賞。

○ 診療時間 (9:00～12:00、15:00～18:00)

	月	火	水	木	金	土	日
午前	○	○	○	○	○	○	―
午後	○	○	―	○	○	△	―

※水曜の午後、日・祝日は休診。△土曜午後は15:00～17:00
※男性不妊外来：月1回完全予約制
［土曜］15:00～17:00［日曜］9:00～11:00

愛媛県松山市北土居 5-11-7

○ 伊予鉄道バス「椿前」バス停より徒歩約4分、「椿神社前」バス停より徒歩約9分

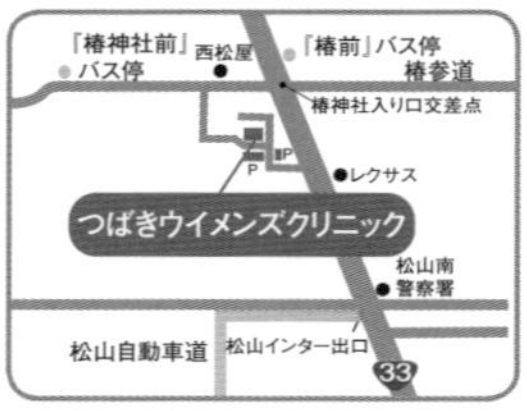

●人工授精 ●体外受精 ●顕微授精 ●凍結保存 ●漢方 ●男性不妊 ●カウンセリング

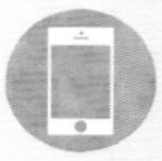

インターネットでも、不妊治療の幅広い情報を提供しています。

不妊治療情報センター・FUNIN.INFO

https://www.funin.info

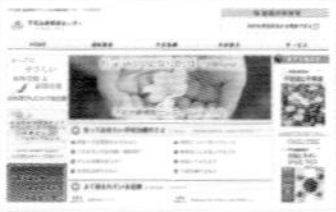

全国の不妊治療施設を紹介する不妊治療情報センター・funin.info です。
コンテンツは、不妊治療に絡んだ病院情報がメインです。

全国体外受精実施施設完全ガイド

https://www.quality-art.jp

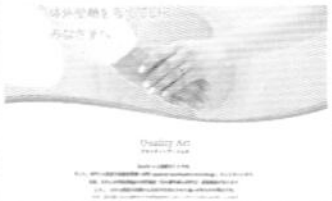

体外受精の質を追求するクリニックの情報を多項目から公開するとともに、全国の体外受精実施施設を紹介しています。

ブログ：ママになりたいすべての人へ

http://ameblo.jp/mamanari-love/

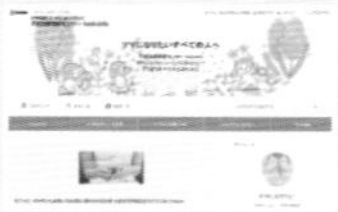

ママになりたい!パパになりたい！
そう願うすべての人のためにスタッフが日々綴っています。

不妊症・体外受精・顕微授精　大阪府・大阪市

オーク梅田レディースクリニック

TEL. 0120-009-345　URL. https://www.oakclinic-group.com/

患者様の妊娠に向けた診療に、不妊治療の専門院として全力で取り組んでいます。

多数のオリジナル・メソッドを含む検査と治療をメニューに用意しています。

高度生殖補助医療は、本院のオーク住吉産婦人科と連携して提供しています。体外受精は患者様のお話をうかがい、お一人お一人に合わせたプランをご提案しています。採卵や胚移植、特殊な検査や処置は、本院での実施となりますが、何度も通院が必要となる卵胞チェックや注射は梅田で行いながらの治療が可能です。

患者様とともに、妊娠という目標に向かって治療を進めて参ります。

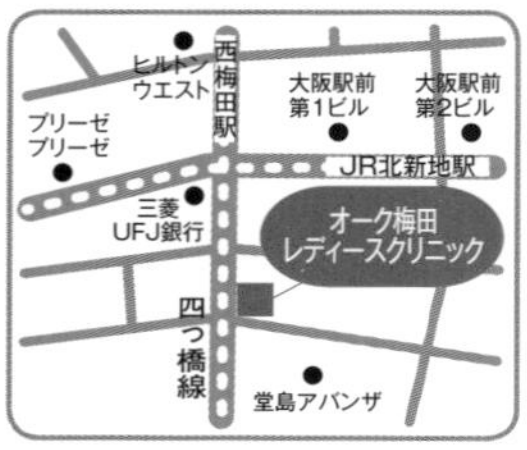

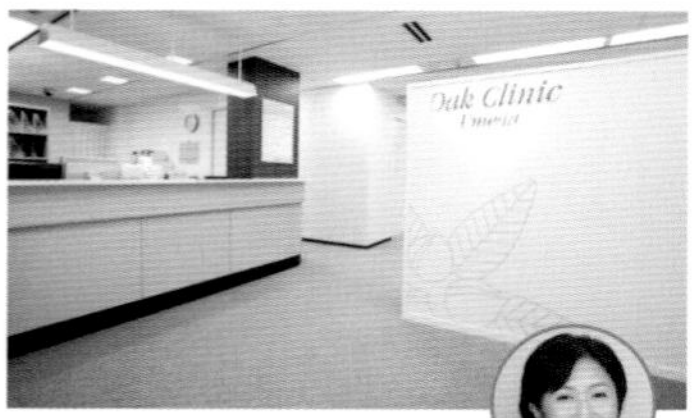

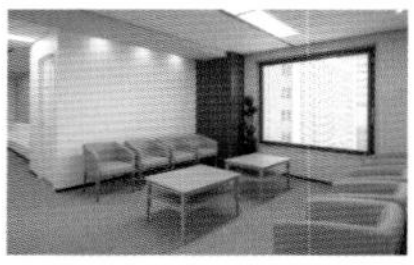

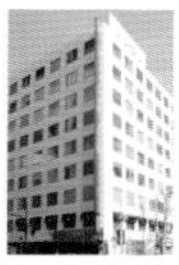

Profile. 船曳 美也子 医師

神戸大学文学部心理学科、兵庫医科大学卒業
兵庫医科大学、西宮中央市民病院、パルモア病院を経て当院へ。エジンバラ大学で未熟卵の培養法などを学んだ技術と自らの不妊体験を生かし、当院・オーク住吉産婦人科で活躍する医師。産婦人科専門医、生殖医療専門医。

○ 診療時間

	月	火	水	木	金	土	日
午前	○	○	○	○	○	○	―
午後	―	○	○	―	○	―	―
夜間	○	○	○	○	○	―	―

午前 10:00～13:00、午後 14:30～16:30
夜間 17:00～19:00

大阪府大阪市北区曽根崎新地1-3-16 京富ビル 9F

○ 大阪メトロ四つ橋線西梅田駅、JR東西線北新地駅　C60 出口すぐ。JR大阪駅より徒歩7分

●人工授精 ●体外受精 ●顕微授精 ●凍結保存 ●男性不妊
●漢方 ●カウンセリング ●女医

＼ パパ＆ママになるための身体づくりはだいじょうぶ ／

妊活中のふたりを応援するサプリメント

Anela D

栄養成分と量を見直してリニューアルした New アネラ D

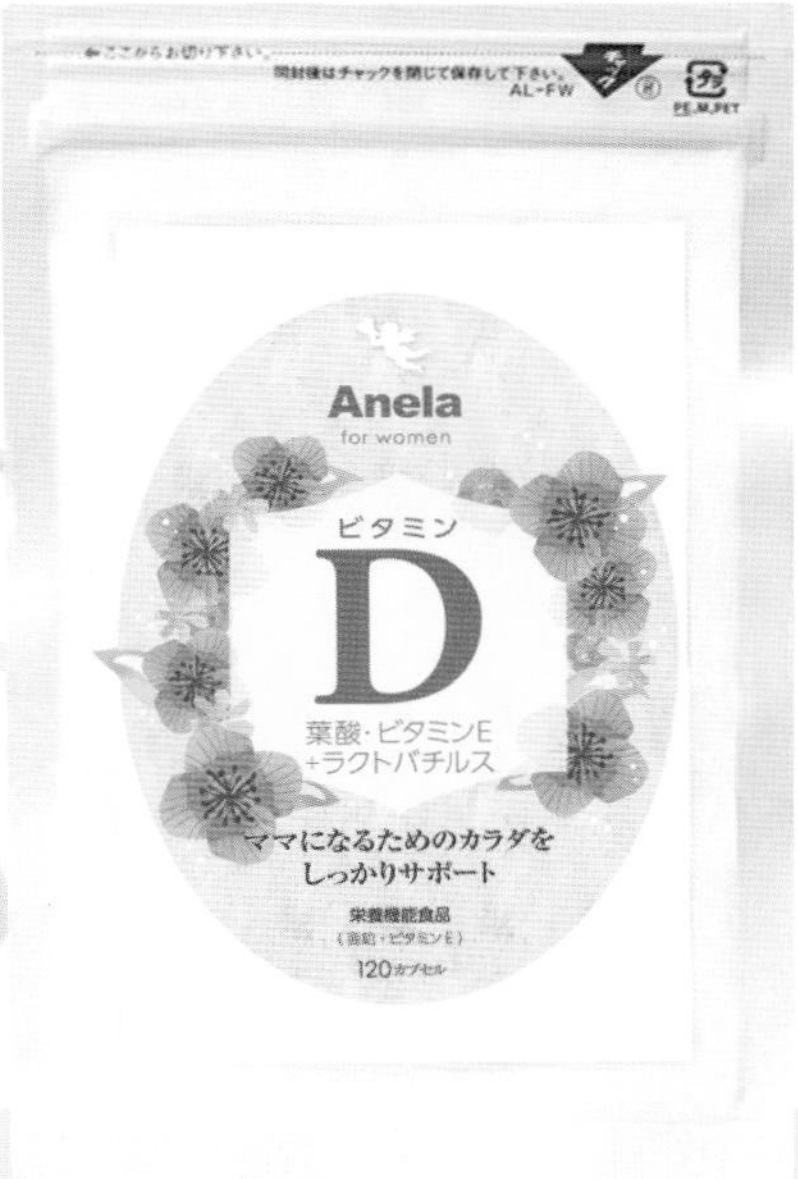

AnelaD for women

栄養機能食品 （亜鉛・ビタミン E）
120カプセル／ 1日4粒目安
3,990円（税込）

配合成分

ビタミンD	25 µg	ビタミンB6	2 mg	マグネシウム	58 mg	ラクトバチルス	200 mg
ビタミンE	12 mg	ビタミンB12	20 µg	亜鉛	13 mg	トリプトファン	100 mg
ビタミンB1	2 mg	ビタミンC	200 mg	ヘム鉄	20 mg		
ビタミンB2	2 mg	葉 酸	800 µg	カルニチン	200 mg		

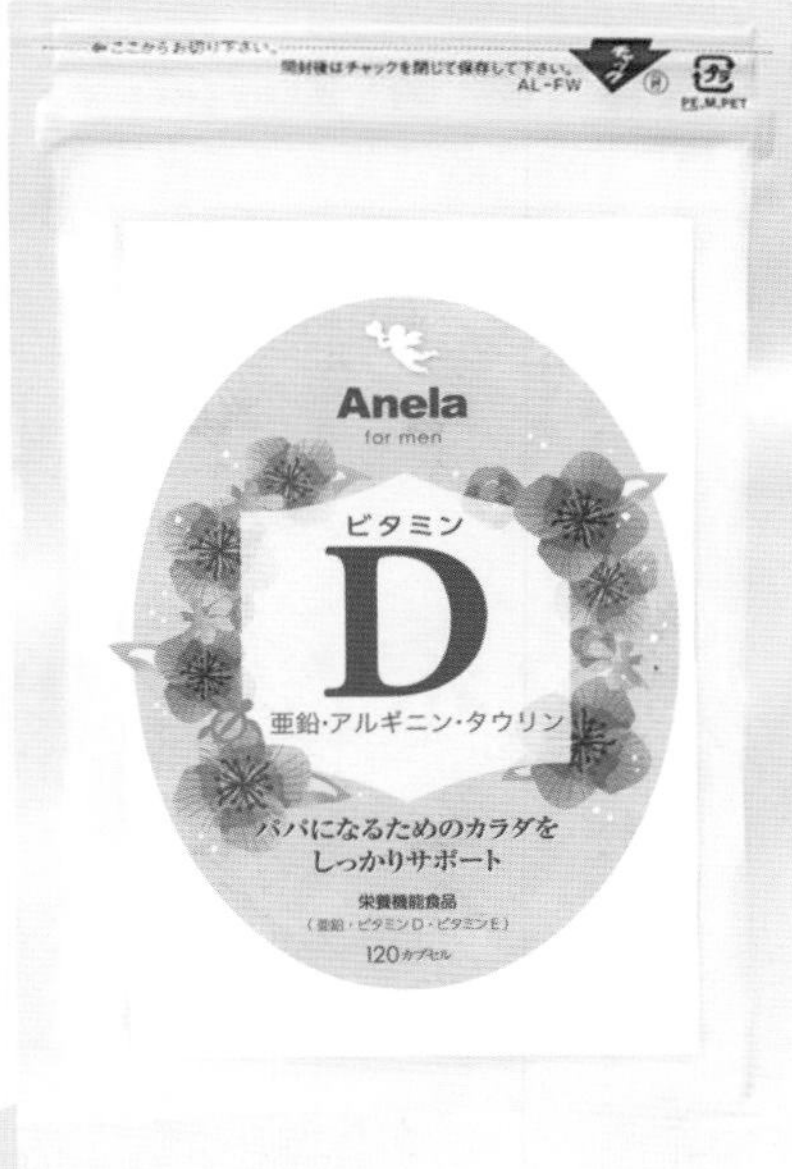

AnelaD for men

栄養機能食品 （亜鉛・ビタミン D・ビタミン E）
120カプセル／ 1日4粒目安
3,990円（税込）

配合成分

ビタミンD	4 µg	ビタミンB6	2 mg	マグネシウム	58 mg	カルニチン	200 mg
ビタミンE	12 mg	ビタミンB12	20 µg	亜 鉛	14 mg	乳 酸 菌	12 mg
ビタミンB1	2 mg	ビタミンC	200 mg	アルギニン	360 mg		
ビタミンB2	2 mg	葉 酸	220 µg	タウリン	240 mg		

- 亜鉛は、皮膚や粘膜の健康維持を助けるとともに、たんぱく質･核酸の代謝に関与して、健康の維持に役立つとともに、味覚を正常に保つのに必要な栄養素です。
- 亜鉛の摂りすぎは、銅の吸収を阻害する恐れがありますので、過剰摂取にならないよう、注意してください。一日の摂取目安量を守ってください。乳幼児、小児は本品の摂取を避けてください。
- ビタミンDは、腸管でのカルシウムの吸収を促進し、骨の形成を助ける栄養素です。
- ビタミンEは、抗酸化作用により、体内の脂質を酸化から守り、細胞の健康維持を助ける栄養素です。

日健栄協認定工場
GMP

GMP 認定工場での生産

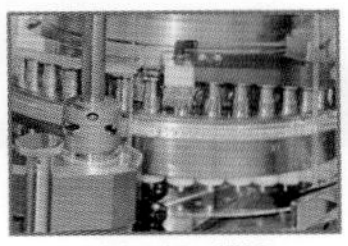

製造現場／機械

アネラDがサポート

妊娠を願うその日から、適度な運動と栄養バランスの取れた食生活を心がけましょう。その意識が健やかな妊娠、そして出産、育児へとつながります。

栄養成分には、それぞれ役目があり、身体をつくるベースになります。そして、妊活期の女性に必要な栄養と男性に必要な栄養には、違いがあります。

アネラDは、不妊治療専門施設で働くスタッフの声から生まれた妊活サプリメントで、妊娠に向けた身体づくりと、栄養を補助するためにつくられました。

どちらも専用に作られていますので、ぜひ、ご夫婦でお試しください。

お飲みいただく期間は、3カ月を目安にご案内しています。

現在、i-wish ショップの楽天市場店とカラーミー店でのみ販売されています。それ以外のネットショップでのお求めは、個人情報を抜き取るなどを目的としたネットショップが確認されていますので、くれぐれもご注意下さい。

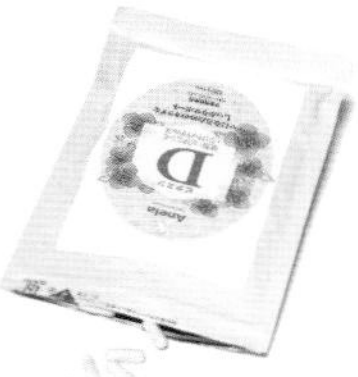

正規販売店

i-wish ショップ
楽天市場店

i-wish ショップ
カラーミー店

Let's try!

おうちでレッスン

「ママなり教室」

Vol.4

お風呂でシュワッとリラックス♡ バスボムをつくろう♪

一日の疲れを洗い流し、心とカラダを癒やしてくれるバスタイムは至福の時間。

今回の「ママなり教室」は、バスタイムをより心地よく、贅沢に演出してくれるリフレッシュアイテム『バスボム』づくりです♡

バスボムは、お湯に入れるとシュワーっと泡がはじける入浴剤。血行促進・肩こり・冷え性・むくみ改善、美白にも効果的と言われる炭酸風呂を自宅の湯船で気軽に楽しめます。カラダの冷えやむくみ、ストレスは妊活の大敵です。充実したバスタイムでゆったりリラックスしながら、妊娠しやすいカラダづくりを目指しましょう♪

炭酸風呂は、炭酸が古い角質を吸収し毛穴の汚れをとってくれるため、お肌が柔らかくつるつるに♡

嬉しい効果ですが、毎日入るとお肌が乾燥しやすくなってしまうので、バスボムの使用は週2回程度に抑えてくださいね。

また、長くお湯に浸かりすぎると逆にカラダが冷えてしまうこともあるので長湯は厳禁です。妊活中のお風呂は、38～40度のややぬるめのお湯に20～30分が理想です。

男性の場合は、精子の減少にも繋がる熱いお風呂は控えましょう。

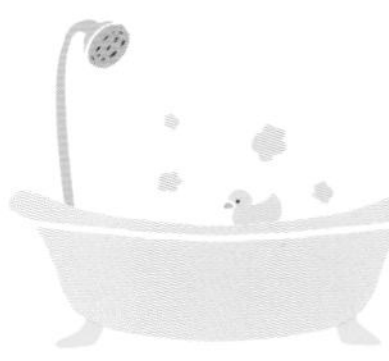

バスボム基本の作り方

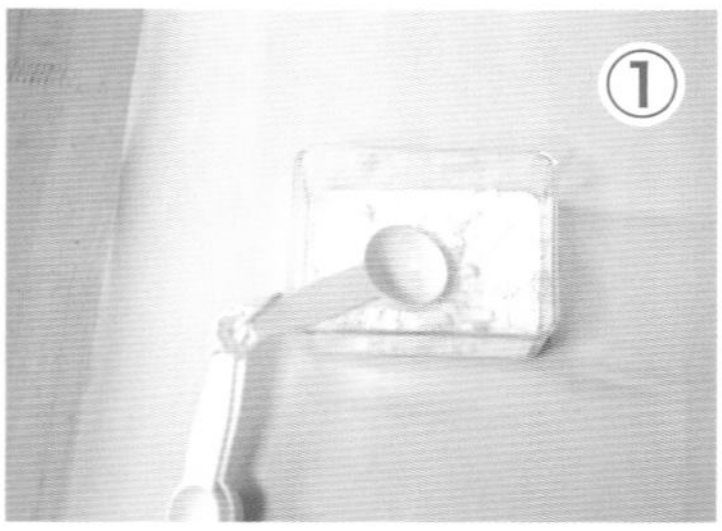

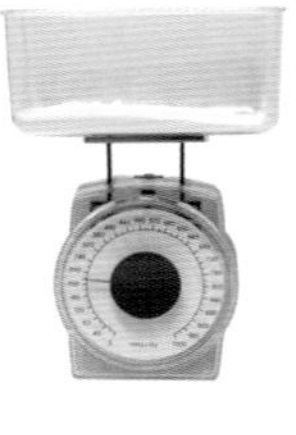

重曹１００グラムに対してクエン酸を５０グラム、片栗粉を５０グラム加えます。キッチンスケールがない場合は、計量カップや計量スプーンで同じ比率になるように計ります。

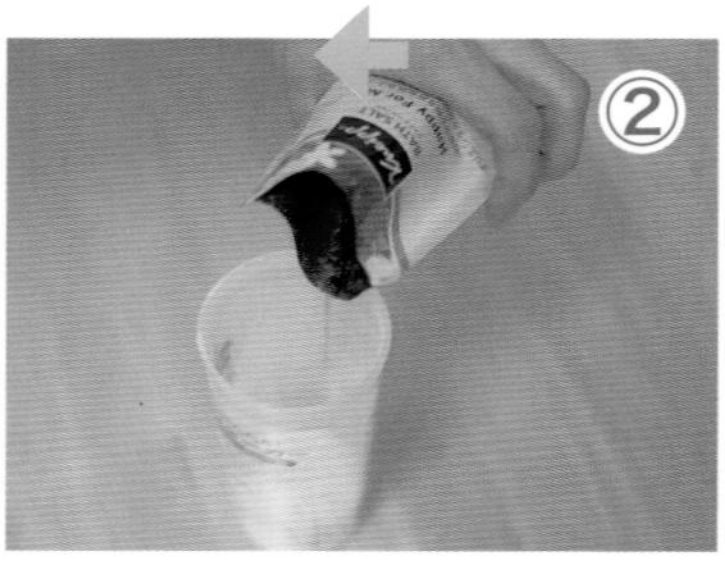

①をシェイカーやボウルなど予め用意しておいた容器に移し、軽く混ぜ合わせてから入浴剤を一袋加えます。シェイカーを使用する場合は３０回程度シェイク。

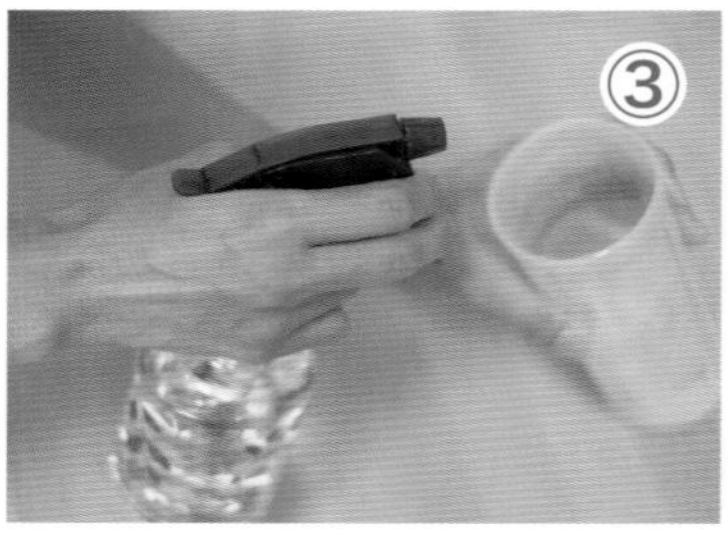

霧吹きで水を加えながら、さらに混ぜ合わせます。水は一度に吹きかけると重曹とクエン酸が溶けてしまうので、ごく少量ずつ含ませていきます。

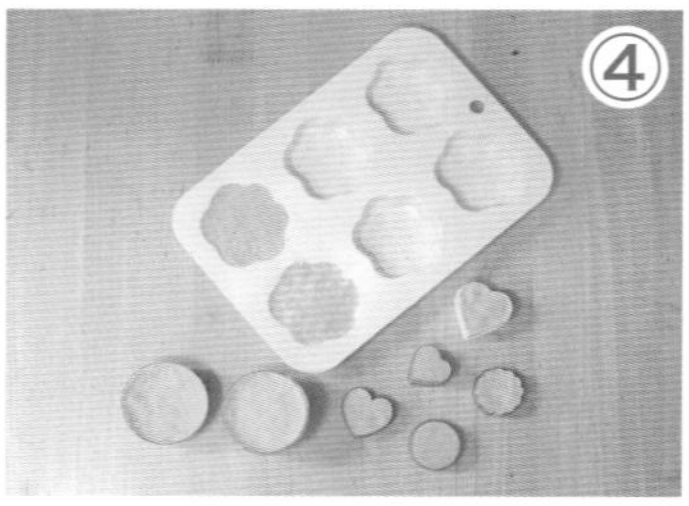

ギュッと押しつぶせる程度の手応えを感じたら型に入れてください。

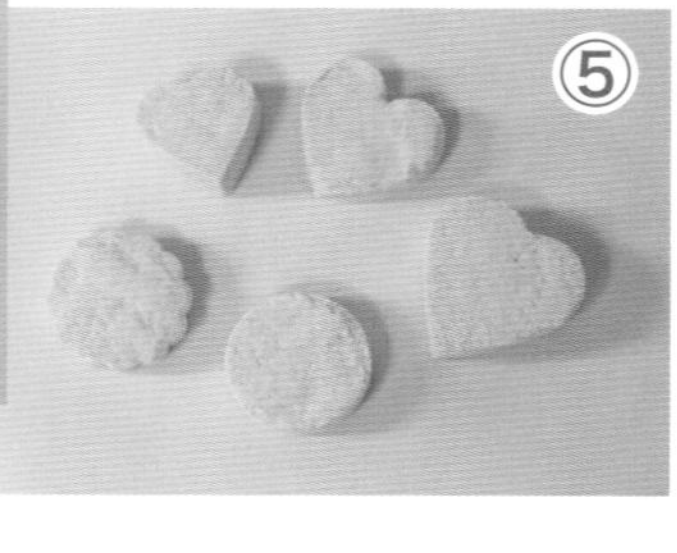

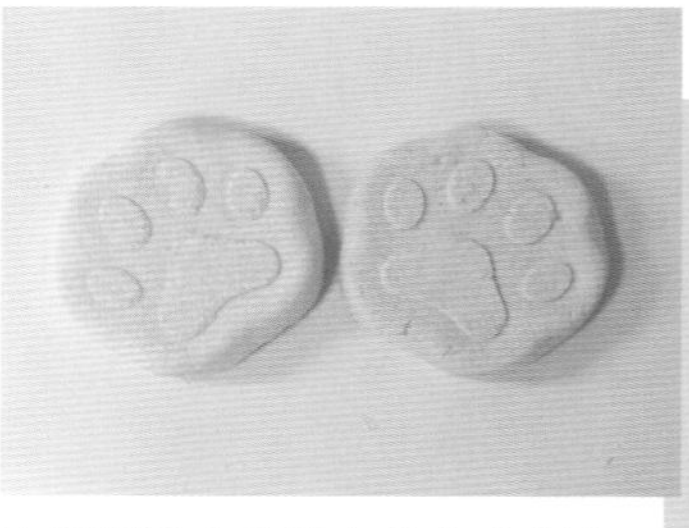

冷蔵庫で１日寝かせたら型から外して出来上がり♪

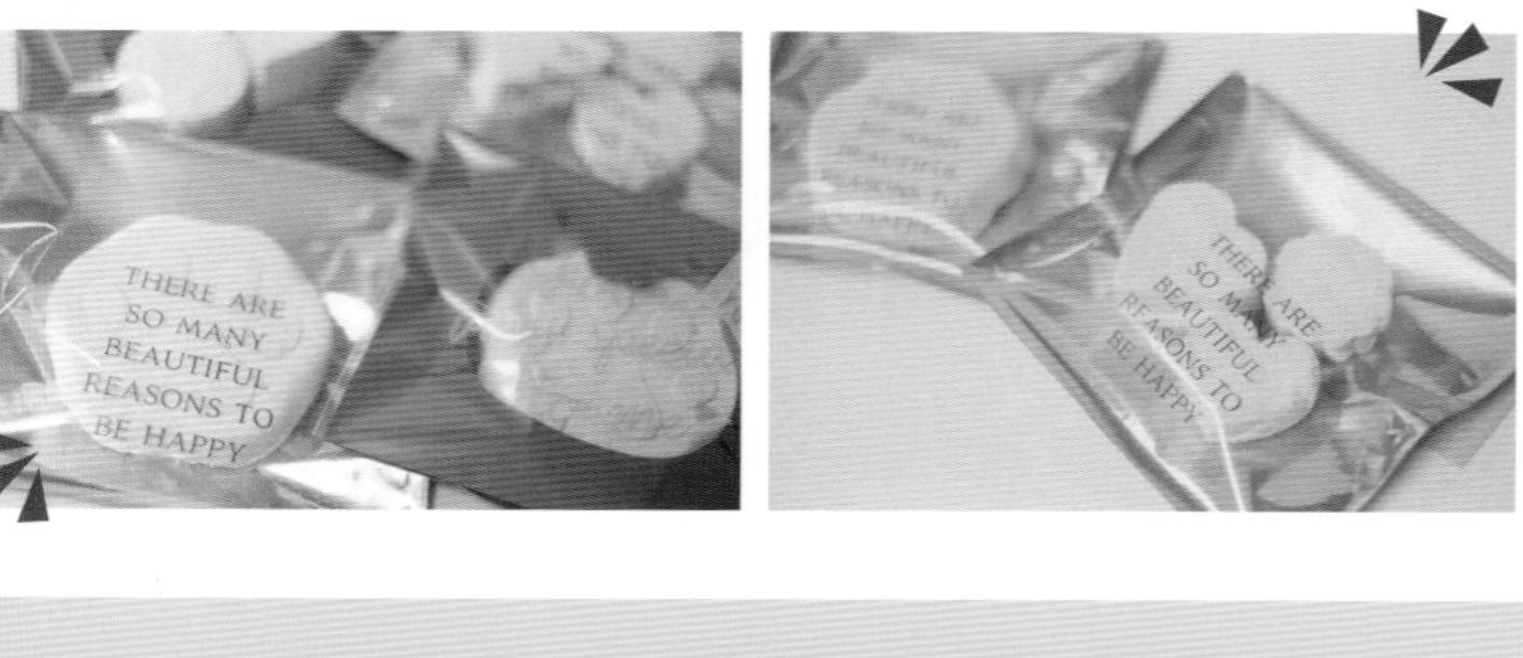

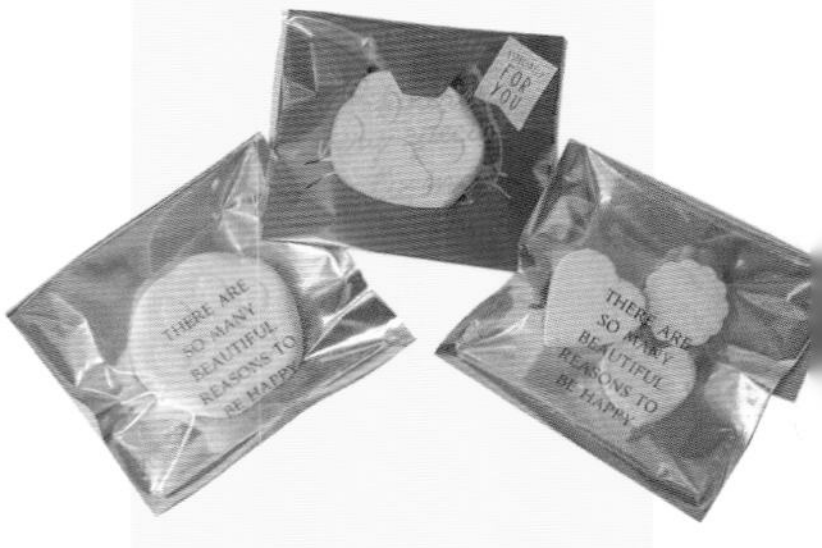

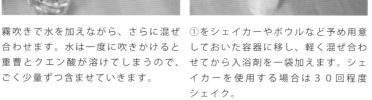

ラッピングして冬のシーズンギフトにも♥

バスボム失敗しない作り方！

用意したもの

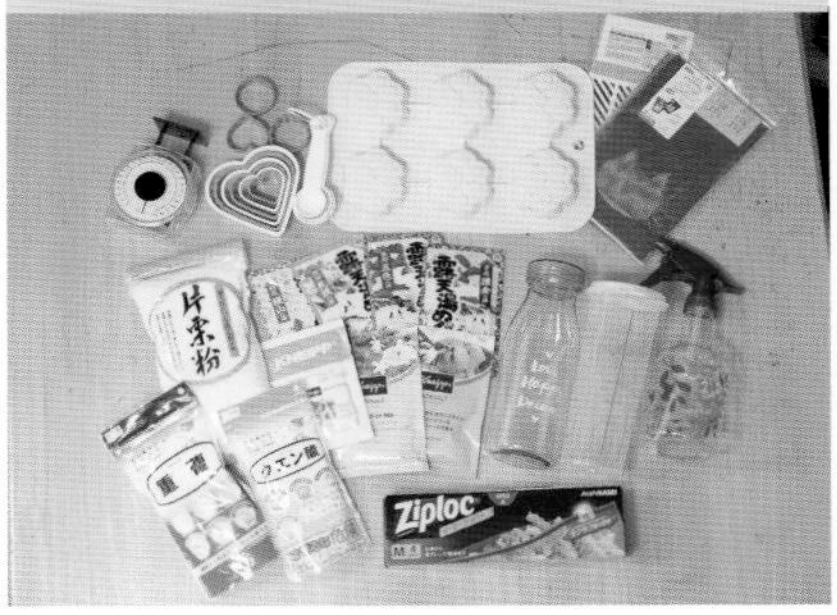

- 基本の材料・キッチンスケール
- 軽量スプーン・霧吹き・ボトル
- ファスナー付きプラスチックバッグ
- クッキー型抜き・シェイカー
- クッキー型抜きシリコンタイプ
- ラッピング用ギフト袋

基本の材料

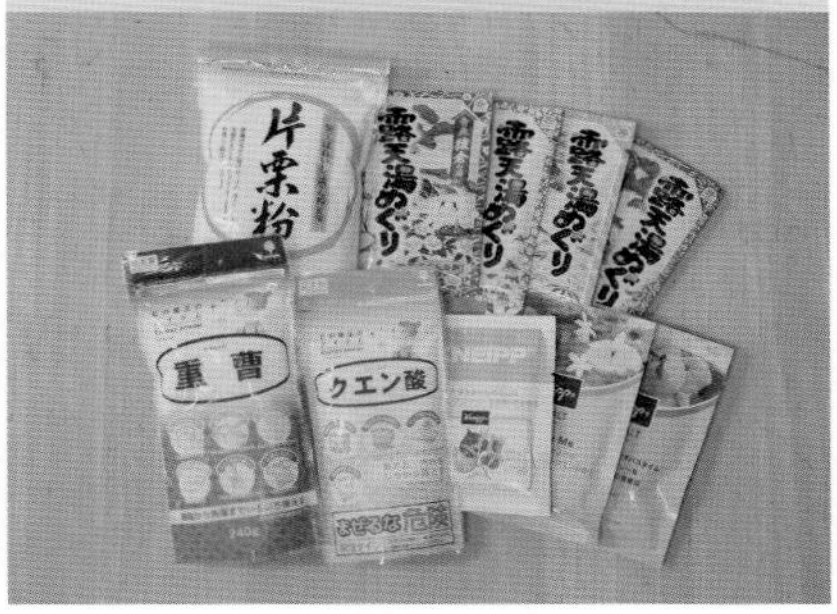

- 重曹・クエン酸・入浴剤
- 片栗粉
  （コーンスターチ・あら塩で代用可）

材料を混ぜる容器として、シェイカーとボトル、ファスナー付きプラスチックバッグを用意しましたが、ボウルを使ってもＯＫ！

お掃除やお菓子作りにも使われる重曹やクエン酸、家にあるものや１００円ショップで入手できるモノで手軽に作れるバスボムは、手づくりギフトとしても人気です。けれど、「上手く作れなかった」という失敗談を聞くことも。そこで、ママなり編集部では、何通りかのつくり方にチャレンジしてみました。失敗しないためのお役立ちアイテムとポイントを紹介します。また、今回は、入門編として色付け、香り付けが一度にできる市販の入浴剤を使用しました。色付けには食紅、香り付けにはお好みのアロマオイルをたらしてもＯＫ。

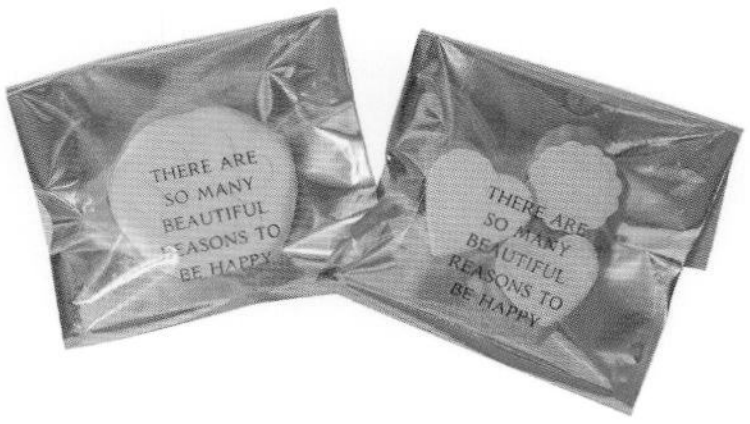

失敗しないお役立ちアイテム！

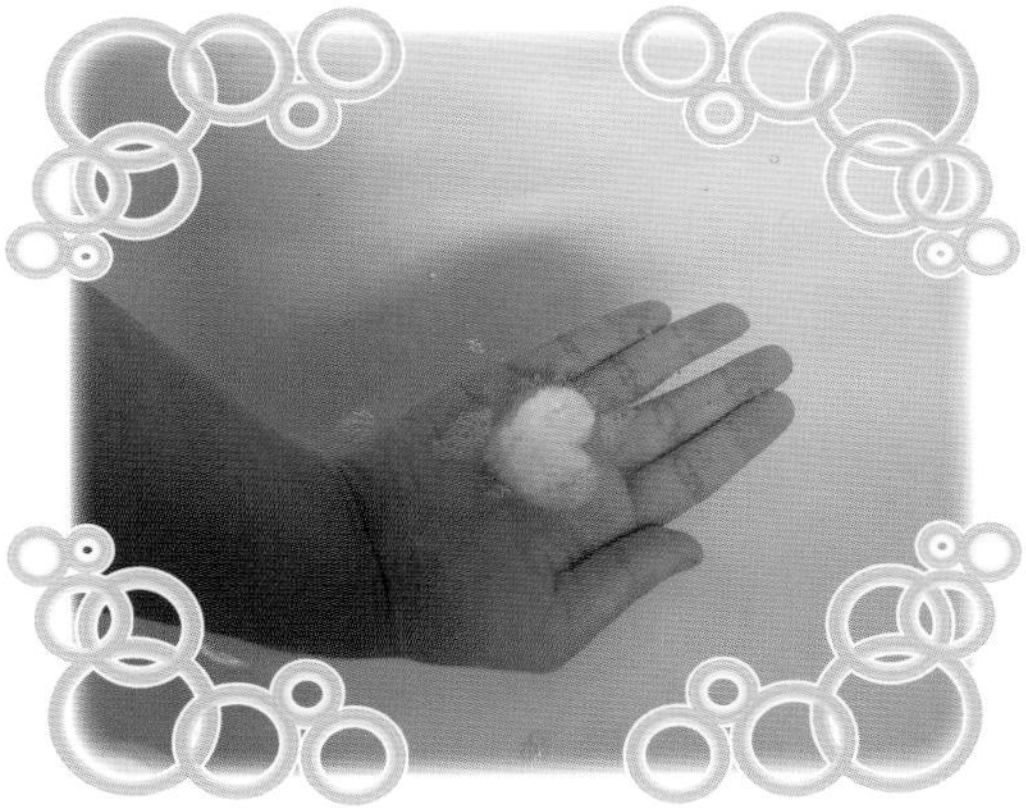

WINNER

シェイカーも便利ですが、絶対に失敗しないという点に置いては、圧倒的にファスナー付きプラスチックバッグに軍配が上がりました。

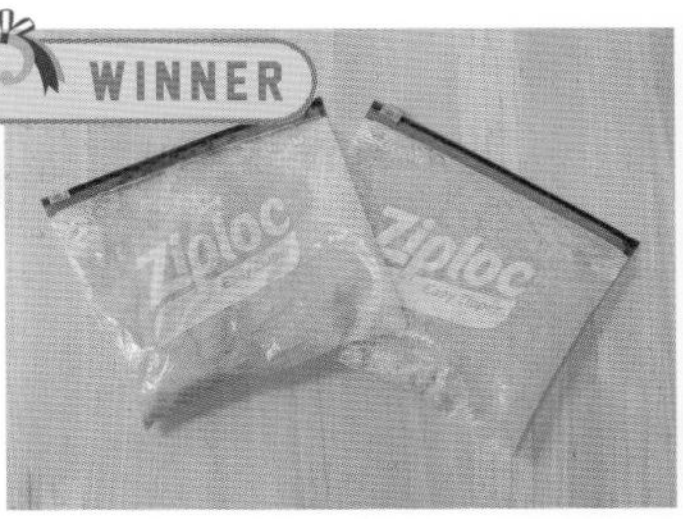

直接捏ねられるので、バスボムの手応えが直に感じられるファスナー付きプラスチックバッグ。

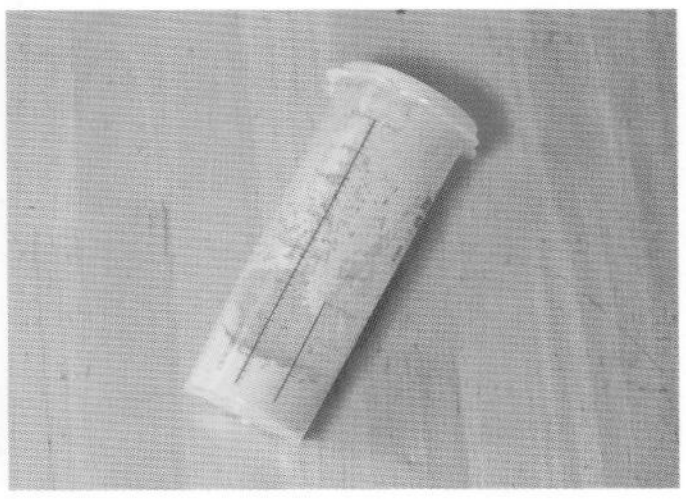

目盛り付きで計量スプーン・キッチンスケールいらず。降るだけ簡単なシェイカー。

計量スプーンで基本の材料と入浴剤を投入☆ファスナーを開けて霧吹きで水をかけたら、捏ねて水を吹きかけての繰り返し。失敗する方が難しい位に活躍してくれました。

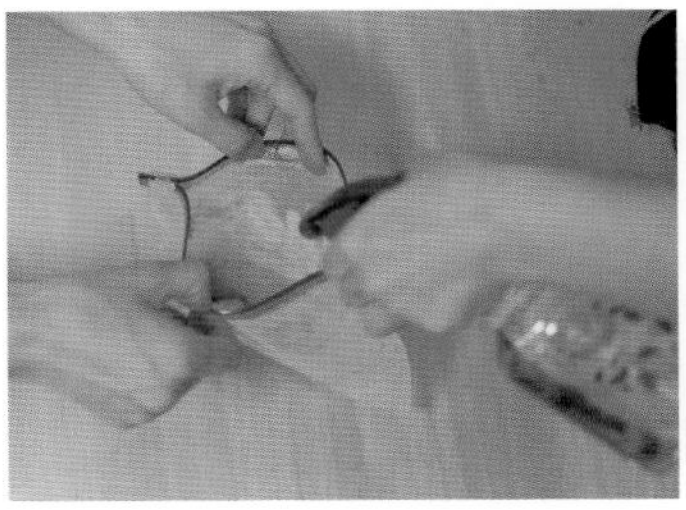

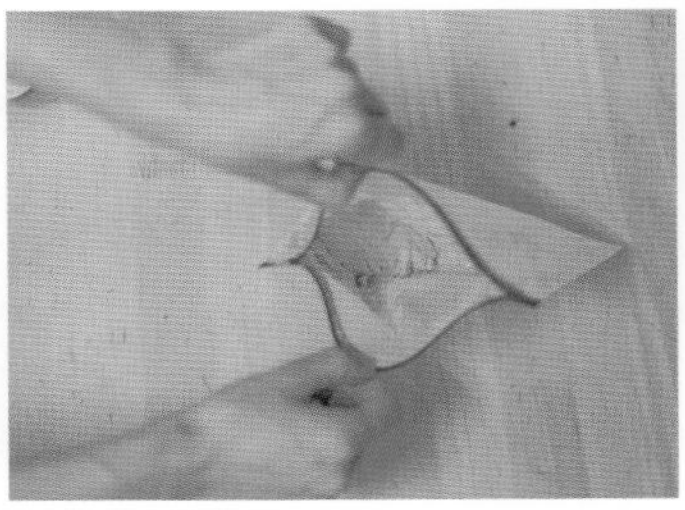

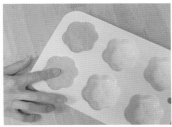

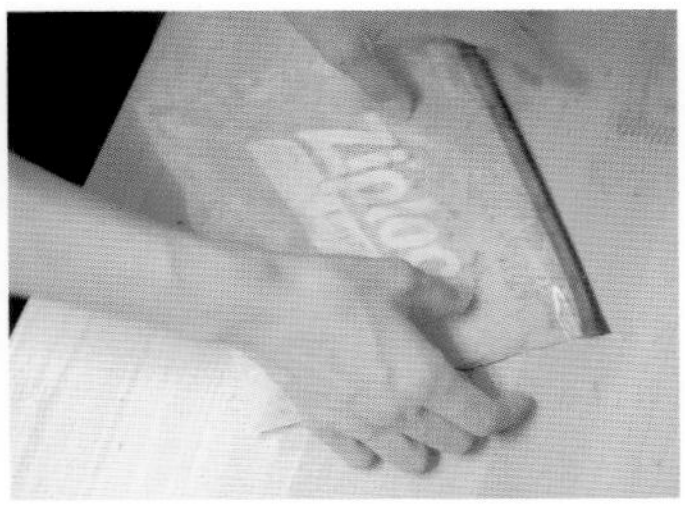

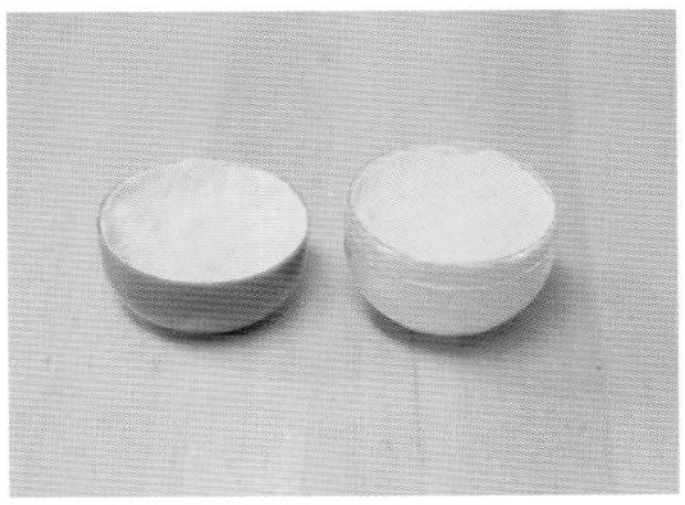

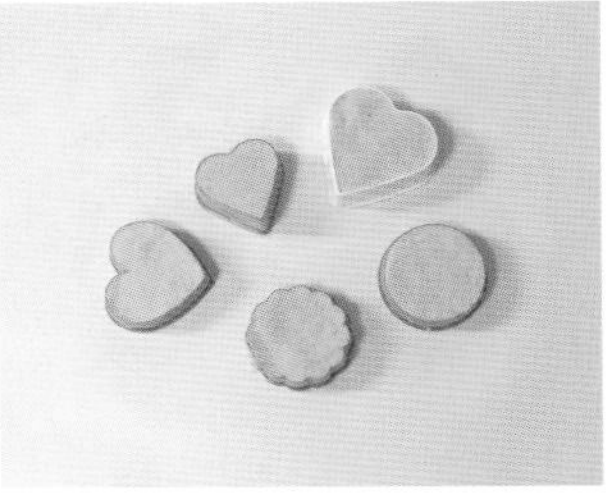

型にプラスチックのクッキー型とシリコンタイプのクッキー型、トイカプセルを用意しましたが、優勝アイテムはシリコン型。出来上がったバスボムがベロンと簡単に取り出せました。型から抜くのが意外に難しく、割れてしまったモノもあるので、初めてのバスボムづくりにはシリコン型がおすすめです！

Autumn 2020

ママなり 応援レシピ

～ 簡単常備菜とアレンジレシピ ～

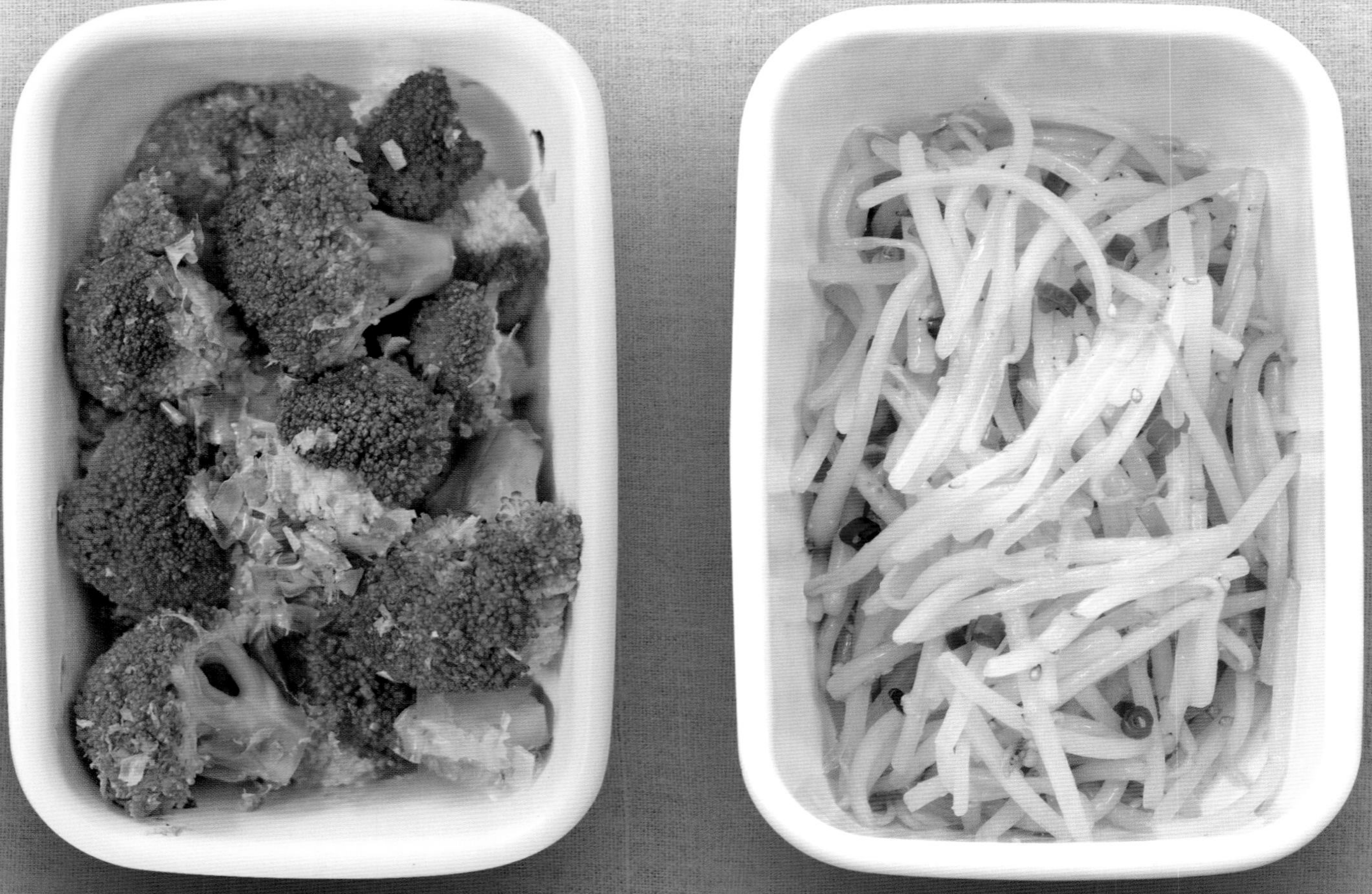

recipe
02

ブロッコリーのおかか和え

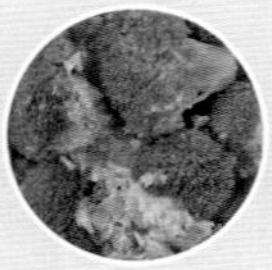

材料 [2人分]

ブロッコリー …… 1株
かつお節 …… 小1パック
塩 …… 少々

作り方

1. ブロッコリーは洗って、包丁で小房に分ける。
2. 鍋にたっぷりの湯を沸かし、塩（分量外）を加え、1のブロッコリーを色よくゆでる。
3. 2の水気をしっかりと切り、塩とかつお節を全体に混ぜる。

Recipe Memo

うす味に仕上げて、食べるときにしょうゆ少々を足しても。ゆでたブロッコリーの水気はしっかり切るようにしてください。冷蔵で3日ほど保存できます。

recipe
01

もやしナムル

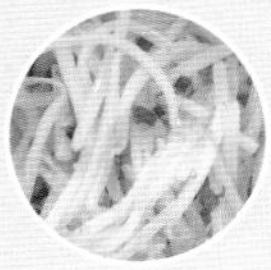

材料 [2人分]

もやし …… 1パック
ごま油 …… 小さじ2
塩 …… 小さじ1/2
こしょう …… 少々
白すりごま …… 小さじ1
おろしにんにく …… 少々

作り方

1. もやしはさっと洗い、沸騰したお湯に入れて1分程度ゆで、ざるに上げる。
2. ボウルに調味料を入れ、水気を切った1を加えて和える。

Recipe Memo

ゆでたもやしはしっかりと水気を切るのがポイントです。冷蔵で3日程度保存できますが、時間がたつと水分が出て味が薄くなってくるので、食べるときに塩や一味、いりごまなどを足すのもおすすめです。

今回は日々の食事の支度の強い味方、作り置きおかず・常備菜のレシピを教えていただきました。茹でるだけ、炒めるだけ、の簡単レシピで、そのままでももちろん美味しいですが、それら常備菜を使ったアレンジレシピも教えていただきました!
アレンジレシピに使う常備菜は、アイコンで表示してあります。これらを参考に、自分だけのアレンジレシピを作るのも楽しいですね!

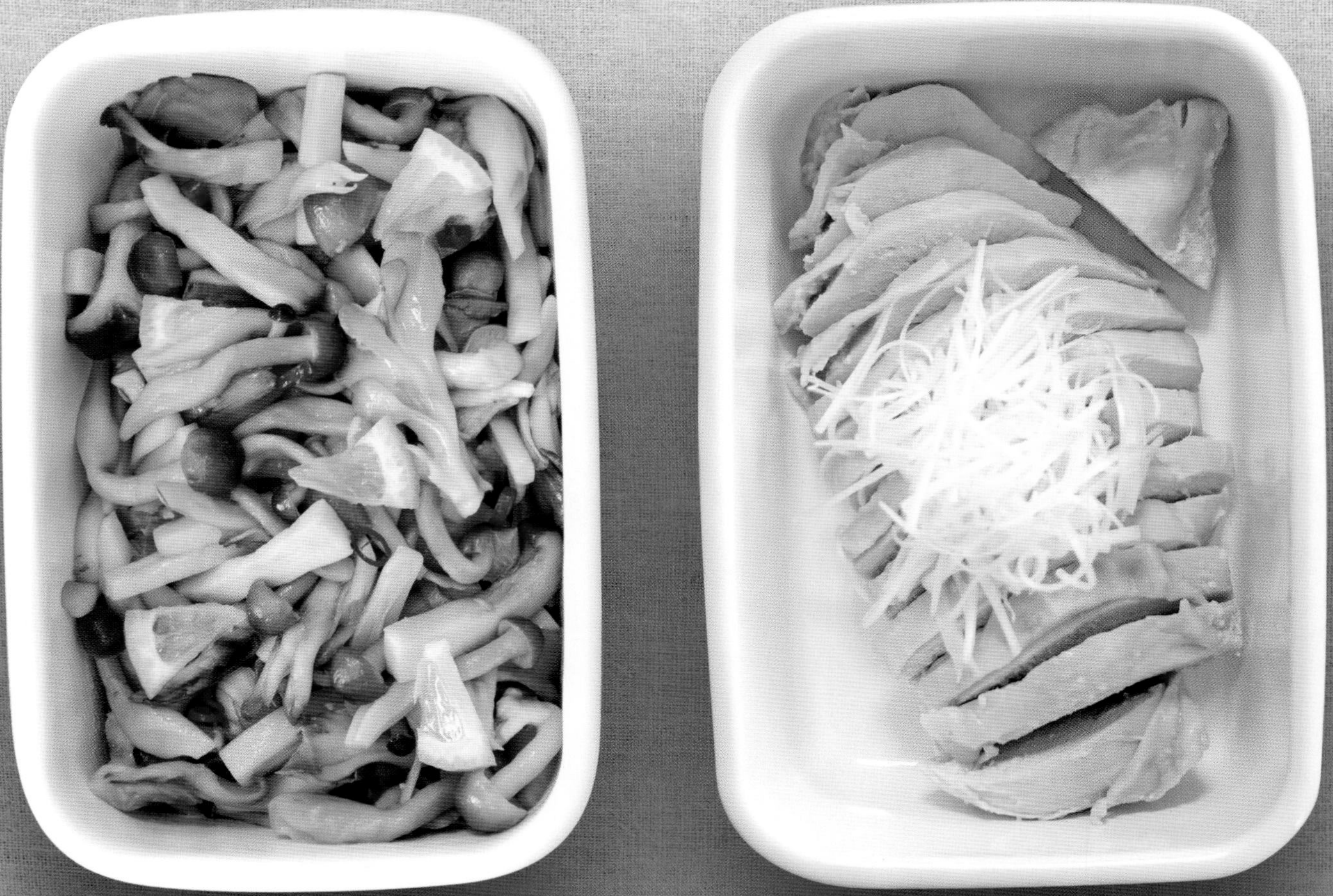

recipe
04

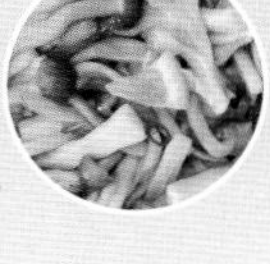

きのこのマリネ

材料 [2人分]

しめじ …… 1パック
まいたけ …… 1パック
エリンギ …… 1パック
オリーブ油 …… 大さじ1
レモン汁 …… 小さじ1
塩 …… ひとつまみ
こしょう …… 少々

作り方

1. しめじは石づきをのぞき、バラバラにする。まいたけは食べやすい大きさに手で割く。エリンギは石づきを除き、スライスする。
2. フライパンにオリーブ油を入れて火にかけ、きのこを加えて全体に油を回すように炒める。きのこがしんなりしたらレモン汁と塩こしょうで味をととのえる。

Recipe Memo

あればバルサミコ酢を使うとより深い味わいに。きのこは、単品よりも数種類組み合わせると旨味が増します。冷蔵で5日程度保存できます。

recipe
03

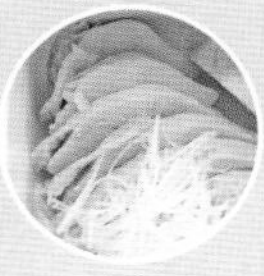

蒸し鶏

材料 [作りやすい分量]

鶏むね肉 …… 1枚
塩こうじ …… 大さじ1

作り方

1. 鶏むね肉の余分な脂を包丁で除き、保存袋に入れる。
2. 1に塩こうじを入れ、軽くもんでなじませる。
3. 30分～一晩おく。
4. 耐熱容器に3をのせ、ふんわりとラップをして電子レンジで5~6分程度加熱する。
5. そのまま冷やし、まわりに白い脂のかたまりができたらスプーンなどで取り除く。5mm～1cm程度の厚さに切る。

Recipe Memo

白髪ねぎを添えたり、お好みのたれをかけたり。あっさりした味付けなので、様々に応用できます。冷蔵で3日程度保存できます。

前ページで紹介した常備菜のアレンジです。

arrange
01

フォー風うどん

材料 [2人分]

冷凍うどん ………………………… 2玉
蒸し鶏スライス ………………………… 4枚
もやしナムル ………………………… 適宜
玉ねぎ ………………………… 1/4個
水 ………………………… 600cc
酒 ………………………… 小さじ1
ナンプラー ………………………… 小さじ2
塩・黒こしょう ………………………… 少々
パクチー ………………………… 適宜
レモン ………………………… 1/4個

作り方

1. 玉ねぎはスライスする。蒸し鶏は細長く切る。
2. 鍋に水と酒を入れて沸かし、1を入れる。再度沸騰したら火を弱めてもやしナムルを加え、ナンプラーと塩で味を調える。
3. 別の鍋に湯を沸かし、うどんをゆでる。湯を切り、器に入れる。2を上から注ぎ入れる。
4. 黒こしょうを振り、パクチー、くし切りにしたレモンをトッピングする。

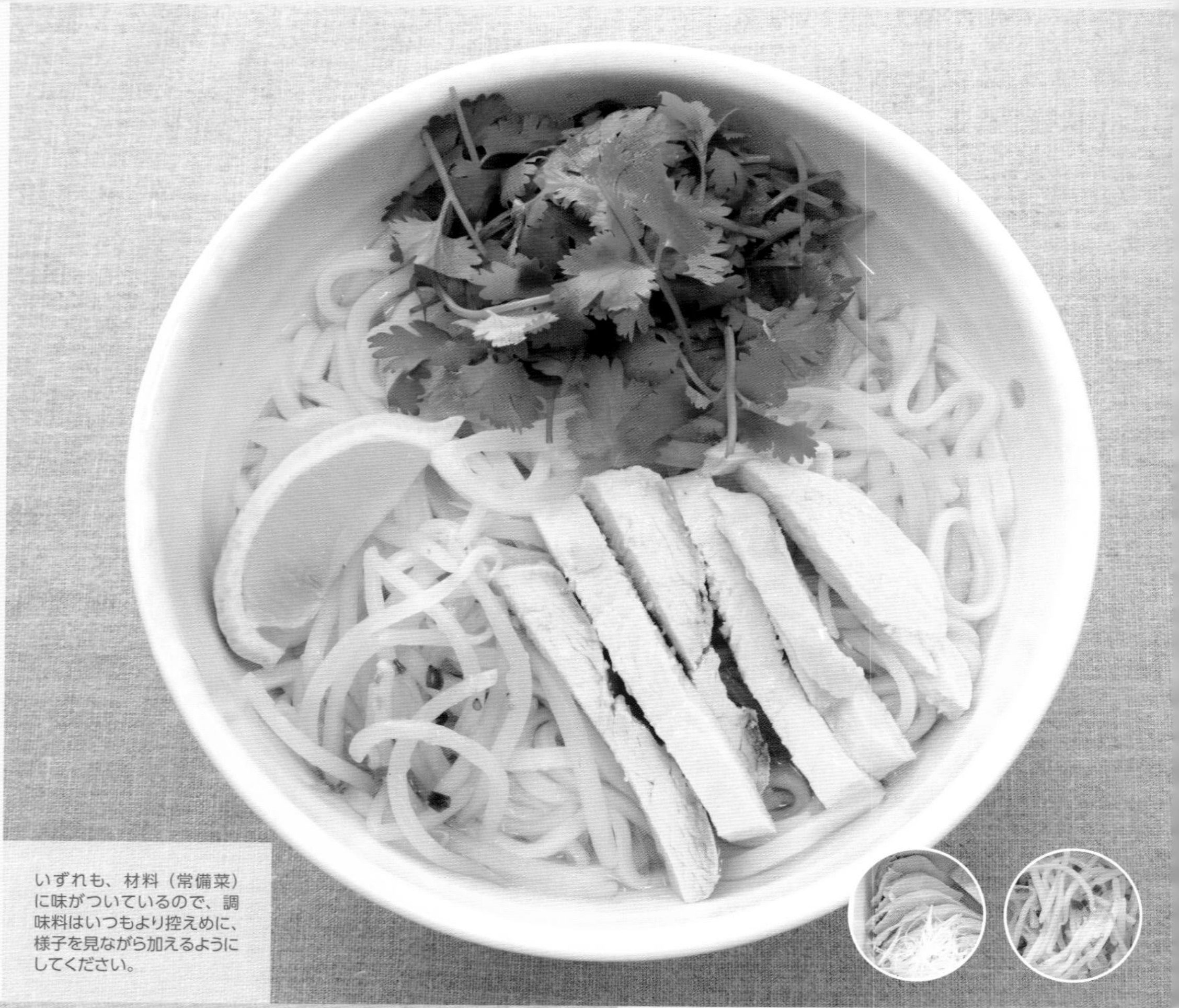

いずれも、材料（常備菜）に味がついているので、調味料はいつもより控えめに、様子を見ながら加えるようにしてください。

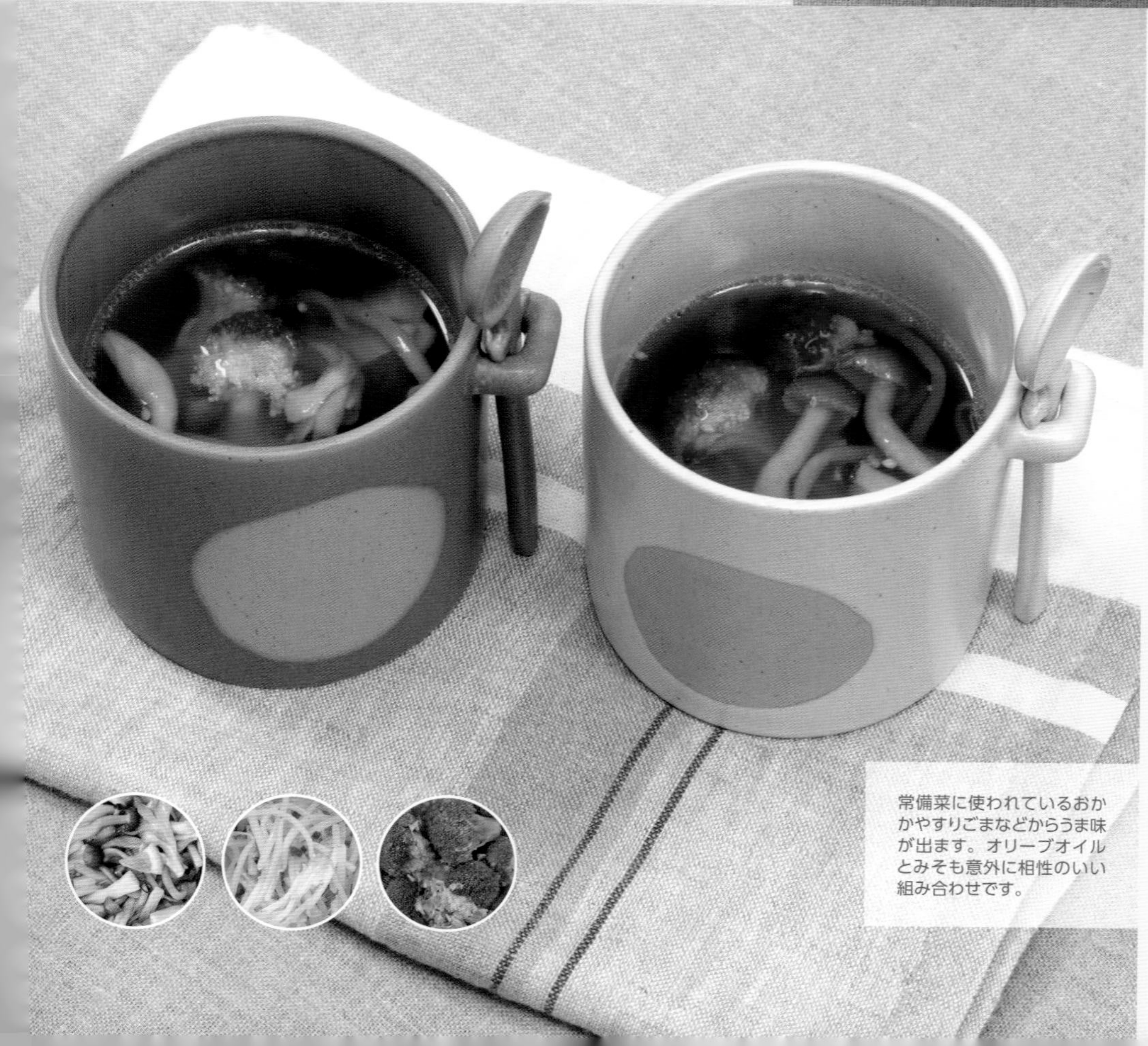

常備菜に使われているおかかやすりごまなどからうま味が出ます。オリーブオイルとみそも意外に相性のいい組み合わせです。

arrange
02

マグカップみそ汁

材料 [2人分]

きのこのマリネ ………………………… お好みで
もやしナムル ………………………… お好みで
ブロッコリーのおかか和え ………… お好みで
みそ ………………………… 小さじ1 1/2
カットわかめ ………………………… ひとつまみ
熱湯 ………………………… 160cc

作り方

1. マグカップに、カットわかめとお好みの常備菜を入れる。
2. 1にみそを加える。水分が少なければ、少量の湯と混ぜておく。
3. カップに熱湯を注ぎ、みそを溶かすように混ぜる。

arrange
03
バンバンジー豆腐サラダ

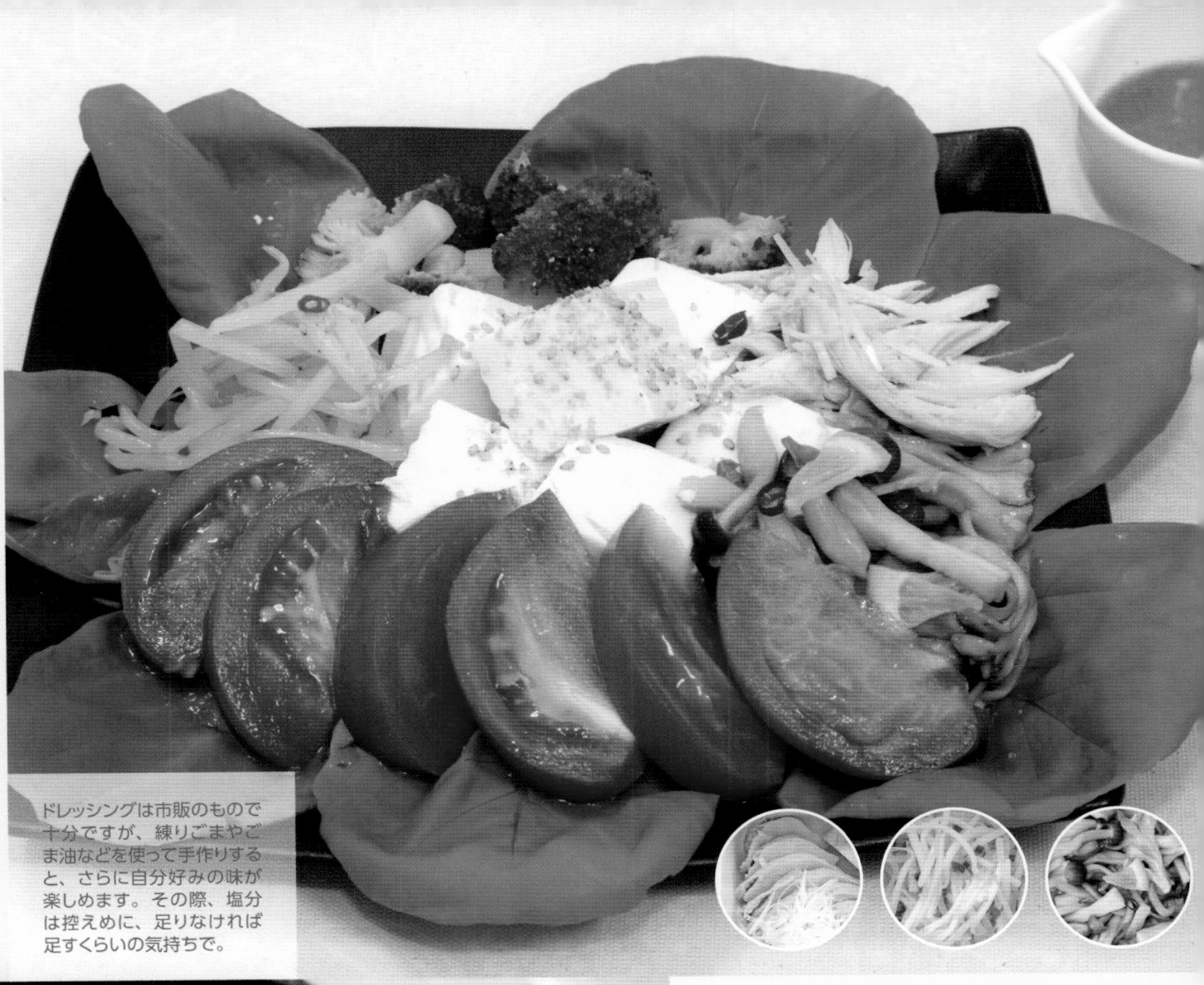

材料 [2人分]
- 蒸し鶏スライス …… 4枚
- もやしナムル …… 適宜
- きのこのマリネ …… 適宜
- 絹ごし豆腐 …… 1/2丁
- サラダ菜 …… 1株
- トマト …… 1/2個
- ごまドレッシング …… 適宜

作り方
1. サラダ菜は洗ってちぎる。トマトはくし形に切る。
2. 器にサラダ菜を並べ、豆腐をのせる。
3. 粗く裂いた蒸し鶏と、もやしナムル、きのこのマリネ、トマトを 2 に飾る。
4. ドレッシングをかける。

ドレッシングは市販のもので十分ですが、練りごまやごま油などを使って手作りすると、さらに自分好みの味が楽しめます。その際、塩分は控えめに、足りなければ足すくらいの気持ちで。

arrange
04
スパニッシュオムレツ

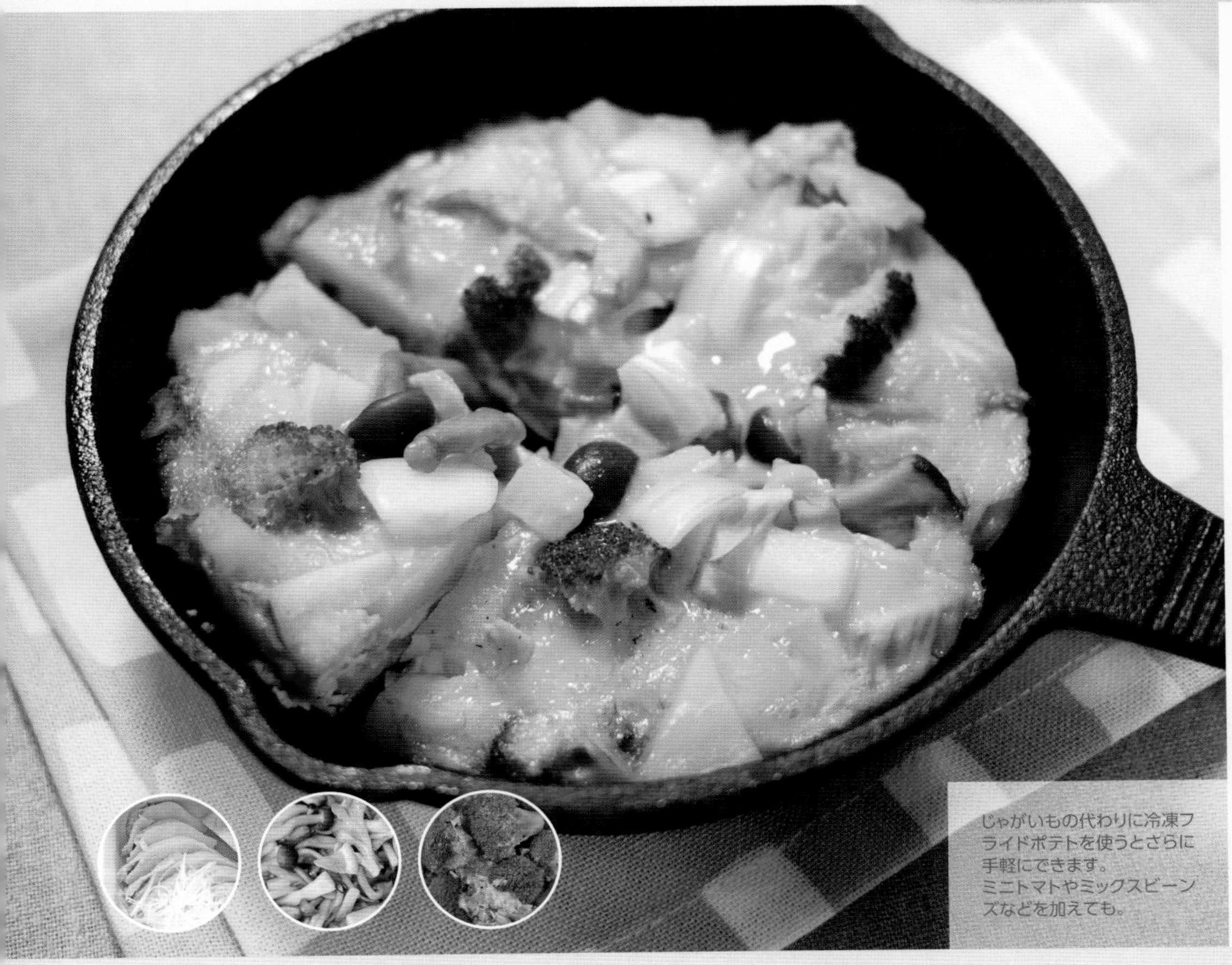

材料 [2人分]
- 卵 …… 2個
- 粉チーズ …… 小さじ1弱
- じゃがいも …… 小1個
- 玉ねぎ …… 1/4個
- 蒸し鶏スライス …… 2枚
- きのこのマリネ …… 適宜
- ブロッコリーのおかか和え …… 適宜
- オリーブ油 …… 小さじ2
- ケチャップ …… 適宜

作り方
1. じゃがいもは1cm厚さのいちょう切りにし、水にさらす。水気を切って、耐熱容器に入れ、ラップをして電子レンジ(600w)で2分加熱する。
2. 玉ねぎは1cm角、蒸し鶏は1.5cm角に切る。ブロッコリーは大きければカットする。
3. 卵を溶き、粉チーズを混ぜる。2 ときのこのマリネを加えざっくり混ぜる。
4. スキレットにオリーブ油を熱し、3と1を入れて軽く混ぜ、ふたをして中火で5分ほど焼く。食べやすく放射状に切り、ケチャップを添える。

じゃがいもの代わりに冷凍フライドポテトを使うとさらに手軽にできます。ミニトマトやミックスビーンズなどを加えても。

Profile

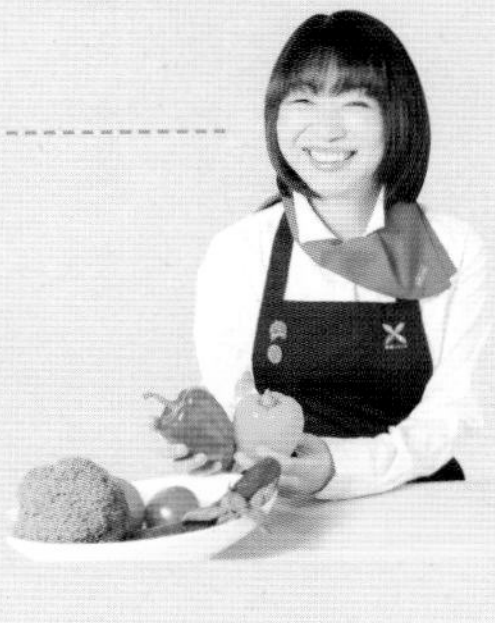

管理栄養士　日高圭子

平成7年4月～平成28年3月　東京都職員として、学校給食の運営や食育全般に携わる。 現在は、食事指導や講演、執筆などを行う。また、ウォーキング教室の講師も務める。野菜ソムリエプロ、薬膳コーディネーター。日本栄養士会会員、日本スポーツ栄養学会会員。

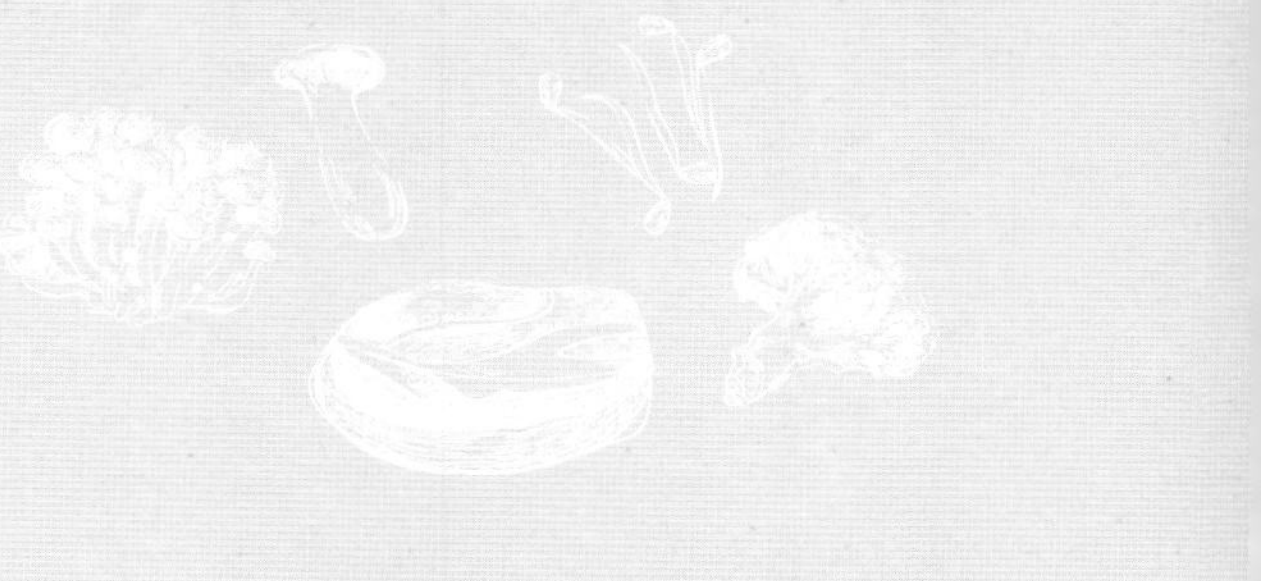

パパ＆ママになりたい！

オサカナスキヤネ DE 血液サラサラのからだを目指そう！

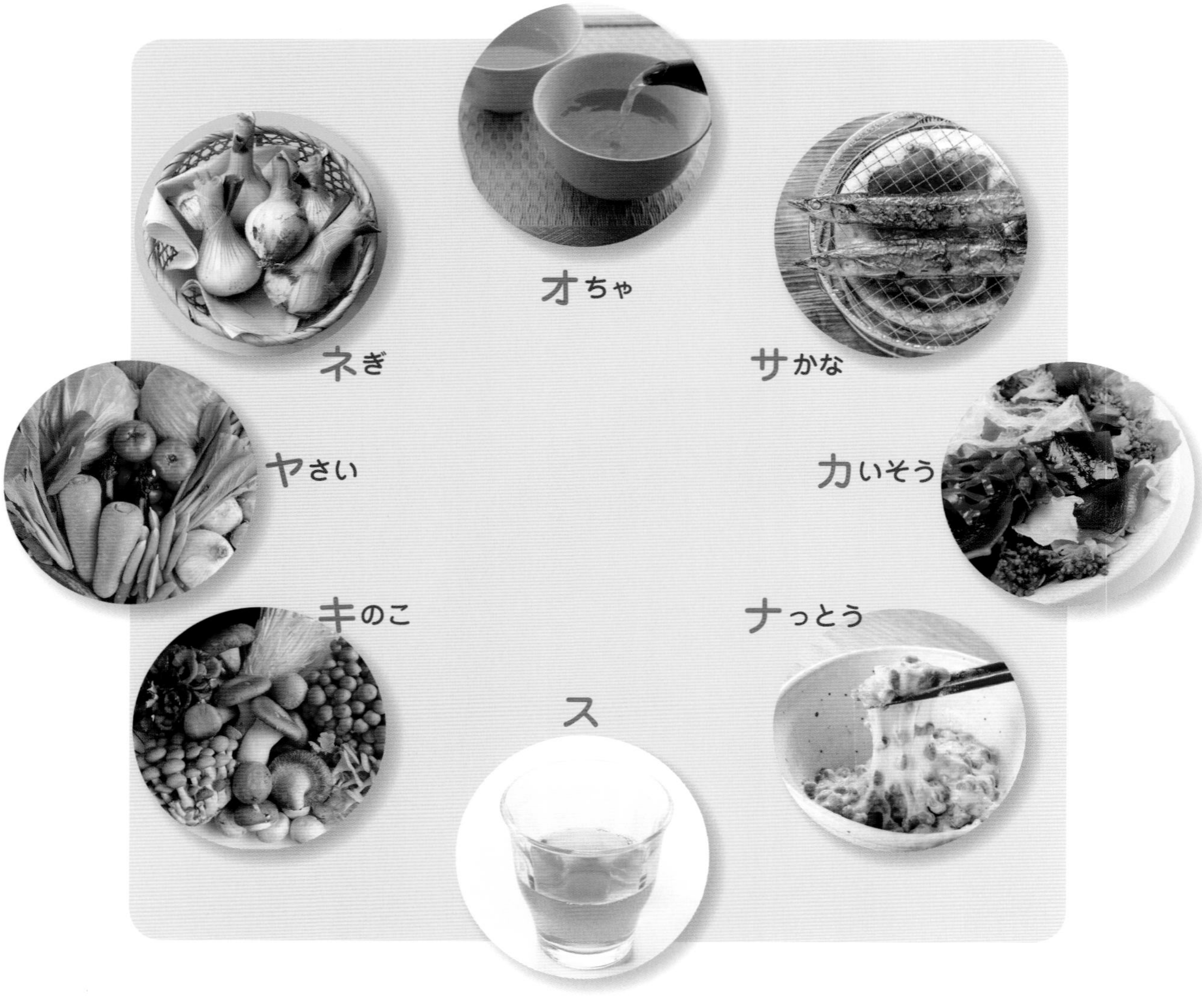
オちゃ
サかな
カいそう
ナっとう
ス
キのこ
ヤさい
ネぎ

サラサラ血液が大切なわけ

酸素や栄養は、血流に乗って体の隅々まで運ばれていきます。ですから、血液がサラサラと流れることは、生きていくうえで、とても大切なことです。また、妊活期の血流は、新しい命を育むための重要なポイントです。

子宮や卵巣にも、当然、血液は流れています。新しい月経周期が始まると、卵巣には新しい血管ができて、卵胞へ卵胞刺激ホルモン（ＦＳＨ）や黄体刺激ホルモン（ＬＨ）が運ばれます。

また卵巣でつくられる卵胞ホルモン（エストロゲン）や黄体ホルモン（プロゲステロン）も血流に乗って子宮へと届けられます。

すみずみまで血液が届けられるのは、太い血管から枝分かれしたように身体中に張り巡らされている毛細血管があるからです。毛細血管は、とても細く髪の毛の20分の1程度。

血管には動脈、静脈、細小動脈、毛細血管の4つがあり、すべてをつなげると約9万km、地球を約2周半します。サラサラ血液なら、届けやすいでしょう。でも、ドロドロ血液だと届けにくくなるかもしれません。また、薬の効果も心配です。薬の成分は、血流に乗って届けられるものも多くあるからです。

　卵胞に十分な栄養を届けたい。

　子宮内膜を十分に厚くしたい。

　そして、不育症に悩む人のなかでも血液凝固異状や自己抗体のある人は、血液サラサラはとても大切です。

私の血液、サラサラかな？

　自分の血液がサラサラかどうか？を確認するには、検査をすればいいのですが、検査で確認するしないよりも、血液をサラサラにする、サラサラを保つ生活を心がけることが大切です。

　ただ、健康診断などで

- コレステロール値が高い
- 中性脂肪が高い
- 血圧が高い

といわれた人。また、

- 肥満
- たばこをよく吸う

などの人は、ドロドロ血液かもしれません。

　ほかには、肌がくすんで見える、肌荒れを起こしている、顔色が良くない（青白い）、手足の冷えが強い、疲労感が抜けない、肩こりが強いなどの症状がある人も注意しましょう。

オサカナスキヤネとは？

　血液サラサラになるためには、食生活の見直しが大切です。

　そこで、「オサカナスキヤネ」です。「オサカナスキヤネ」は、血液がサラサラになる食材の頭文字をとったものです。

オは、お茶です。
　緑茶などに含まれるカテキンは、抗酸化物質で血液の状態を良くします。

サは、魚です。
　魚のなかでも、青魚のサバやイワシ、サンマなどに多く含まれるDHA（ドコサヘキサエン酸）やEPA（エイコサペンタエン酸）が血小板の固まる特性を抑えます。

カは、海藻です。
　昆布やワカメなどに含まれるぬめり成分のアルギン酸は、血糖値の上昇を抑え、コレステロールを低下させます。

ナは、納豆です。
　納豆に含まれるナットウキナーゼという酵素は、血栓を溶かす作用があります。

スは、酢です。
　赤血球は、毛細血管などの細いところも通りやすくなるよう、血液の流れによって形を変化することができます。酢に含まれる酢酸やクエン酸が赤血球の膜を柔らかく、しなやかにし、赤血球の変化能を高めることが期待できます。

キは、キノコ類です。
　キノコに含まれるβ-グルカンは血糖値やコレステロール値の低下に役立ちます。

ヤは、野菜です。

　野菜にはビタミンやミネラルといった栄養素、食物繊維が多く含まれています。また、抗酸化物質も多く含まれています。

　ビタミンやミネラルと、抗酸化物質を一緒に、豊富に摂ることで活性酸素を抑え 血液の状態が良くなります。


ネは、玉ねぎやにんにくなどのネギ類です。

　ネギ類のツンとした匂いの成分であるアリシンは、血小板の固まりやすい特性を抑えて血栓がつくられるのを防ぎます。

　さて、これらの食材をつかった料理をこの1週間でどれくらい食べましたか？

　もし、足りないものがあったら、明日は積極的に補いましょう。

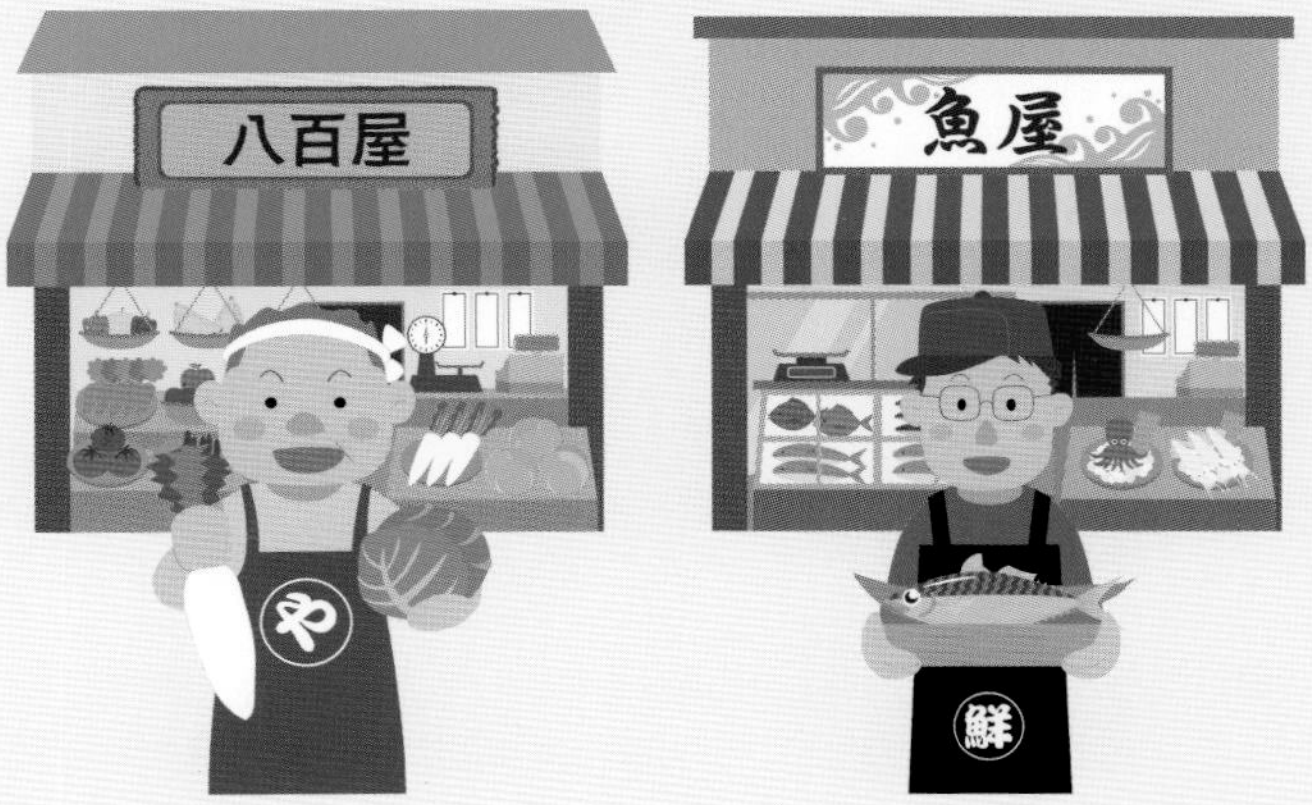

レーズンとにんじんのサラダ

スヤ

材料と作り方＜２人分＞

1、ニンジン（１本）はよく洗って、皮ごと細切りにする。細切り用スライサーを使うと便利！
2、オリーブオイル（120cc）、お酢（50cc）、塩、コショウ、レモン汁（それぞれ適量）をすべて合わせてドレッシングを作っておく。油は最後に少しずつ加えるのがコツ。
3、ボールに（1）のニンジンを入れ、ドレッシングを加えてよく混ぜ合わせる。ドレッシングは加減しながら適量を入れる。
4、（3）にレーズン（10ｇ）を加えて少しなじませる。
5、器に盛りつけ、イタリアンパセリを飾れば出来上がり。

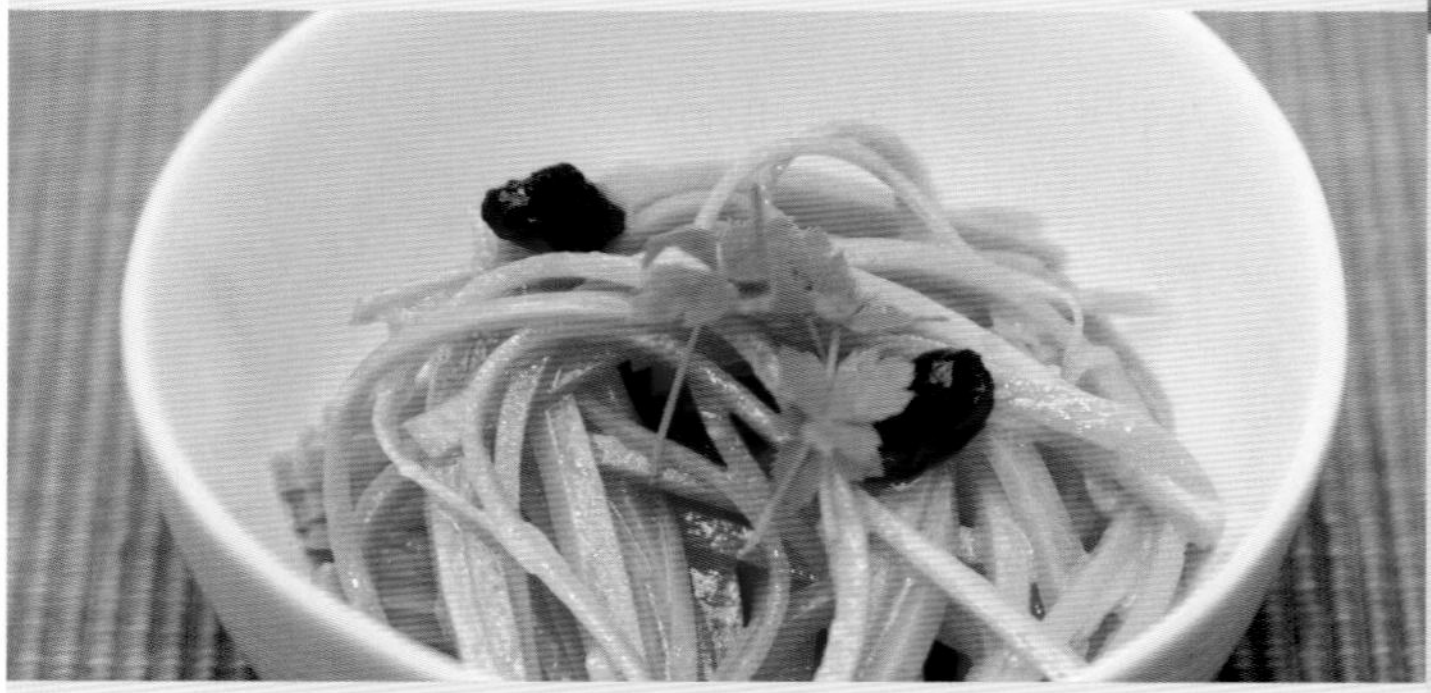

レーズンはポリフェノールたっぷり♪
ニンジンにはベータカロテン♪
抗酸化作用ペアにお酢をプラス！

イワシは、EPA が青魚の中でも特に豊富！
またカルシウムもたっぷりなので骨ごと食べられるイワシ缶が重宝です！

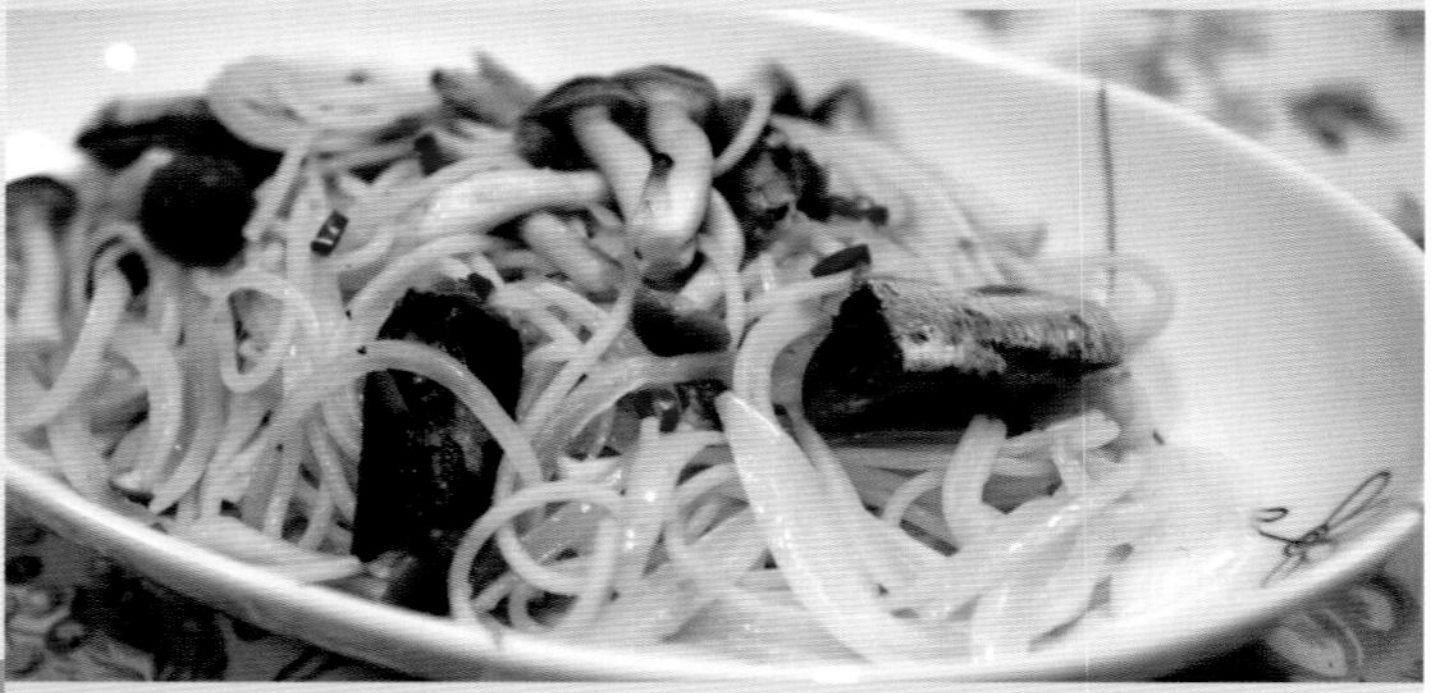

イワシのパスタ

サキネ

材料と作り方＜２人分＞

1、パスタ 100g に対し水１リットル、水１リットルに対して塩５～10g の割合でパスタを茹でる。
2、しめじ（１パック）は、石づきを切り落とし小房に分けて、たまねぎ（中 1/2 個）は、薄くスライスをする。にんにく（1/2 片）はみじん切りにし、とうがらし（1/2 本）は種を抜いて細く輪切りにする。
3、ボウルにイワシ缶（醤油味）を汁ごと入れ、身をほぐしておく。
4、オリーブオイルを熱し、にんにくととうがらしを入れ、茹で上がったパスタを入れ少し炒め、3. のボウルへ入れまぜたら出来上がり。

オサカナスキヤネ　食後は、緑茶で **ホッ♥**

ネバネバ三兄弟

ナスヤ

材料と作り方＜２人分＞

1、オクラ（６本）は、塩をふって板ずりする。
熱湯でサッと茹でて冷水にさらし、水を切って、薄切りにする。
2、長芋（50g）は千切り、納豆（１パック）は細かく刻む（ひきわり納豆はそのままで）。
3、オクラと長芋、納豆を器に盛る。
4、食べるときに、ポン酢を適量かける。

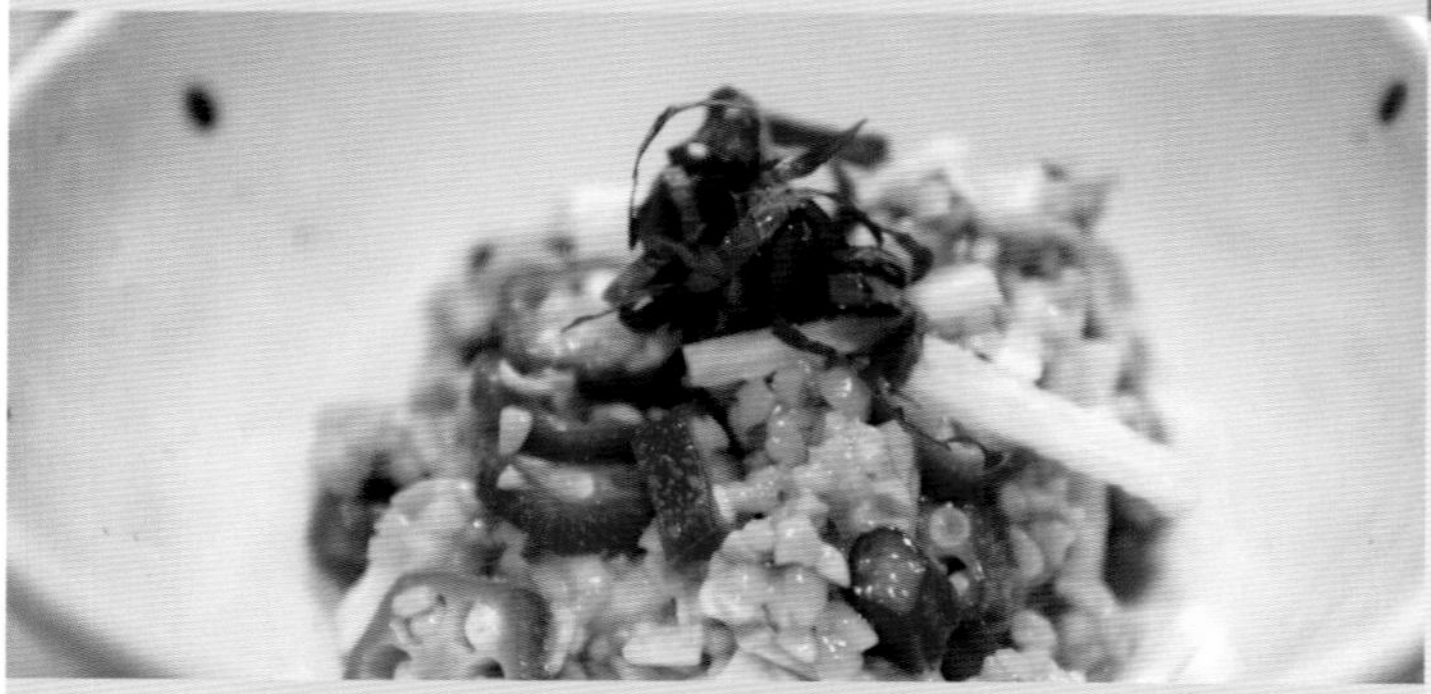

ネバネバ成分は、
血液サラサラにする効果があることで有名。
ネバネバ食材が３つ揃えば最強です！

ひじきは、血液の循環を正常に保つ働きをする
マグネシウムと貧血を予防する鉄が豊富。

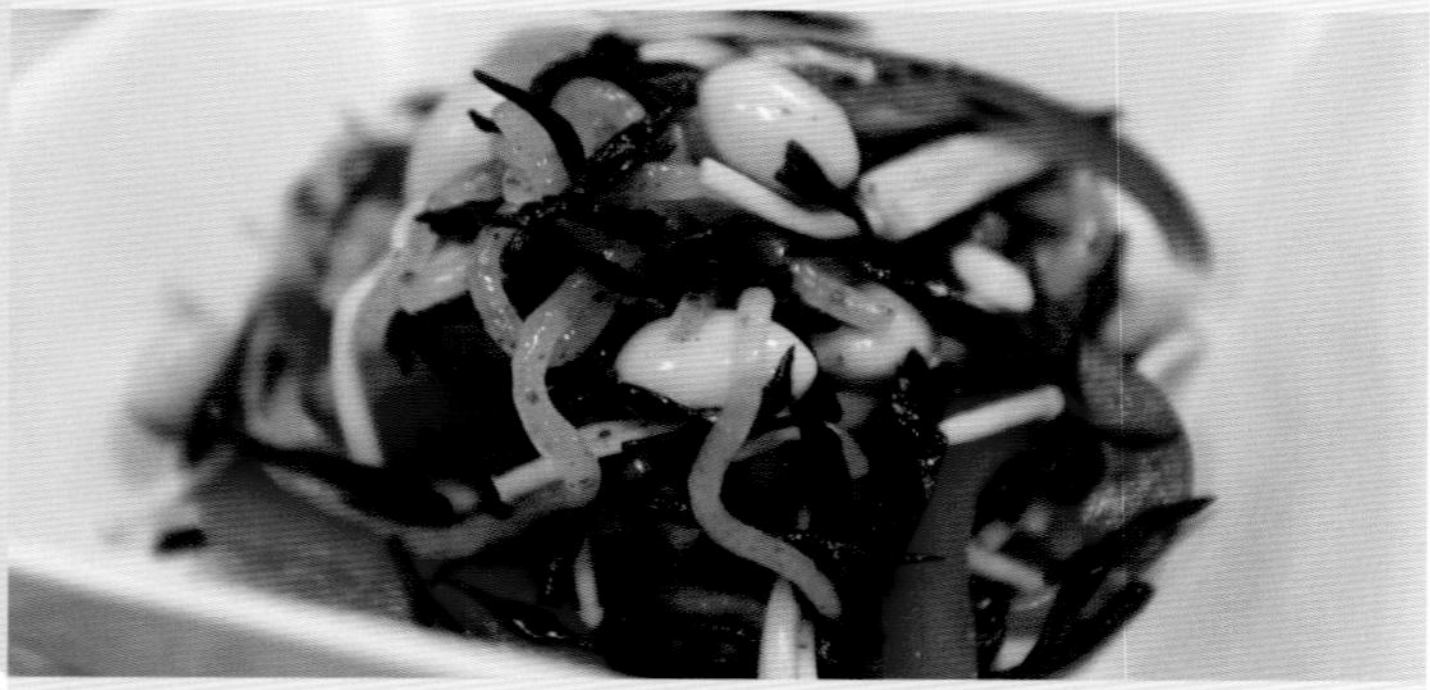

ひじきと大豆のポン酢和え

カスキヤ

材料と作り方＜４人分＞

1、耐熱容器にひじき（乾燥 10g）を入れ、ひたひたになるくらいの水を入れ、レンジ（600w）で３分過熱する。
2、（1）をザルにあげ、ひじきをさっと水洗いし、水気を切っておく。
大豆（水煮 100g）も水洗いをし、ザルにあげ、糸こんにゃく（ミニ袋 100g）は 3cm ほどに切りそろえ、茹でてあく抜きをする。
えのき（1 袋）だけは、サッと茹で、ザルで水気を切る。
3、パプリカ（１個）は横半分に切って、細切りにして湯通しする。
4、ひじきと大豆とパプリカを合わせて、ポン酢で和えたら出来上がり。

血流のいいカラダのための生活習慣

血流のいいカラダであるためには、食生活だけでなく、ほかにも気を配りたいことがあります。

「いいよ！」と聞くと、「あれも！これも！」とチャレンジしてみたくなりますが、自分にあったもの、楽しみながら、長続きするものにチャレンジしましょう。

お腹周りが気になる人
適正体重よりも多い人

自分の適正体重が何 kg か知っていますか？

肥満は、動脈硬化、糖尿病などの生活習慣病の原因になり、生活習慣病は血流や血管と強い因果関係があります。

生活習慣病を予防することが、肥満対策や血液と血管の健康につながります。

① 自分の適正体重を知りましょう。
適正体重 ＝（身長 m)^2 × 22
②「お腹いっぱい！」と思った、次の一口は余分な栄養です。
③ 無理なダイエット、自己流ダイエットは危険です。
摂取カロリーを少し抑えて、体重の５％程度を１カ月で減らすようにしましょう。

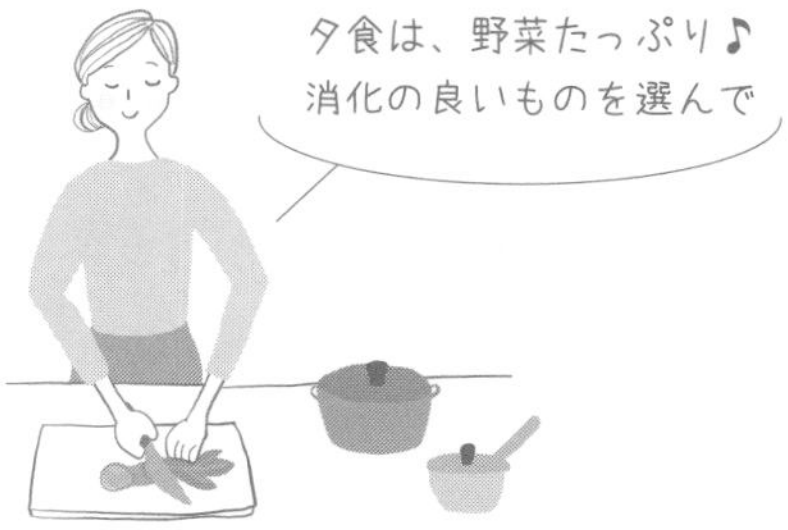
夕食は、野菜たっぷり♪
消化の良いものを選んで

おうち時間が楽しめそうな人

夕食後や入浴後の時間、また休日などに家でストレッチやヨガに挑戦してみましょう。

特別な道具はいりません。少しずつカラダを動かすことを楽しむことが大切です。夫婦で、ウォーキングもいいですね。

● ヨガやストレッチに挑戦してみましょう。
・ハッピーベイビーのポーズ
足のむくみや末端の冷え、血行不良の改善
・橋のポーズ
子宮を支える骨盤底筋を締める効果
・猫のポーズ
骨盤周りの動かして、子宮を温める
など

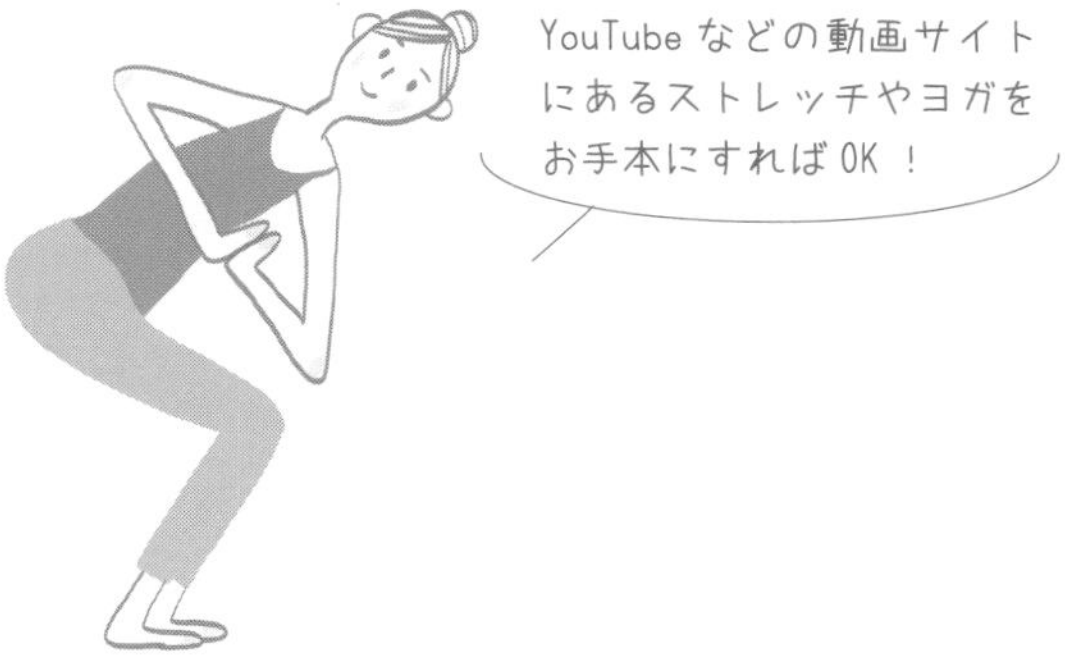
YouTube などの動画サイトにあるストレッチやヨガをお手本にすれば OK ！

1日中座りっぱなしの人
カラダを動かす時間が少ない人

長時間座っていると、足もむくみがちです。

むくみは、血液が滞っているから起こっているのかもしれません。

デスクワークのちょっとした時間にやってみましょう。

① 座ったままで、イスに浅く座り、姿勢を正しましょう。
もちろん立った姿勢でも OK。背筋をピン！と伸ばしてからはじめましょう。
② つま先を床につけたまま、両足同時にかかとを上げたり、下げたりを 10 回。
③ 左右の足をかかとを立てたまま、まっすぐ交互に上げたり、下げたりを 10 回。
④ 両膝を胸に引き引き寄せるように上げたり、下げたりを 10 回。

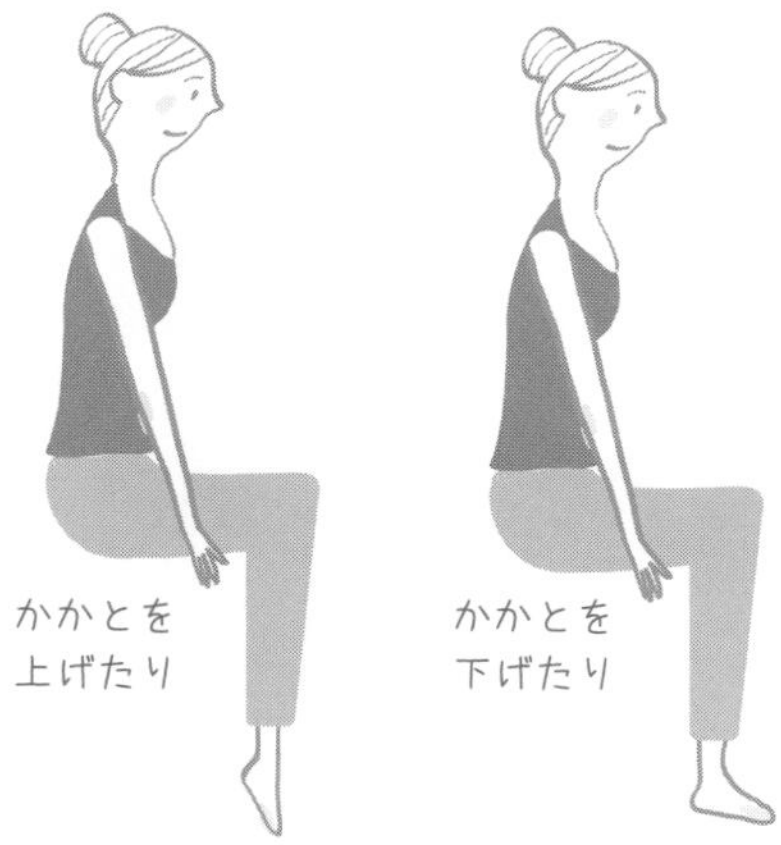

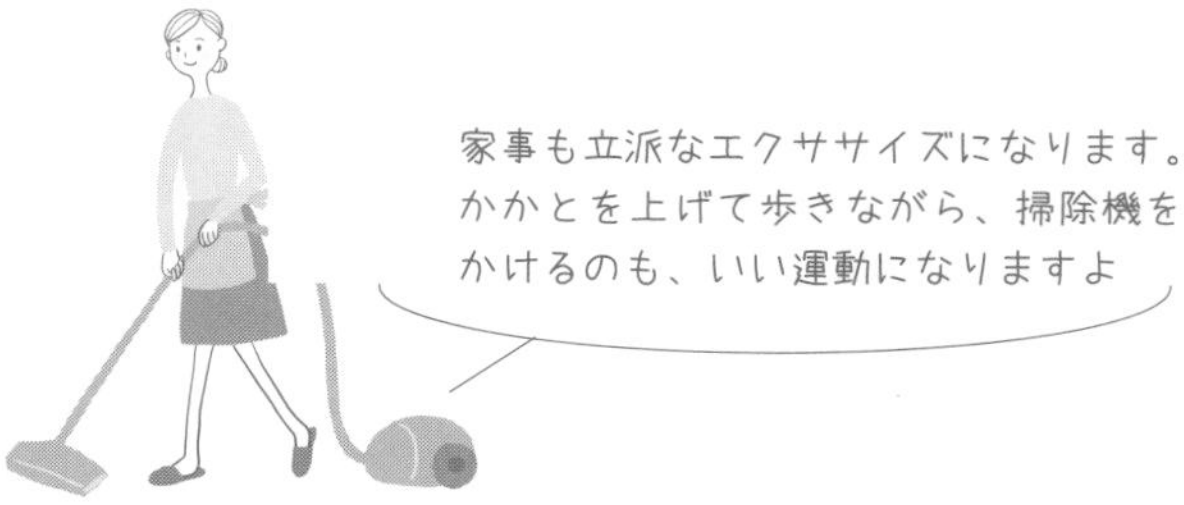

家事も立派なエクササイズになります。
かかとを上げて歩きながら、掃除機をかけるのも、いい運動になりますよ

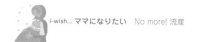

vol.61

funin.info 無料相談コーナーから pick up！

i-wish ママになりたい　相談コーナー

相談とお返事

1 現在、年齢のタイムリミットがせまってることで不安がよぎっています。

2 仕事と病院の両立に悩んでいます。

3 着床しない原因で調べられる事はもうこれ以上無いのでしょうか？
別の病院に移ればうまくいくこともありますか？

4 「医師の卵胞チェック」「排卵検査薬」「体温」「おりもの」どれを優先して考えれば良いですか？

5 性同一性障害でのＡＩＤ治療は可能ですか？

6 都内には不妊治療専門の病院も多いのですが費用が高いのでは？
との不安があり、病院選びに悩んでいます。

7 現在、不妊クリニックに通っていますが、色々疑問があり質問させて頂きました。

8 私たち夫婦は、性交でまだ一度も挿入に成功したことがありません。

9 夫婦を解消し、パートナーとして同棲を続けていますが子どもが欲しいです。
治療は可能なのでしょうか？

10 胞状奇胎で流産、その後妊娠もなく行為もここのところなく、何か良い方法は？

11 不育症は一般的な検査や金額、そして検査期間は何日くらいかかりますか？

12 出来るだけ近場で待ち時間が短く、不妊専門のおすすめ病院を探してます。

13 ＡＭＨホルモンの数値が低く、40 歳代の人と同じくらい
しか卵子の数が残っていないとのこと。
治療をすれば良いのか？

14 ２年近くタイミングを取ってますが妊娠しません。
スムーズに人工授精を受けられる病院はありませんか？

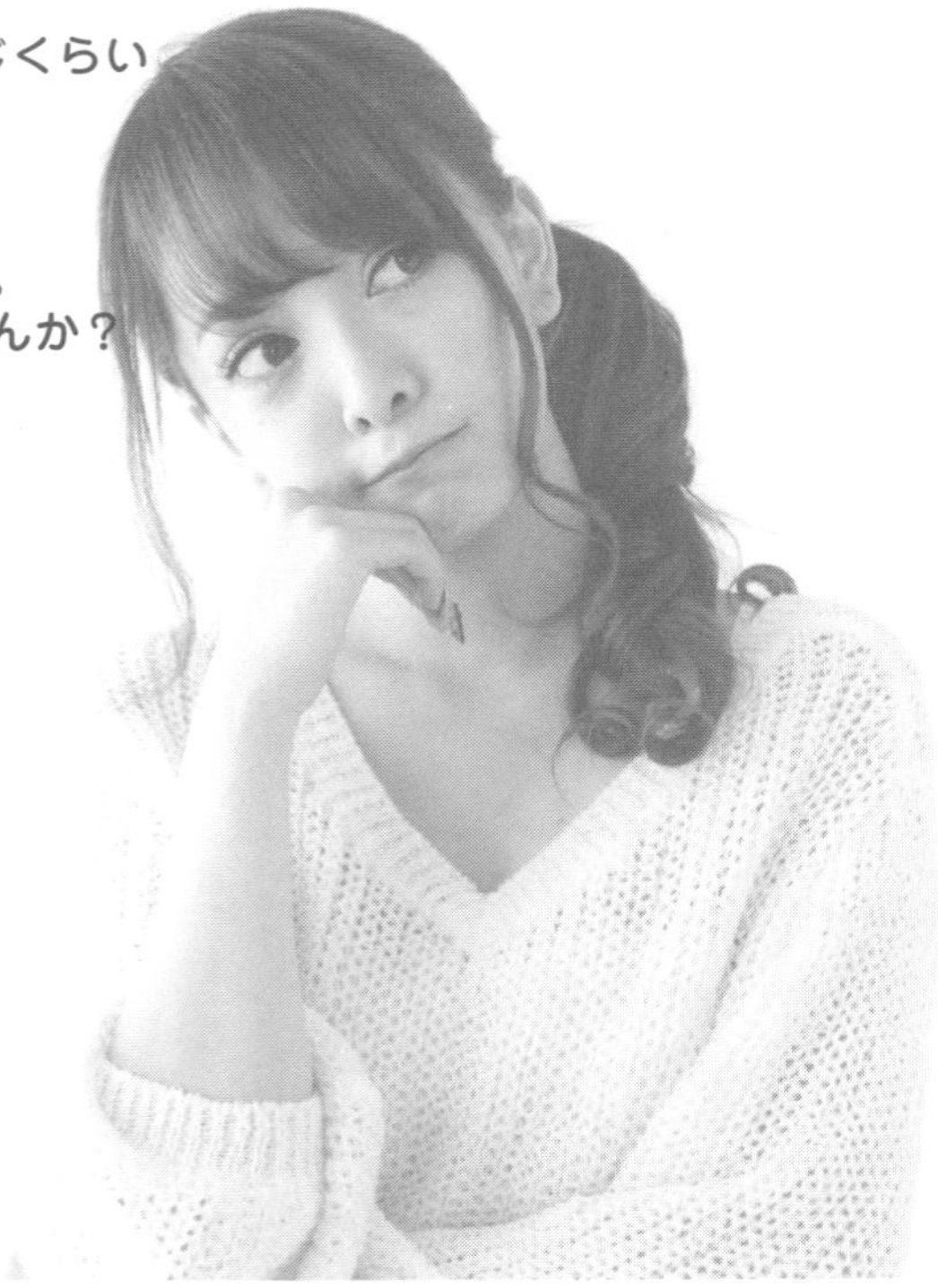

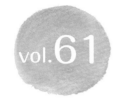

相談1

現在、年齢のタイムリミットがせまってることで不安がよぎっています。

41～45歳・北海道

現在、不育症の検査が終わったところです。不育症の治療は移植直前まで無く、次の生理がきたら三回目の移植の準備となります。早くて10月には移植できるそうです。今は、次の治療まで待っている日々です。

その間に民間で申し込んだ健康診断があります。一般的なものでバリウムはないのですが、マンモグラフィはあります。

不妊治療の医師によると、健康診断を受診して問題ないと話していたので受けることは心配ありませんが、結果がでるのに1カ月くらいかかります。その健康診断によってもし異常が見つかり、治療の助成金申請も少ない金額で無駄になってしまうのではと考えてしまいます。

ただ、来月で43歳になりますし、一日でも早く治療を進めたい気持ちもあります。夫の意見は一回周期を休むのもありだと言われました。

私自身は年齢のタイムリミットがせまってること、もし休んだらその間の時間があり、余計に立ち止まってしまうのではないかと考え、不安がよぎっています。

お返事

健康診断の結果が出る前に、不妊治療周期に入ることに不安を感じているのですね。

健康診断を受け、その結果が1カ月後になり、10月には、胚移植の予定があるとのことですが、凍結融解胚移植でしょうか。

凍結融解胚移植であれば、融解する時期を変更するということになりますが、これは特に問題はないかと思います。

施設の予約の状況がどのようになっているのかわかりませんが、医師に、健康診断の結果が出てから胚移植のスケジュールに入りたいということを相談されてはいかがでしょう。

1周期移植が先になっても大丈夫です。

胚は、そのままの状態で凍結されていますし、身体の状態も1カ月では大きな差はありませんので、問題ないのではないでしょうか。ご主人の言われるように、一呼吸入れるつもりで休んでみてはいかがでしょう。

まずは、医師に相談されてください。

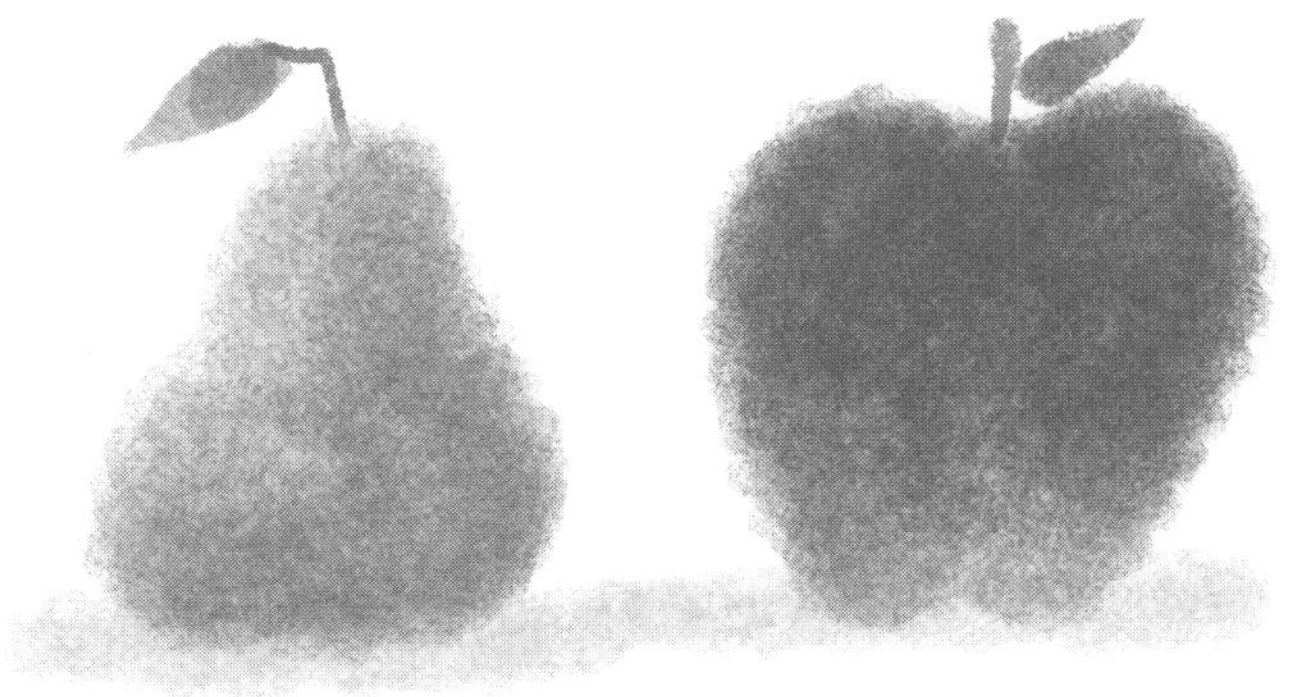

相談2

仕事と病院の両立に悩んでいます。

31～35歳・長野県

初めての人工授精も妊娠にいたらず、焦りと不安があるのですが、それ以上に最近、仕事と病院の両立に悩んでいます。

覚悟はしていたのですが、予定の立てられない遅刻、早退が月に何度もあり、会社に迷惑をかけてしまっていることが辛くてしかたありません。

また、不妊治療をしてることを仕事場に隠している（一部の人には伝えているのですが、知られるのは恥ずかしさがあります）ので、誤魔化しながら遅刻、早退する事が心苦しいです。

一刻も早く妊娠したい思いが強いのですが、この先もずっと働き続けたいと思っている会社なので、辞めて不妊治療に専念するというのも難しく、どうしたらいいのでしょう。

お返事

通院サイクルとしては、月経が始まってから数えて、10日前後で診察があり、その後は2日に1回の診察になることが多いようです。仕事で都合のつかない時は、医師と方法などを相談されるとよいかと思います。

治療は、毎月必ず行わなければならないわけではありません。通院のために、職場に負担をかけてしまった場合には、2～3カ月治療をお休みすることも可能ではないでしょうか。無理せず通院することがストレス軽減になるかと思います。また、職場にカミングアウトすることで、配慮してくれるところもあれば、そうでないところもありますから、上司の理解があるとよいですね。

人工授精の目安は、4～6回になります。この期間を無理せずに、ゆっくりで大丈夫ですからすこしずつ進んでください。

ご縁があって、好きな職場で働いているのですから、続けられるとよいですね。

相談3

着床しない原因で調べられる事はもうこれ以上無いのでしょうか？ 別の病院に移ればうまくいくこともありますか？

31〜35歳・山形県

現在、不妊治療6年目となる31歳の者です。

27歳の時に二度着床しましたが、一度は心拍確認できないまま稽留流産、もう一度は化学流産で、どちらもhMGとhCGでのタイミング法での着床でした。その後、転院して体外受精を行っていますが、良好胚を5度移植しても一度も着床すらしません。

着床の窓のズレは無く、子宮内膜炎は治療済み、ポリープは極小さいものが3つほどありましたが、擦ったところ取れたようです。

今のクリニックでは、もうやれる事は無いそうです。

今のクリニックに胚盤胞がまだ6個ほど凍結保存されていますが、それを着床するまで移植し続けるべきか、それとも転院して1から始めるか、とても迷っています。

着床しない原因はもうこれ以上調べられる事は無いのでしょうか？

別のクリニックに移ればうまくいくということもありますでしょうか？

お返事

着床しない要因としては、胚から考えるか、母体から考えるかの2通りがあります。

着床しない原因の多くは、胚の染色体異常だと考えられています。これまでの稽留流産と生化学的妊娠（化学流産）も、染色体異常があったのかもしれません。でも、5回も良好胚を移植しているのに、すべて染色体の問題なの？ 年齢からしても、そんなに染色体の問題が続くかしら？と疑問に感じますよね。

胚の染色体異常については、臨床研究として始まっているPGT-A（胚の染色体の数を調べる）やPGT-SR（胚の染色体の形を調べる）検査を受けることでわかります。

これらの検査で、胚の染色体に問題のない胚を移植することで流産を避ける、胚移植あたりの妊娠率をあげることが期待できます。胚の染色体の形の問題は、夫婦のものが受け継がれている場合があるので、夫婦の染色体検査が必要になります。

もう一方の母体の問題としては、免疫寛容の問題です。これまで着床の時期、子宮内膜炎はクリアしているので、免疫の問題を検討してみるのも1つです。通常、胚は攻撃されることなく受け入れられ着床していきますが、免疫が活発な人は半分ご主人の遺伝子からできている胚を異物と見なして攻撃してしまうことがあります。

転院する場合は、胚を残していくか、全て移植してからにするか、また胚と一緒に転院するかになります。胚と一緒に転院する場合は、受け入れの問題もありますので、難しい場合も少なくありません。

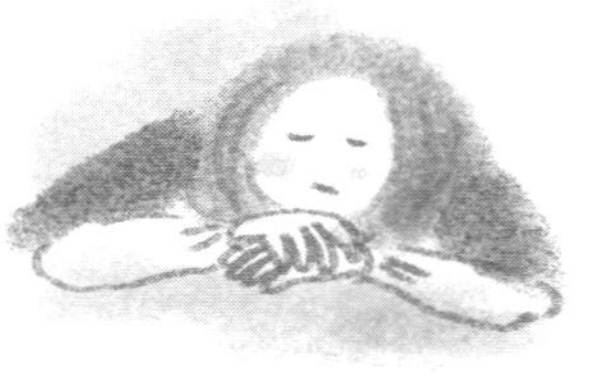

相談4

「医師の卵胞チェック」「排卵検査薬」「体温」「おりもの」どれを優先して考えれば良いですか？

36〜40歳・千葉県

生理周期は26〜28日です。

自分は、排卵検査薬、体温、おりもので見ると、D12辺りが排卵だと思ったのですが、医師は「D10〜D11早朝には排卵している」との事でした。

毎回、診察して下さる先生が違うので、少し心配です。

今後の参考にしたいので、「医師の卵胞チェック」「排卵検査薬」「体温」「おりもの」どれを優先して考えれば良いか教えて下さい。

私の経過

D9／朝 卵胞 17ミリ、朝夜 排卵検査薬陰性、体温 36.46、おりものなし
D10／卵胞チェックなし、夜 排卵検査薬弱陽性、体温 36.50、おりものなし
D11／朝 既に排卵済み、夜 排卵検査薬強陽性、体温 36.53、おりもの多くあり
D12／卵胞チェックなし、排卵検査薬なし、体温 36.39、おりもの少しあり
D13／卵胞チェックなし、排卵検査薬なし、体温 36.69、おりもの少しあり
D14／卵胞チェックなし、排卵検査薬なし、体温 36.76、おりものなし

お返事

医師の判断とご自身の考えていた排卵日が少し異なっているので、心配なのですね。卵胞の大きさは16ミリから成熟卵胞とみなし、血液検査や尿検査などで排卵日を予測します。

9日には陰性であった検査薬が10日に陽性となり、11日目には排卵済とのことですので、排卵したのは10日の夜以降11日の診察までの間とみてよいのではないでしょうか。

オリモノがたくさん出た日についてですが、実際には、排卵

期が近くなると、子宮の入り口のところにはたくさんのオリモノが分泌されていて、それが流れてこないとオリモノを感じることはできないのですが、身体自体は排卵の準備をしていたということになります。

オリモノが少なくても排卵は順調に起きています。

今回の排卵からすると、タイミングは9日、11日でとるとよいのかもしれませんね。

卵管の中に入ってきた精子は2～3日は生きていますので、その間に卵子と出会うことができれば、受精の可能性が出てきます。

卵胞は毎月違うものが発育してきますので、発育のスピードも毎月異なっています。超音波で卵胞の大きさと、できれば血液検査で排卵を予測してもらうほうがより確実になりますね。

排卵自体は大きなズレはなさそうですから、あまり心配しなくて大丈夫です。

相談5 性同一性障害でのAID治療は可能ですか？

31～35歳・広島県

AIDについての質問なのですが、性同一性障害（FTM）と女性の夫婦なのですが、AIDでの不妊治療をすることは可能ですか？

お返事

AID／第三者提供精子による治療・AIDを考えているのですね。

AID自体の治療を行うことは可能です。ただ現在、AIDを行っている施設は少ない状況にあります。

広島県内で現在治療ができる施設があるのかは不明ですが、岡山大学病院には、ジェンダーセンターがありますので、問い合わせをされるとよいかもしれません。

相談6 都内には不妊治療専門の病院も多いのですが費用が高いのでは？との不安があり、病院選びに悩んでいます。

26～30歳・東京都

妻27歳。夫28歳です。

妻の私は、先日、婦人科のホルモン検査で多嚢胞性卵巣症候群と診断され、不妊治療を勧められました。

また、夫は糖尿病で2年前に入院し、現在も治療を行っています。インスリン注射は今はしておらず、薬だけです。夫も先日精液検査をしましたが、精液が少なすぎて検査もできない量でした。これについては本人も、もともと自覚ありです。

このような状況のため、夫婦で通院を考えているのですが、調べても女性の治療内容だけだったり、泌尿器科で男性の治療を重点に行っているところだったり、どこの病院に行けばいいのか分かりません。

また、都内だと不妊治療専門の病院も多く、しっかりしてるところは費用も高いのでは？という不安もあります。このような場合はどのような病院を選べばよいのでしょうか？

お返事

婦人科を受診されて診断の結果、多嚢胞性卵巣とのことで、そのほかにご主人にも問題があり、ご夫婦で通院できる施設を探しているのですね。

不妊治療を行う場合には、月に数回の診察が必要になってしまうため、自宅から通院しやすい環境にある施設を探していただくのがよいと思います。診察時間帯や休日の対応なども考慮されるとよいですね。

不妊専門施設には、男性不妊で治療をされている方も多くおられますので、ほとんどの施設でご夫婦の治療が行えると思います。詳しくは施設のホームページや直接施設に問い合わせをしていただき確認されるとよいと思います。

不妊治療における医療費の多くは保険適応ではないため、自費診療になってしまい、施設によって違いがあります。医療費については、ホームページを参考にされ、いくつかの施設をリストアップし、その中から決められるとよいと思います。

また、不妊治療に関しては東京都や各自治体の支援もありますので、そちらも確認されるとよいと思います。

病院選びは、実際に通院して始めてわかることも多く、治療について相談しやすい医師や環境を整えている施設がよいと思います。

不妊治療は、すぐに結果が出るということではありませんので、無理せず、ゆっくりと治療を進めて行ってくださいね。

相談7

現在、不妊クリニックに通っていますが、色々疑問があり質問させて頂きました。

31~35歳・東京都

現在、都内の不妊クリニックに通っていますが、色々疑問がありメールしました。

今のクリニックには、6月から通っており（自己流のタイミングを今年の1~5月まで実施）、血液検査等一連の検査結果は、夫婦ともに問題ありませんでした。ただ右卵巣に2~3㎝のチョコレート嚢胞があります。タイミング法を3回行いましたが、妊娠には至らずです。

気になっているのは、クリニックにて卵胞をチェックした際、過去3回全てチョコレート嚢胞がある右卵巣からの排卵という点です。

以上を踏まえ、質問です。

①右卵巣からしか排卵しないというのは、左卵巣内の卵胞が上手く育っていないということなのでしょうか?

それとも右卵巣からの排卵が3カ月連続なのはたまたまでしょうか?

チョコレート嚢胞があると卵胞が育たなかったり、上手く排卵しないのでしょうか。

②担当医より、次月からステップアップの話があると聞いています。仮に人工授精にトライしても右卵巣からの排卵である以上、受精しないということでしょうか?

その場合は、早期に体外受精に進んだ方が妊娠の確率は上がりますか?

③初診時のAMHは4・31でした（私は33歳です）。AMHにそれほど余裕があるわけではないので、腹腔鏡手術をして癒着を剥がし自然妊娠を目指すよりも、早期に人工授精、または体外受精にトライをした方が良いでしょうか。

④3回のタイミング法では排卵誘発剤などの薬は使用していません。左卵巣からの排卵を促すためにも、排卵誘発剤を使用することは有効でしょうか。その場合どのような誘発剤が良いでしょうか。

参考までにホルモン検査結果です。

▼月経期のホルモン検査：プロラクチン16・8、LH3・88、FSH4・52、E_2 31

▼排卵後ホルモン検査：E_2 150、プロゲステロン15・7

⑤7月の生理痛が救急車を呼びたいほどの激痛だったのですが、それ以来月経期以外にも右足の付け根辺りに引きつるような痛みを感じます。

また、時折肛門辺りにもツンとするような痛みがあります。

通水検査では卵管は通っていたようですが、これは癒着が進んでいる可能性があるということでしょうか。

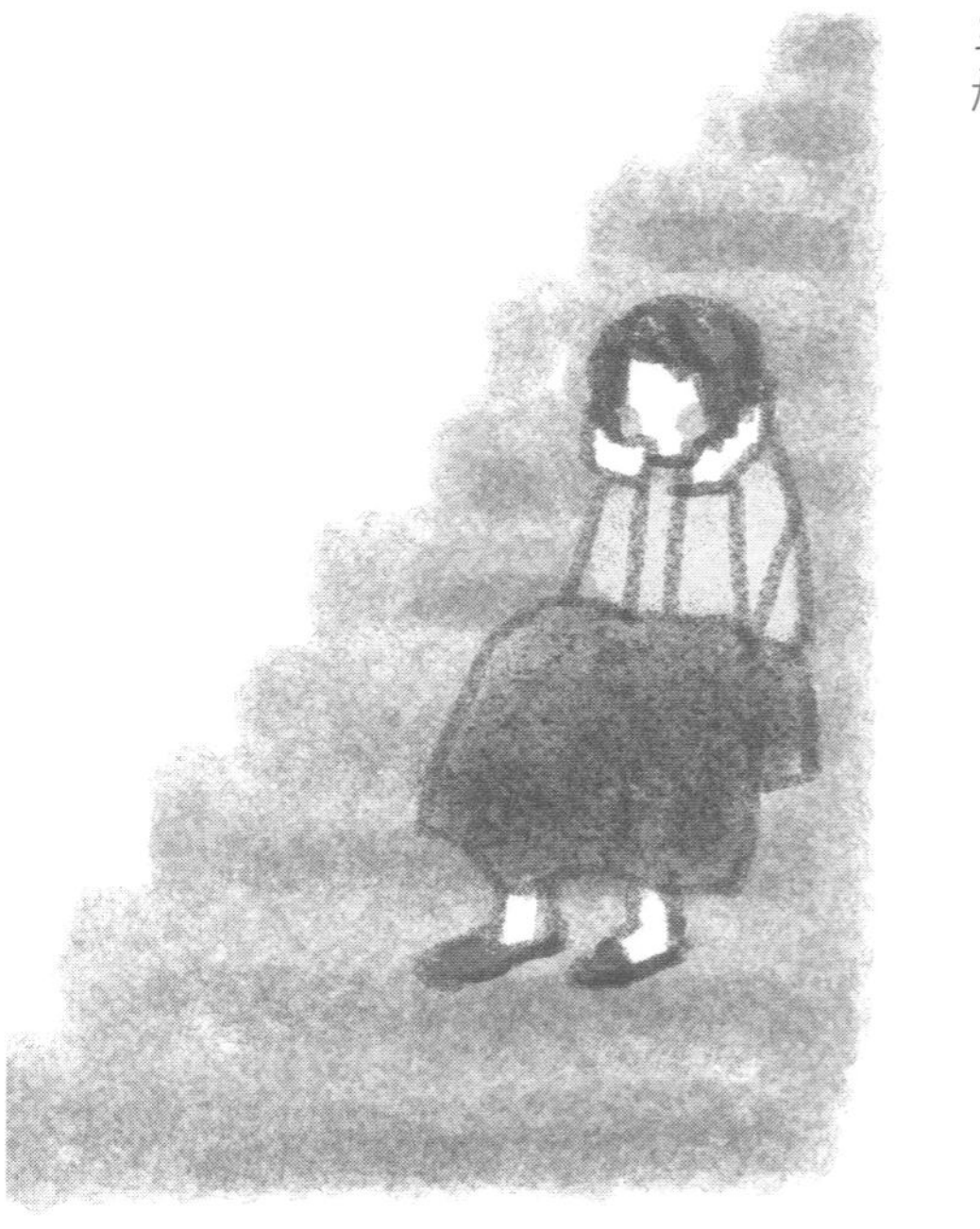

お返事

3つの質問に沿ってお返事します。

質問1　右の排卵が多い

左右ある卵巣のなかには、それぞれに排卵に向かってくる卵胞があります。左右の卵巣の機能の差や卵胞が発育しやすいなどの傾向はあるかもしれません。たまたま右側の卵巣からの排卵が続いたということも十分に考えられます。月経周期ごと、左はお休み、右は排卵と交互になるわけではなく、左右どちらの卵巣の卵胞も育ち、その中から排卵される卵胞だけが成長を続け、ほかは途中で消褪（消えてなくなること）していきます。

ただ、気になるのはチョコレート嚢胞がある右卵巣からの排卵を確認しましたか?

卵胞は育ったけれど、実は排卵していないのかもしれません。次回は、排卵を確認してみてください。

質問2　ステップアップ

タイミング療法での治療は、半年程度という目安があります。次のステップとしては、人工授精か、体外受精になるかと思います。

右からの排卵でも受精できる可能性はありますし、今後、左卵巣からの排卵も鑑みて、人工授精へステップアップされてよいかと思います。

ただ、自己流と病院でのタイミングの期間を合わせると半年以上になります。フーナーテストを実施済みで、問題なしという結果だった場合、人工授精では難しいかもしれません。

タイミング療法での妊娠率は8%、人工授精での妊娠率は5~20%、平均して10%と言われています。体外受精での妊娠率は25%になります。

質問3　AMH値

AMH数値に関しては特に問題はないかと思います。

腹腔鏡で癒着を剥がしたとし

ても、再度癒着する可能性もあります。自然妊娠を希望されるのであれば、腹腔鏡手術も良いかと思います。

質問4　排卵誘発剤

現在、月経サイクルや排卵などが順調に起きているのであれば、特に排卵誘発剤の服用は必要ないかと思いますが、卵胞は育っても、排卵が起こっていないことも考えられるので、排卵誘発のことを含めて、医師に相談してみましょう。

質問5　月経痛

月経痛がいつもよりもひどかったのですね。

痛み止めを服用しても痛みに変化はありませんでしたか？

痛みの要因が何かを知るために、痛みが酷い時に診察を受けてみてはいかがでしょう。痛みの状態を医師に判断してもらったほうがよいと思います。

腹腔内癒着に関しては、実際に腹腔鏡で確認しないとわからないかもしれませんね。

今後の治療の進め方などは医師ともよく相談しながらすすめて行かれるとよいと思います。

相談8

私たち夫婦は、性交でまだ一度も挿入に成功したことがありません。

31〜35歳・栃木県

35歳、妊娠希望です。しかし、私たち夫婦は性交でまだ一度も挿入に成功したことがありません。原因は、私が経験がないということと、夫がうまく勃起しない事だと思います。夫は泌尿器科で漢方を処方され、服薬していましたが、あまり効果がなく、他の病院でシアリスを処方してもらいました。2回ほど使いましたが、効果は多少あると思います。ただ、妊娠にこの薬は影響はないのか心配です。

私は、婦人科でまだ検査などしてもらった事がないので一度診て頂いた方がよいのでしょうか？経験がない、という事で躊躇してしまっています。

どうしたら挿入に成功し、子どもに恵まれることができるのか、日々悩んでしまいます。

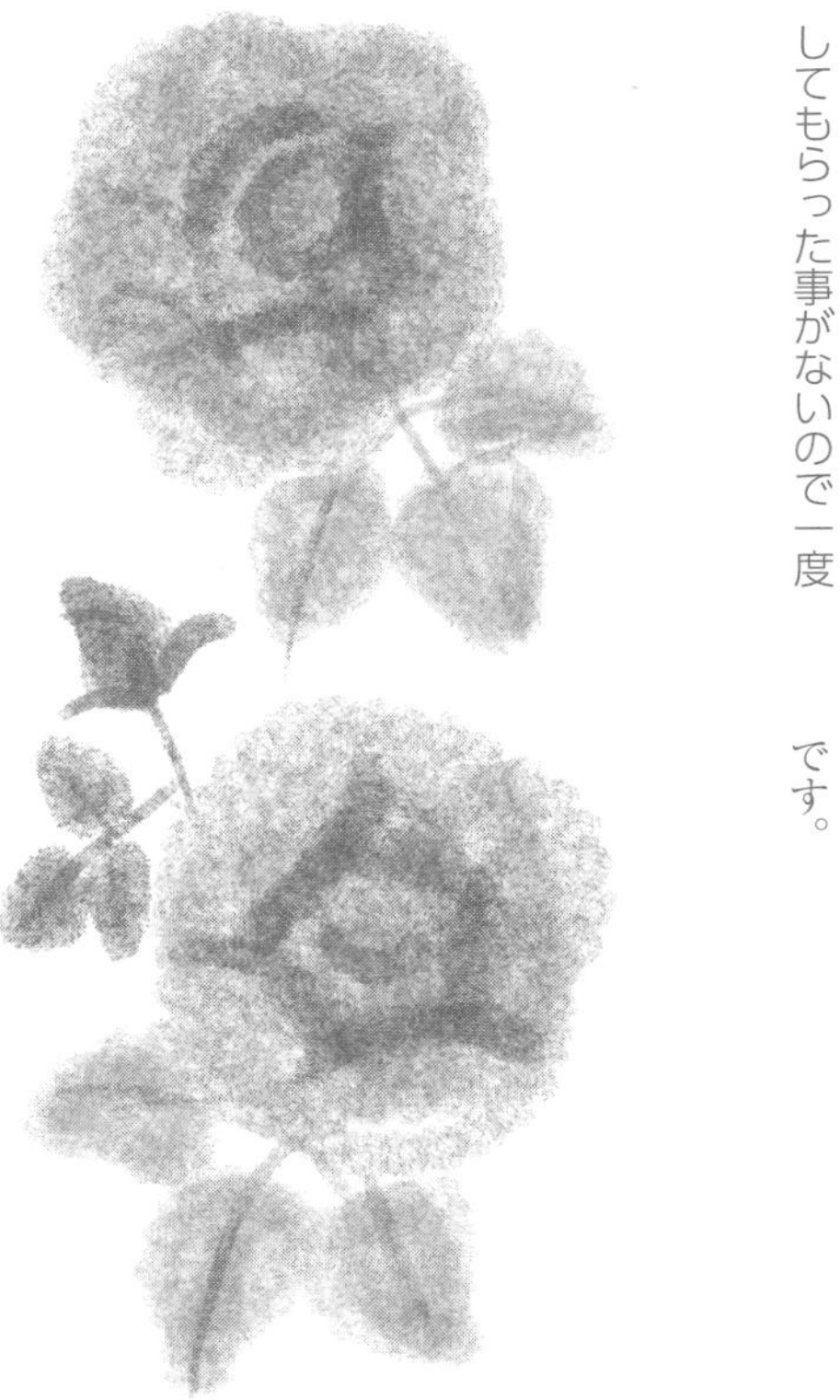

お返事

勃起不全治療剤、シアリスが妊娠に影響がないのか心配されているのですね。

シアリスの文献をみましたが、服用することで精子への影響がでるということはなさそうです。

妊娠希望で、夫婦生活を持つことが難しいとのことですが、今後はできれば自然に近い状態での妊娠を希望されているのでしょうか。

自然に近い状態となりますと、夫婦生活の改善を試みないと難しいかと思います。

夫婦生活を持たないで、となりますと、人工授精の方法を行うこともあります。排卵日に合わせて、ご主人の精子を容器に採取してもらい、子宮内に注入する方法になります。

ご主人のマスターベーションによる採取が可能であれば、シリンジ法といって、排卵日を予測してもらい、排卵日に精子を容器に採取し、滅菌消毒してあるシリンジに精子をいれ、膣内に注入する方法になります。

どちらの方法にしても、不妊治療施設を受診し排卵日を予測してもらうことが必要になってきますので、医師に相談されるとよいと思います。

不妊治療門施設でも男性不妊治療の両方を診てくれる施設もあります。

性生活を持たなければ！と焦るよりは、性生活と子づくりは、医療の手を借りながら性生活は焦らずに、お互いのペースで、愛情を確認しあいながら、楽しみながらでもいいのではないでしょうか。

決して少なくない性交障害

相談コーナーには、少なからず性交障害に関する相談が寄せられています。治療施設においても、このことを原因とするご夫婦が2割ほどあると言います。体外受精特別アンケート（不妊治療情報センターが毎年全ART施設を対象に行っている調査の本年度回答）においても、不妊治療の男性側の原因で26％を示しています。悩まれている方の中には、「私たち夫婦だけが…」と考える人も多いようですが、決してそうではありませんし、不妊治療施設での治療も受けられますので、もしも悩まれているのでしたら早めに相談に行きましょう。

相談9

夫婦を解消し、パートナーとして同棲を続けていますが、子どもが欲しいです。治療は可能なのでしょうか?

31〜35・東京都

結婚して14年経ちますが、結婚4年目に一度妊娠→初期流産をしました。

それ以降一切妊娠せず、2019年に巨大子宮筋腫を筋腫核出術にて摘出しました。

私たち夫婦は子どもがほしいと願っていますが、夫婦という形に囚われたくないこともあり、離婚をしてパートナーとして同棲を続けることになりました。パートナーになっても子どもが欲しいと2人とも願って、自己タイミングで妊活は続けていますが、パートナーになっても病院に通うことはできるのでしょうか?

ひどい生理不順が続いており自己タイミングも難しいので、クリニックに通うことも検討にいれたいのです。もしクリニックに通えないなら、やはりこのまま自己タイミングになってしまい、誰にも話を聞いてもらえないまま、ずっとシンドい思いをしなければならず、このままでは年齢がどんどんあがり、メンタルが持ちません。

よろしくお願いいたします。

お返事

現在は、事実婚の状態での不妊治療を検討されているのですね。

本来、不妊治療は法律婚に限るとありますが、昨今の婚姻事情により、事実婚も認めるとしています。

施設によって、提出する書類などは異なりますが、治療を行うことは可能です。

月経不順や子宮筋腫の手術をされたという既往歴がありますので、不妊治療専門施設を受診して相談をしてみるのがよいかと思います。受診する際には、子宮筋腫の手術を受けられたときに、術式やCDなどをお持ちでしたら持参されるとよいと思います。また、パートナーの検査も必要になりますので、まずは、受診される施設へ問い合わせをしていただき、同伴したほうがよいのか確認してみるとよいでしょう。

不妊治療には、月に数回の受診が必要になるため、通院しやすい環境にある施設がよいと思います。

また、勉強会や説明会を開いている治療施設もありますので、いくつかピックアップしてふたりで参加してみるといいでしょう。最近では、ネット配信されているところもありますので、いくつか見てみましょう。

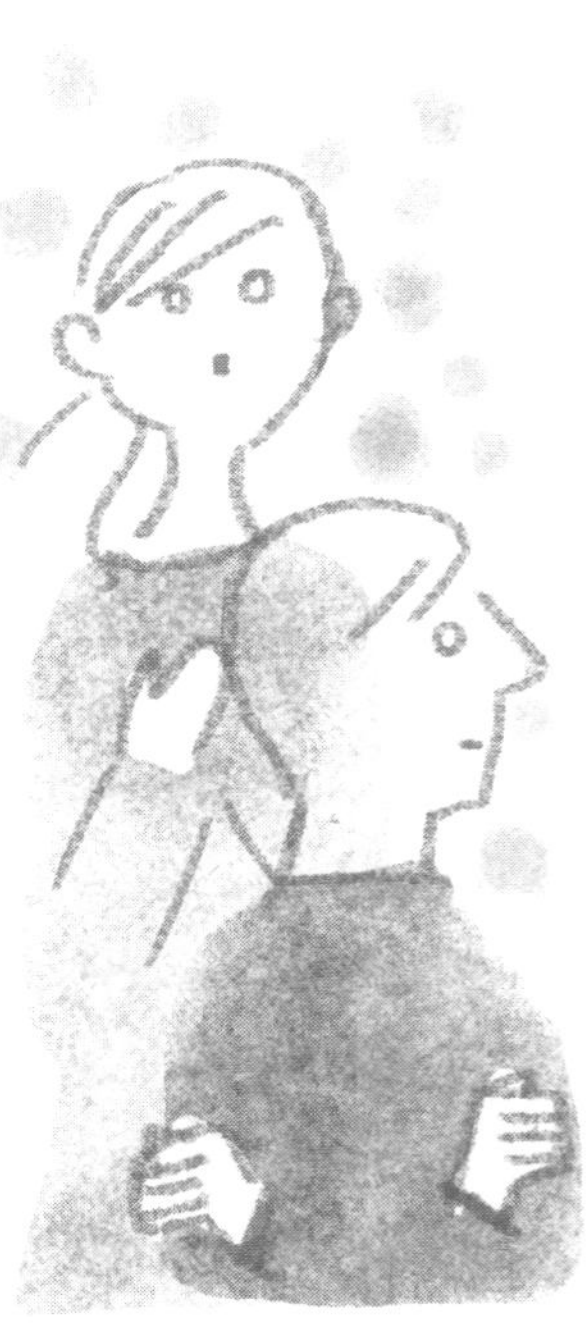

相談10

胞状奇胎で流産、その後妊娠もなく行為もここのところなく、何か良い方法は?

31〜35歳・大阪府

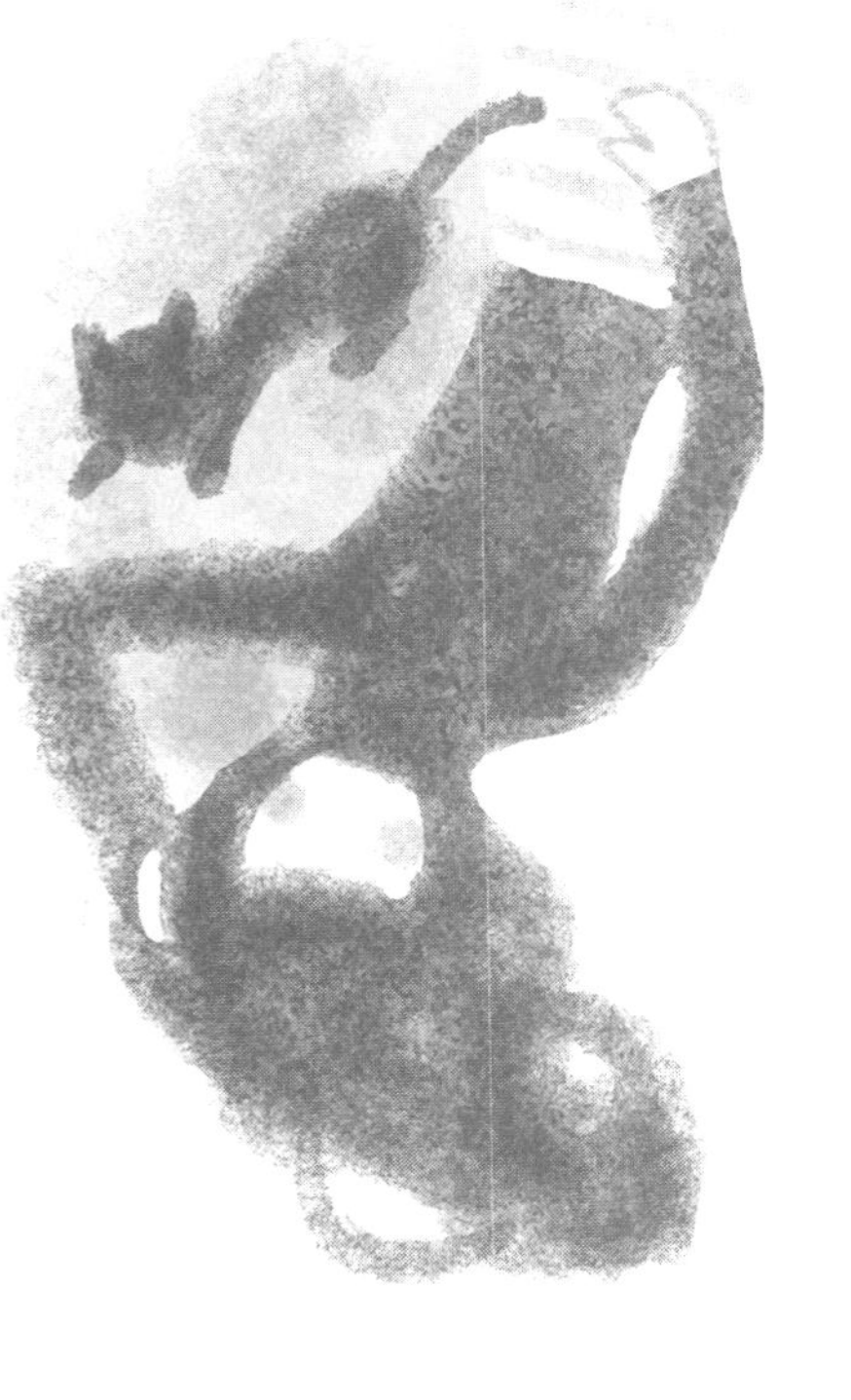

結婚6年目、2年目辺りに妊娠したのですが胞状奇胎だったので中絶しました。その後、妊娠することなく6年目になりました。

最近は気持ちが冷めてしまって、ここ数カ月間行為をしていません。一応検査にも行こうと思ってますが、他にいい方法があるでしょうか?

お返事

胞状奇胎という辛い経験をされたのですね。

少し、妊活をお休みして、再度妊活をしようかと前向きな気持ちになれたのですね。

前回の妊娠から4年経過していますので、今の状態を知る意味で、検査は必要になるかと思います。

検査を行ったうえで、今後の治療方針なども見えてくるかと思いますので、まずは、検査を受けられてから、今後どうするかを決めていけばよいかと思います。

自己タイミングの場合には、市販の排卵日検査薬と基礎体温で予測をしていきましょう。

相談11
不育症は一般的な検査や金額、そして検査期間は何日くらいかかりますか?

41~45歳・北海道

不育症は一般的な検査や金額、そして検査期間は何日くらいかかるのでしょうか?

現在凍結胚が二つ残っているがクリニックの先生からは、6日目の胚で4BCと3日目の胚8G2の2段階移植を勧められています。その方法ですと、40%の妊娠率だそうです。前回二回とも染色体異常で9週で胎芽が成長できず流産してるので、また同じ感じだとショックでなりません。しかし、42歳の凍結胚なのでこの胚の体外受精をした方がいいのか悩んでます。

悩んでるのは、採卵からやり直した方がいいのかです。

次の採卵は、43歳になり質が下がり個数にも不安もあります。どうしたら良いと思いますか?

一意見として教えてください。43歳のうちに妊娠できたらというのが願いです。

いつもすみませんがここでの相談が心の支えになってます。よろしくお願いします。

お返事

不育症検査についての質問ですね。

不育症の検査は、血液の凝固系・免疫系・ホルモン・染色体など細かくみていくと10項目以上の検査になり、染色体検査と抗リン脂質抗体に時間がかかり、3~12週間ほどかかります。費用面では、多少の金額設定の違いはあるかと思われますが、おおよそ5万円前後になるのではないでしょうか。

過去の流産の要因としては、母胎側に問題があっての流産ではなく、胎児の染色体異常とのことですので、不育症の要因があるとは考えにくいと思います。不育症の検査が必要かどうか、一度医師に相談してみてはいかがでしょう。

現在、凍結している受精卵の状態はD6 4BCですから、少し成長のスピードとしてはゆっくりですが、BCランクですので、真ん中より少し下になり、もう1つはD3、8G2なので、これは通常通りの状態であると考えます。

現在、凍結している受精卵を融解し、細胞が復活してくれば、受精卵としては比較的強い受精卵としてみることができますので、まずは、凍結保存している胚から移植してもよいのではないでしょうか。

結果うまくいけば、次の採卵は必要ありません。

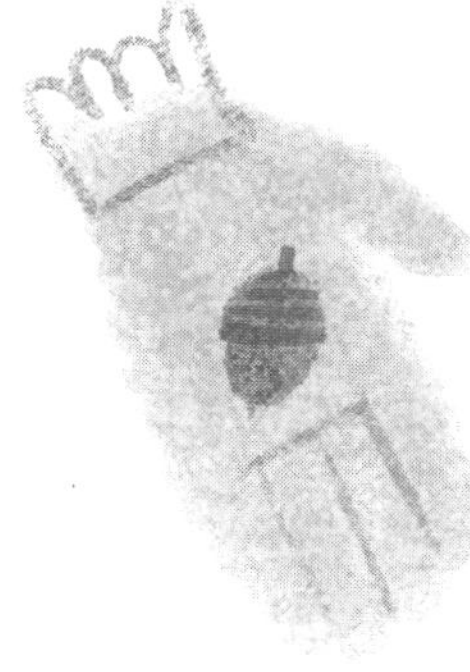

相談12
出来るだけ近場で待ち時間が短く、不妊専門のおすすめ病院を探してます。

36~40歳・埼玉県

現在40歳。タイミング法、人工授精を1年かけたのち、去年10月から体外授精を4回しました。3回目に着床しましたが、早期の流産で終り、4回目も、結果がでず、5回目は、採卵の前日に排卵してしまい、急遽人工授精となり、妊娠しましたが、57日目にして、脈が確認されず、来週流産の手術を受けます。

身体が戻って生理が来るのは2カ月後との事なので、その間に、転院先を考えています。

お医者様からは、直接的な原因は特になく、年齢的にとしか言ってもらえません。

受精卵も良い状態だと言われた時でも、着床には至りませんでした。

仕事もあるので、出来るだけ近場で待ち時間が短く不妊専門のおすすめ病院を探してます。

生活においてのアドバイスやカウンセリングがあるとなおいいです。

お返事

今回は、残念な結果になってしまったのですね。少しお休みをしてから、治療再開する予定があり、その時は、別の施設での治療を希望されているのですね。

どこの施設がいいのか…

どのような治療方法をしているのか、自分の考えに近い施設であれば、納得のいく治療をすることができるでしょう。

ただ、お住まいの場所から近くとなると、大宮まで行かれたほうが、たくさんの施設がありますので、本相談コーナーのあるホームページの病院検索などを参考に、ピックアップして選ぶとよいでしょう。

時間的な余裕がない場合には、すぐに治療が始められる施設がよいでしょう。

治療を進めて行くときには、医師とよく相談でき、相談スタッフがいれば、納得のいく治療を受けられると思います。

相談13

AMHホルモンの数値が低く、40歳代の人と同じくらいしか卵子の数が残っていないとのこと。治療をすれば良いのか？

20〜25歳・千葉県

結婚して一年、子作りを初めて8カ月経ちました。

今まで基礎体温を測り、排卵検査薬を使用して排卵日を予測しながらタイミングを図って子作りをしていましたが、なかなかできなかったのでレディースクリニックでホルモン検査をしてもらいました。

結果は、AMHホルモンの数値が低く、40歳代の人と同じくらいしか卵子の数が残っていない、黄体形成ホルモンの値が高く、排卵しにくい体質だということがわかりました。このことから、専門のクリニックで、見てもらったほうが良いでしょうということになりました。今後、このような状況で、どのような治療をしていくのか、わからず不安です。

次に私達ができることは何でしょうか。やはり紹介状を書いてもらって不妊専門クリニックに行くことでしょうか？

今現在、旦那が遠方に単身赴任中で、なかなか会えない状況です。

私だけでも行って早く行動を起こしたほうがいいでしょうか。

お返事

不妊専門クリニックを受診しようか悩んでいるのですね。

検査の結果、AMHが低値にて不妊治療をすすめられたとのことですが、一般的には女性の閉経は45歳から55歳とされています。

残された数が少ないということは、同じ年齢の他の人に比べると、早めの閉経が来る可能性があるということになります。その閉経はいつ始まるのかは予測することは難しいです。

そのため、今のうちに治療を開始したほうがよいという考えもあります。

不妊専門クリニックを受診し、今後の治療としては、人工授精からの治療になるのか、体外受精からの治療になるのかは医師との相談ということになります。

一度病院を受診し、相談されてはいかがでしょう。

ご主人が遠方への単身赴任中とのことですが、排卵日にご主人がいない場合には、治療がストップしてしまいますので、予め精子の凍結などもご検討されるとよいと思います。

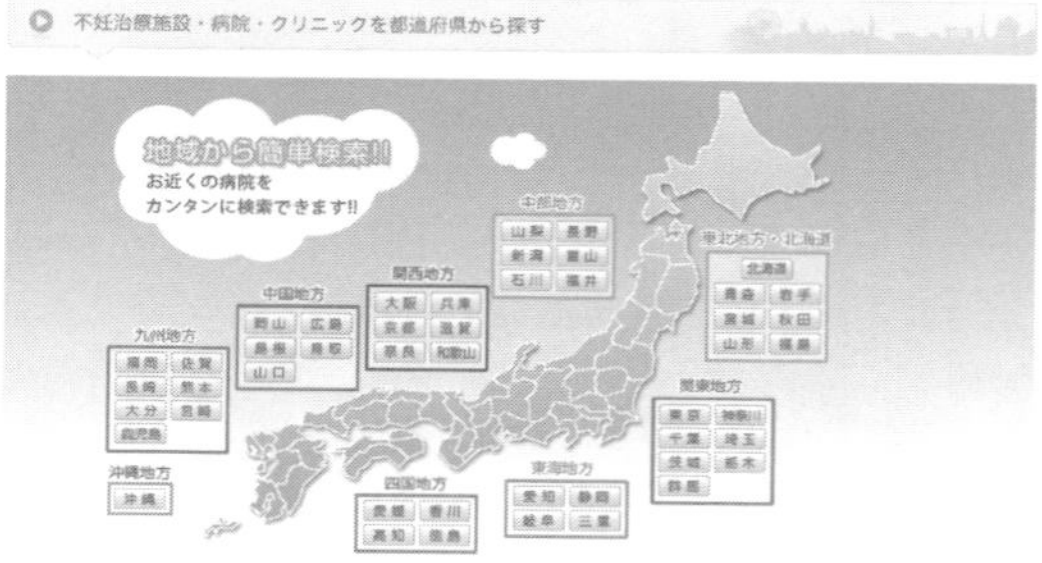

病院探しは
https://www.funin.info/search/

相談14

2年近くタイミングを取ってますが妊娠しません。スムーズに人工授精を受けられる病院はありませんか？

26〜30歳・埼玉県

2年近くタイミングを取ってますが妊娠しません。なるべく、早期の妊娠を希望していて人工授精も考えてます。

妻が病院に通ってますが、原因がないからもう少し頑張って、と言われて帰ってきます。

そして、毎回、生理が来る度に精神的に参ってしまってますので、スムーズに人工授精を受けられる病院はありませんか？

ちなみに、僕自身の検査もしましたが、異常はありませんでした。

妻も来年30歳になるので焦っています。

お返事

2年間タイミング療法を受け、思う結果に繋がらないのですね。

毎月排卵しているように見えても、卵子が入っていないこともあります。若い人でも、7〜8回に1回は空胞といわれていますが、卵子が入っているときに、タイミングを持っている可能性は十分にあると思います。

一般的なタイミング療法は半年から1年といわれています。2年経過とのことですので、次の段階へ進んでもよいと考えます。

タイミング指導の際に、フーナーテストは行いましたか？

その結果で問題がなければ、人工授精はあまり有効ではないと考えます。奥様の年齢は30歳と若いですが、2年間タイミングを受けてとなると、今後、積極的な治療が必要になるかもしれません。

ステップアップに向けて、体外受精を行っている専門クリニックを受診し、相談されるとよいと思います。

不妊専門施設では、人工授精の治療も行っていますので、ご相談ください。

LIST

全国の不妊治療 病院＆クリニック
2020

最寄りの病院（クリニック）はどこにあるの…？
あなたの街で不妊治療を受けるためのお役立ち情報です
より詳しく紹介したピックアップガイダンスは
以下の内容にてご案内しています

●印は日本産科婦人科学会に生殖補助医療実施施設として登録のある病院・クリニックです。
ただし、編集部のアンケート調査から実績上の理由等により、一部、表記に違いがあります。
また、無登録でも生殖補助医療を行っている施設もありますので詳しくは直接ご確認下さい。

病院情報、ピックアップガイダンスの見方／各項目のチェックについて

●あいうえおクリニック
Tel.000-000-0000　あいうえお市000-000　since 1999.5

医師2名　培養士2名
心理士1名(内部)

診療日	月	火	水	木	金	土	日	祝祭日
am	●	●	●	●	●	●		
pm	●		●		●			

予約受付時間　8・9・10・11・12・13・14・15・16・17・18・19・20・21・22時

◆倫理・厳守宣言
医師／する ……■
培養士／する ……■

ブライダルチェック＝○　婦人科検診＝○

夫婦での診療 …………●
患者への治療説明 ……●
使用医薬品の説明 ……●
治療費の詳細公開 ……●
治療費助成金扱い …有り
タイミング療法 …………●
人工授精 ………………●
人工授精（AID）…………×
体外受精 ………………●
顕微授精 ………………●
自然・低刺激周期採卵法 ○
刺激周期採卵法(FSH,hMG) ●
凍結保存 ………………●
男性不妊　○連携施設あり
不育症 …………………×
妊婦検診 ………10週まで
2人目不妊通院配慮 ……●
腹腔鏡検査 ……………×
漢方薬の扱い …………×
新薬の使用 ……………△
カウンセリング ………△
運動指導 ………………×
食事指導 ………………×
女性医師がいる ………×

料金目安
初診費用　2500円～
体外受精費用　35万～40万
顕微授精費用　40万～45万

私たちの街のクリニック紹介コーナーにピックアップガイダンスを設けました。ピックアップガイダンスは不妊治療情報センター・funin.info（不妊インフォ）にある情報内で公開掲載を希望されたあなたの街の施設です。

◆倫理・厳守宣言

不妊治療では、精子や卵子という生命の根源を人為的に操作する行為が含まれます。倫理的にも十分気をつけなければならない面がありますから、その確認の意志表示を求めました。読者や社会への伝言として設けてみました。ノーチェックは□、チェックは■です。ご参考に！

ただし、未チェックだからといって倫理がないというわけではありません。社会での基準不足から、回答に躊躇していたり、チェックして後で何かあったら…と心配されての結果かもしれません。ともかく医療現場でのこの意識は大切であって欲しいですね。

◆ブライダルチェック

結婚を控えている方、すでに結婚され妊娠したいと考えている方、または将来の結婚に備えてチェックをしたい方などが、あらかじめ妊娠や分娩を妨げる婦人科的疾患や問題を検査することです。女性ばかりでなく男性もまた検査を受けておく対象となります。

◆料金目安

初診費用は、検査をするかどうか、また保険適用内かどうかでも違ってきます。一般的な目安としてご覧ください。数百円レベルの記載の所は、次回からの診療でより詳しく検査が行なわれるものと考えましょう。

顕微授精は体外受精プラス費用の回答をいただいた場合にはプラスを表示させていただきました。

○＝実施している
●＝常に力を入れて実施している
△＝検討中である
×＝実施していない

病院選びや受診時のご参考に！

不妊治療費助成制度が全国的に実施される中、患者様がより安心して受診でき、信頼できる病院情報が求められています。この情報にはいろいろな要素が含まれます。ピックアップガイダンスの内容を見ながら、あなたの受診、病院への問合せなどに前向きに、無駄のない治療をおすすめ下さい！

北海道・東北地方

山形県

- 山形市立病院済生館 Tel.023-625-5555 山形市七日町
- ● 川越医院 Tel.023-641-6467 山形市大手町
- ● 山形済生病院 Tel.023-682-1111 山形市沖町
- レディースクリニック高山 Tel.023-674-0815 山形市嶋北
- ● 山形大学医学部附属病院 Tel.023-628-1122 山形市飯田西
- 国井クリニック Tel.0237-84-4103 寒河江市中郷
- ● ゆめクリニック Tel.0238-26-1537 米沢市東
- 米沢市立病院 Tel.0238-22-2450 米沢市相生町
- ● すこやかレディースクリニック Tel.0235-22-8418 鶴岡市東原町
- たんぽぽクリニック Tel.0235-25-6000 鶴岡市大字日枝

宮城県

- ● 京野アートクリニック 仙台 Tel.022-722-8841 仙台市青葉区
- ● 東北大学病院 Tel.022-717-7000 仙台市青葉区
- 桜ヒルズウイメンズクリニック Tel.022-279-3367 仙台市青葉区
- ● たんぽぽレディースクリニックあすと長町 Tel.022-738-7753 仙台市太白区
- ● 仙台ソレイユ母子クリニック Tel.022-248-5001 仙台市太白区
- ● 東北医科薬科大学病院 Tel.022-259-1221 仙台市宮城野区
- ● 仙台ARTクリニック Tel.022-741-8851 仙台市宮城野区
- うつみレディスクリニック Tel.0225-84-2868 東松島市赤井
- 大井産婦人科医院 Tel.022-362-3231 塩竈市新富町
- ● スズキ記念病院 Tel.0223-23-3111 岩沼市里の杜

福島県

- ● いちかわクリニック Tel.024-554-0303 福島市南矢野目
- ● 福島県立医科大学附属病院 Tel.024-547-1111 福島市光が丘
- ● アートクリニック産婦人科 Tel.024-523-1132 福島市栄町
- 福島赤十字病院 Tel.024-534-6101 福島市入江町
- ● あべウイメンズクリニック Tel.024-923-4188 郡山市冨久山町
- ● ひさこファミリークリニック Tel.024-952-4415 郡山市中ノ目
- 太田西ノ内病院 Tel.024-925-1188 郡山市西ノ内
- 寿泉堂綜合病院 Tel.024-932-6363 郡山市駅前
- ● あみウイメンズクリニック Tel.0242-37-1456 会津若松市八角町
- ● 会津中央病院 Tel.0242-25-1515 会津若松市鶴賀町
- ● いわき婦人科 Tel.0246-27-2885 いわき市内郷綴町

北海道

- ● エナ麻生ARTクリニック Tel.011-792-8850 札幌市北区
- ● さっぽろARTクリニック Tel.011-700-5880 札幌市北区
- ● 北海道大学病院 Tel.011-716-1161 札幌市北区
- ● さっぽろARTクリニックn24 Tel.011-792-6691 札幌市北区
- ● 札幌白石産科婦人科病院 Tel.011-862-7211 札幌市白石区
- ● 青葉産婦人科クリニック Tel.011-893-3207 札幌市厚別区
- ● 五輪橋マタニティクリニック Tel.011-571-3110 札幌市南区
- ● 手稲渓仁会病院 Tel.011-681-8111 札幌市手稲区
- ● セントベビークリニック Tel.011-215-0880 札幌市中央区
- ● 金山生殖医療クリニック Tel.011-200-1122 札幌市中央区
- ● 円山レディースクリニック Tel.011-614-0800 札幌市中央区
- ● 時計台記念クリニック Tel.011-251-1221 札幌市中央区
- ● 神谷レディースクリニック Tel.011-231-2722 札幌市中央区
- ● 札幌厚生病院 Tel.011-261-5331 札幌市中央区
- ● 斗南病院 Tel.011-231-2121 札幌市中央区
- ● 札幌医科大学医学部付属病院 Tel.011-611-2111 札幌市中央区
- ● 中央メディカルクリニック Tel.011-222-0120 札幌市中央区
- ● おおこうち産婦人科 Tel.011-233-4103 札幌市中央区
- ● 福住産科婦人科クリニック Tel.011-836-1188 札幌市豊平区
- ● KKR札幌医療センター Tel.011-822-1811 札幌市豊平区
- ● 美加レディースクリニック Tel.011-833-7773 札幌市豊平区
- 琴似産科婦人科クリニック Tel.011-612-5611 札幌市西区
- ● 札幌東豊病院 Tel.011-704-3911 札幌市東区
- ● 秋山記念病院 Tel.0138-46-6660 函館市石川町
- 製鉄記念室蘭病院 Tel.0143-44-4650 室蘭市知利別町
- ● 岩城産婦人科 Tel.0144-38-3800 苫小牧市緑町
- ● とまこまいレディースクリニック Tel.0144-73-5353 苫小牧市弥生町
- ● レディースクリニックぬまのはた Tel.0144-53-0303 苫小牧市北栄町
- ● 森産科婦人科病院 Tel.0166-22-6125 旭川市7条
- ● みずうち産科婦人科医院 Tel.0166-31-6713 旭川市豊岡4条
- ● 旭川医科大学附属病院 Tel.0166-65-2111 旭川市緑が丘
- 帯広厚生病院 Tel.0155-24-4161 帯広市西14条
- ● おびひろARTクリニック（旧慶愛病院） Tel.0155-22-4188 帯広市東3条
- 釧路赤十字病院 Tel.0154-22-7171 釧路市新栄町
- ● 足立産婦人科クリニック Tel.0154-25-7788 釧路市中園町
- ● 北見レディースクリニック Tel.0157-31-0303 北見市大通東
- ● 中村記念愛成病院 Tel.0157-24-8131 北見市高栄東町

青森県

- ● エフ. クリニック Tel.017-729-4103 青森市浜田
- ● レディスクリニック・セントセシリア Tel.017-738-0321 青森市筒井八ツ橋
- 青森県立中央病院 Tel.017-726-8111 青森市東造道
- ● 八戸クリニック Tel.0178-22-7725 八戸市柏崎
- ● 婦人科 さかもとともみクリニック Tel.0172-29-5080 弘前市早稲田
- ● 弘前大学医学部付属病院 Tel.0172-33-5111 弘前市本町
- 安斎レディスクリニック Tel.0173-33-1103 五所川原市一ツ谷

岩手県

- ● 岩手医科大学付属病院 Tel.019-651-5111 盛岡市内丸
- ● 京野アートクリニック 盛岡 Tel.019-613-4124 盛岡市盛岡駅前通
- 畑山レディスクリニック Tel.019-613-7004 盛岡市北飯岡
- ● さくらウイメンズクリニック Tel.019-621-4141 盛岡市中ノ橋通
- 産科婦人科吉田医院 Tel.019-622-9433 盛岡市若園町
- 平間産婦人科 Tel.0197-24-6601 奥州市水沢区
- 岩手県立二戸病院 Tel.0195-23-2191 二戸市堀野

秋田県

- 藤盛レィディーズクリニック Tel.018-884-3939 秋田市東通仲町
- 中通総合病院 Tel.018-833-1122 秋田市南通みその町
- ● 秋田大学医学部附属病院 Tel.018-834-1111 秋田市広面
- ● 清水産婦人科クリニック Tel.018-893-5655 秋田市広面
- 市立秋田総合病院 Tel.018-823-4171 秋田市川元松丘町
- 秋田赤十字病院 Tel.018-829-5000 秋田市上北手猿田
- あきたレディースクリニック安田 Tel.018-857-4055 秋田市土崎港中央
- 池田産婦人科クリニック Tel.0183-73-0100 湯沢市字両神
- ● 大曲母子医院 Tel.0187-63-2288 大曲市福住町
- 佐藤レディースクリニック Tel.0187-86-0311 大仙市戸蒔
- ● 大館市立総合病院 Tel.0186-42-5370 大館市豊町

●印は日本産科婦人科学会のART登録施設で、体外受精の診療を行っている施設です（2020年9月現在）

北海道地区／ピックアップ クリニックガイダンス

北海道

●金山生殖医療クリニック

札幌市

Tel.011-200-1122 札幌市中央区北一条西4-1-1 三甲大通公園ビル2F since 2017.4

医師1名 培養士2名
心理士0名

◆倫理・厳守宣言
医　師/する…■
培養士/する…■

診療日		月	火	水	木	金	土	日	祝祭日
	am	●	●	●	●	●	●	▲	
	pm	●	★		★	●			

予約受付時間 7・8・9・10・11・12・13・14・15・16・17・18・19・20・21・22時

月・金曜午後13～15時、火・木曜午後16～19時、水・土曜13時まで、日曜隔週

ブライダルチェック＝○　婦人科検診＝×

- 夫婦での診療…………●
- 患者への治療説明……●
- 使用医薬品の説明……●
- 治療費の詳細公開……●
- 治療費助成金扱い……●
- タイミング療法………●
- 人工授精………………●
- 人工授精（AID）………×
- 体外受精………………●
- 顕微授精………………●
- 自然・低刺激周期採卵法 ●
- 刺激周期採卵法(FSH,hMG) ○
- 凍結保存………………●
- 男性不妊………………●
- 不育症…………………●
- 妊婦健診………○8週まで
- 2人目不妊通院配慮…●
- 腹腔鏡検査……………×
- 漢方薬の扱い…………●
- 新薬の使用……………●
- カウンセリング………○
- 運動指導………………○
- 食事指導………………○
- 女性医師がいる………●

料金目安
初診費用 2万円~（全検査実施で）
体外受精費用 26万円~
顕微授精費用 31万円~

関東

- 千葉メディカルセンター　Tel.043-261-5111　千葉市中央区
- 千葉大学医学部附属病院　Tel.043-226-2121　千葉市中央区
- 亀田IVFクリニック幕張　Tel.043-296-8141　千葉市美浜区
- みやけウィメンズクリニック　Tel.043-293-3500　千葉市緑区
- 川崎レディースクリニック　Tel.04-7155-3451　流山市東初石
- おおたかの森ARTクリニック　Tel.04-7170-1541　流山市おおたかの森
- ジュノ・ヴェスタクリニック八田　Tel.047-385-3281　松戸市牧の原
- 大川レディースクリニック　Tel.047-341-3011　松戸市馬橋
- 松戸市立総合医療センター　Tel.047-712-2511　松戸市千駄堀
- 本八幡レディースクリニック　Tel.047-322-7755　市川市八幡
- 東京歯科大学市川総合病院　Tel.047-322-0151　市川市菅野
- 西船橋こやまウィメンズクリニック　Tel.047-495-2050　船橋市印内町
- 北原産婦人科　Tel.047-465-5501　船橋市習志野台
- 船橋駅前レディースクリニック　Tel.047-426-0077　船橋市本町
- 津田沼IVFクリニック　Tel.047-455-3111　船橋市前原西
- くぼのやIVFクリニック　Tel.04-7136-2601　柏市柏
- 中野レディースクリニック　Tel.04-7162-0345　柏市柏
- さくらウィメンズクリニック　Tel.047-700-7077　浦安市北栄
- パークシティ吉田レディースクリニック　Tel.047-316-3321　浦安市明海
- 順天堂大学医学部附属浦安病院　Tel.047-353-3111　浦安市富岡
- そうクリニック　Tel.043-424-1103　四街道市大日
- 東邦大学医療センター佐倉病院　Tel.043-462-8811　佐倉市下志津
- 高橋レディースクリニック　Tel.043-463-2129　佐倉市ユーカリが丘
- 日吉台レディースクリニック　Tel.0476-92-1103　富里市日吉台
- 成田赤十字病院　Tel.0476-22-2311　成田市飯田町
- 増田産婦人科　Tel.0479-73-1100　匝瑳市八日市場
- 旭中央病院　Tel.0479-63-8111　旭市イ
- 宗田マタニティクリニック　Tel.0436-24-4103　市原市根田
- 重城産婦人科小児科　Tel.0438-41-3700　木更津市万石
- 薬丸病院　Tel.0438-25-0381　木更津市富士見
- ファミール産院 たてやま　Tel.0470-24-1135　館山市北条
- 亀田総合病院　ARTセンター　Tel.04-7092-2211　鴨川市東町

東京都

- 杉山産婦人科　丸の内　Tel.03-5222-1500　千代田区丸の内
- 神田ウィメンズクリニック　Tel.03-6206-0065　千代田区神田鍛冶町
- あいだ希望クリニック　Tel.03-3254-1124　千代田区神田鍛冶町
- 小畑会浜田病院　Tel.03-5280-1166　千代田区神田駿河台
- 三楽病院　Tel.03-3292-3981　千代田区神田駿河台
- 杉村レディースクリニック　Tel.03-3264-8686　千代田区五番町
- エス・セットクリニック<男性不妊専門>　Tel.03-6262-0745　千代田区神田岩本町
- 日本橋ウィメンズクリニック　Tel.03-5201-1555　中央区日本橋
- Natural ART Clinic 日本橋　Tel.03-6262-5757　中央区日本橋
- 八重洲中央クリニック　Tel.03-3270-1121　中央区日本橋
- 黒田インターナショナルメディカルリプロダクション　Tel.03-3555-5650　中央区新川

- 矢崎医院　Tel.027-344-3511　高崎市剣崎町
- 上条女性クリニック　Tel.027-345-1221　高崎市栗崎町
- 公立富岡総合病院　Tel.0274-63-2111　富岡市富岡
- JCHO群馬中央病院　Tel.027-221-8165　前橋市紅雲町
- 群馬大学医学部附属病院　Tel.027-220-7111　前橋市昭和町
- 横田マタニティーホスピタル　Tel.027-234-4135　前橋市下小出町
- いまいウイメンズクリニック　Tel.027-221-1000　前橋市東片貝町
- 前橋協立病院　Tel.027-265-3511　前橋市朝倉町
- 神岡産婦人科　Tel.027-253-4152　前橋市石倉町
- ときざわレディスクリニック　Tel.0276-60-2580　太田市小舞木町
- クリニックオガワ　Tel.0279-22-1377　渋川市石原
- 宇津木医院　Tel.0270-64-7878　佐波郡玉村町

埼玉県

- セントウィメンズクリニック　Tel.048-871-1771　さいたま市浦和区
- すごうウィメンズクリニック　Tel.048-650-0098　さいたま市大宮区
- 秋山レディースクリニック　Tel.048-663-0005　さいたま市大宮区
- 大宮レディスクリニック　Tel.048-648-1657　さいたま市大宮区
- かしわざき産婦人科　Tel.048-641-8077　さいたま市大宮区
- あらかきウィメンズクリニック　Tel.048-838-1107　さいたま市南区
- 丸山記念総合病院　Tel.048-757-3511　さいたま市岩槻区
- 大和たまごクリニック　Tel.048-757-8100　さいたま市岩槻区
- ソフィア祐子レディースクリニック　Tel.048-253-7877　川口市西川口
- 永井マザーズホスピタル　Tel.048-959-1311　三郷市上彦名
- 産婦人科菅原病院　Tel.048-964-3321　越谷市越谷
- ゆうレディースクリニック　Tel.048-967-3122　越谷市南越谷
- 獨協医科大学埼玉医療センター　Tel.048-965-1111　越谷市南越谷
- スピカレディースクリニック　Tel.0480-65-7750　加須市南篠崎
- 中村レディスクリニック　Tel.048-562-3505　羽生市中岩瀬
- 埼玉医科大学病院　Tel.049-276-1297　入間郡毛呂山町
- 埼玉医科大学総合医療センター　Tel.049-228-3674　川越市鴨田
- 恵愛生殖医療医院　Tel.048-485-1185　和光市本町
- 大塚産婦人科小児科医院　Tel.048-479-7802　新座市片山
- ウィメンズクリニックふじみ野　Tel.049-293-8210　富士見市ふじみ野西
- ミューズレディスクリニック　Tel.049-256-8656　ふじみ野市霞ヶ丘
- 吉田産科婦人科医院　Tel.04-2932-8781　入間市野田
- 瀬戸病院　Tel.04-2922-0221　所沢市金山町
- さくらレディスクリニック　Tel.042-992-0371　所沢市くすのき台
- 熊谷総合病院　Tel.048-521-0065　熊谷市中西
- 平田クリニック　Tel.048-526-1171　熊谷市肥塚
- Women's Clinic ひらしま産婦人科　Tel.048-722-1103　上尾市原市
- 上尾中央総合病院　Tel.048-773-1111　上尾市柏座
- みやざきクリニック　Tel.0493-72-2233　比企郡小川町

千葉県

- 高橋ウイメンズクリニック　Tel.043-243-8024　千葉市中央区

関東地方

茨城県

- いがらしクリニック　Tel.0297-62-0936　龍ヶ崎市栄町
- 筑波大学附属病院　Tel.029-853-3900　つくば市天久保
- つくばARTクリニック　Tel.029-863-6111　つくば市竹園
- つくば木場公園クリニック　Tel.029-886-4124　つくば市松野木
- 筑波学園病院　Tel.029-836-1355　つくば市上横場
- 遠藤産婦人科医院　Tel.0296-20-1000　筑西市中舘
- 根本産婦人科医院　Tel.0296-77-0431　笠間市八雲
- おおぬきARTクリニック水戸　Tel.029-231-1124　水戸市三の丸
- 江幡産婦人科病院　Tel.029-224-3223　水戸市備前町
- 石渡産婦人科病院　Tel.029-221-2553　水戸市上水戸
- 植野産婦人科医院　Tel.029-221-2513　水戸市五軒町
- 岩崎病院　Tel.029-241-8700　水戸市笠原町
- 小塙医院　Tel.0299-58-3185　小美玉市田木谷
- 原レディスクリニック　Tel.029-276-9577　ひたちなか市笹野町
- 福地レディースクリニック　Tel.0294-27-7521　日立市鹿島町

栃木県

- 中田ウィメンズ&ARTクリニック　Tel.028-614-1100　宇都宮市馬場通り
- 宇都宮中央クリニック　Tel.028-636-1121　宇都宮市中央
- 平尾産婦人科医院　Tel.028-648-5222　宇都宮市鶴田
- かわつクリニック　Tel.028-639-1118　宇都宮市大寛
- 福泉医院　Tel.028-639-1122　宇都宮市下栗町
- ちかざわLadie'sクリニック　Tel.028-638-2380　宇都宮市城東
- 高橋あきら産婦人科医院　Tel.028-663-1103　宇都宮市東今泉
- かしわぶち産婦人科　Tel.028-663-3715　宇都宮市海道町
- 済生会 宇都宮病院　Tel.028-626-5500　宇都宮市竹林町
- 獨協医科大学病院　Tel.0282-86-1111　下都賀郡壬生町
- 那須赤十字病院　Tel.0287-23-1122　大田原市中日原
- 匠レディースクリニック　Tel.0283-21-0003　佐野市奈良渕町
- 佐野厚生総合病院　Tel.0283-22-5222　佐野市堀米町
- 城山公園すずきクリニック　Tel.0283-22-0195　佐野市久保町
- 中央クリニック　Tel.0285-40-1121　下野市薬師寺
- 自治医科大学病院　Tel.0285-44-2111　下野市薬師寺
- 石塚産婦人科　Tel.0287-36-6231　那須塩原市三島
- 国際医療福祉大学病院　Tel.0287-37-2221　那須塩原市井口

群馬県

- セントラル・レディース・クリニック　Tel.027-326-7711　高崎市東町
- 高崎ARTクリニック　Tel.027-310-7701　高崎市あら町
- 産科婦人科舘出張　佐藤病院　Tel.027-322-2243　高崎市若松町
- セキールレディースクリニック　Tel.027-330-2200　高崎市栄町

東京都

- こやまレディースクリニック Tel.03-5859-5975 中央区勝どき
- ● 聖路加国際病院 Tel.03-3541-5151 中央区明石町
- ● 銀座こうのとりレディースクリニック Tel.03-5159-2077 中央区銀座
- ● はるねクリニック銀座 Tel.03-5250-6850 中央区銀座
- ● 両角レディースクリニック Tel.03-5159-1101 中央区銀座
- ● オーク銀座レディースクリニック Tel.03-3567-0099 中央区銀座
- HMレディースクリニック銀座 Tel.03-6264-4105 中央区銀座
- ● 銀座レディースクリニック Tel.03-3535-1117 中央区銀座
- ● 楠原ウィメンズクリニック Tel.03-6274-6433 中央区銀座
- ● 銀座すずらん通りレディスクリニック Tel.03-3569-7711 中央区銀座
- 銀座ウイメンズクリニック Tel.03-5537-7600 中央区銀座
- ● 虎の門病院 Tel.03-3588-1111 港区虎ノ門
- ● 東京AMHクリニック銀座 Tel.03-3573-4124 港区新橋
- ● 新橋夢クリニック Tel.03-3593-2121 港区新橋
- ● 東京慈恵会医科大学附属病院 Tel.03-3433-1111 港区西新橋
- ● 芝公園かみやまクリニック Tel.03-6414-5641 港区芝
- ● リプロダクションクリニック東京 Tel.03-6228-5351 港区東新橋
- ● 六本木レディースクリニック Tel.0120-853-999 港区六本木
- ● 麻布モンテアールレディースクリニック Tel.03-6804-3208 港区麻布十番
- ● 赤坂見附宮崎産婦人科 Tel.03-3478-6443 港区元赤坂
- 美馬レディースクリニック Tel.03-6277-7397 港区赤坂
- ● 赤坂レディースクリニック Tel.03-5545-4123 港区赤坂
- ● 山王病院 リプロダクション・婦人科内視鏡治療センター Tel.03-3402-3151 港区赤坂
- ● クリニック ドゥ ランジュ Tel.03-5413-8067 港区北青山
- ● たて山レディスクリニック Tel.03-3408-5526 港区南青山
- ● 東京HARTクリニック Tel.03-5766-3660 港区南青山
- ● 北里研究所病院 Tel.03-3444-6161 港区白金
- ● 京野レディースクリニック高輪 Tel.03-6408-4124 港区高輪
- ● 城南レディスクリニック品川 Tel.03-3440-5562 港区高輪
- ● 浅田レディース品川クリニック Tel.03-3472-2203 港区港南
- ● 秋葉原ART Clinic Tel.03-5807-6888 台東区上野
- ● よしひろウィメンズクリニック 上野院 Tel.03-3834-8996 台東区東上野
- あさくさ産婦人科クリニック Tel.03-3844-9236 台東区西浅草
- ● 日本医科大学付属病院 女性診療科 Tel.03-3822-2131 文京区千駄木
- ● 順天堂大学医学部附属順天堂医院 Tel.03-3813-3111 文京区本郷
- ● 東京大学医学部附属病院 Tel.03-3815-5411 文京区本郷
- ● 東京医科歯科大学医学部附属病院 Tel.03-5803-5684 文京区湯島
- ● 中野レディースクリニック Tel.03-5390-6030 北区王子
- ● 東京北医療センター Tel.03-5963-3311 北区赤羽台
- ● 日暮里レディースクリニック Tel.03-5615-1181 荒川区西日暮里
- ● 臼井医院 Tel.03-3605-0381 足立区東和
- 池上レディースクリニック Tel.03-5838-0228 足立区伊興
- アーク米山クリニック Tel.03-3849-3333 足立区西新井栄町
- ● 真島クリニック Tel.03-3849-4127 足立区関原
- ● あいウイメンズクリニック Tel.03-3829-2522 墨田区錦糸
- 大倉医院 Tel.03-3611-4077 墨田区墨田
- ● 木場公園クリニック・分院 Tel.03-5245-4122 江東区木場
- ● 東峯婦人クリニック Tel.03-3630-0303 江東区木場
- ● 五の橋レディスクリニック Tel.03-5836-2600 江東区亀戸
- ● クリニック飯塚 Tel.03-3495-8761 品川区西五反田
- ● はなおかIVFクリニック品川 Tel.03-5759-5112 品川区大崎
- ● 昭和大学病院 Tel.03-3784-8000 品川区旗の台
- ● 東邦大学医療センター大森病院 Tel.03-3762-4151 大田区大森西
- とちぎクリニック Tel.03-3777-7712 大田区山王
- ● キネマアートクリニック Tel.03-5480-1940 大田区蒲田
- ● ファティリティクリニック東京 Tel.03-3477-0369 渋谷区東
- ● 日本赤十字社医療センター Tel.03-3400-1311 渋谷区広尾
- ● 恵比寿ウィメンズクリニック Tel.03-6452-4277 渋谷区恵比寿南
- 恵比寿つじクリニック <男性不妊専門> Tel.03-5768-7883 渋谷区恵比寿南
- ● 桜十字渋谷バースクリニック Tel.03-5728-6626 渋谷区宇田川町
- ● フェニックスアートクリニック Tel.03-3405-1101 渋谷区千駄ヶ谷
- ● はらメディカルクリニック Tel.03-3356-4211 渋谷区千駄ヶ谷
- 篠原クリニック Tel.03-3377-6633 渋谷区笹塚
- みやぎしレディースクリニック Tel.03-5731-8866 目黒区八雲
- ● とくおかレディースクリニック Tel.03-5701-1722 目黒区中根
- ● 峯レディースクリニック Tel.03-5731-8161 目黒区自由が丘
- ● 育良クリニック Tel.03-3713-4173 目黒区上目黒
- ● 三軒茶屋ウィメンズクリニック Tel.03-5779-7155 世田谷区太子堂
- ● 三軒茶屋ARTレディースクリニック Tel.03-6450-7588 世田谷区三軒茶屋
- ● 梅ヶ丘産婦人科 Tel.03-3429-6036 世田谷区梅丘
- ● 国立生育医療研究センター 周産期・母性診療センター Tel.03-3416-0181 世田谷区大蔵
- ● ローズレディースクリニック Tel.03-3703-0114 世田谷区等々力
- ● 陣内ウィメンズクリニック Tel.03-3722-2255 世田谷区奥沢
- ● 田園都市レディースクリニック 二子玉川分院 Tel.03-3707-2455 世田谷区玉川
- にしなレディースクリニック Tel.03-5797-3247 世田谷区用賀
- 用賀レディースクリニック Tel.03-5491-5137 世田谷区上用賀
- 池ノ上産婦人科 Tel.03-3467-4608 世田谷区上北沢
- ● 慶應義塾大学病院 Tel.03-3353-1211 新宿区信濃町
- ● 杉山産婦人科 新宿 Tel.03-5381-3000 新宿区西新宿
- ● 東京医科大学病院 Tel.03-3342-6111 新宿区西新宿
- ● 新宿ARTクリニック Tel.03-5324-5577 新宿区西新宿
- ● うつみやす子レディースクリニック Tel.03-3368-3781 新宿区西新宿
- ● 加藤レディスクリニック Tel.03-3366-3777 新宿区西新宿
- ● 国立国際医療研究センター病院 Tel.03-3202-7181 新宿区戸山
- ● 東京女子医科大学 産婦人科・母子総合医療センター Tel.03-3353-8111 新宿区河田町
- 東京山手メディカルセンター Tel.03-3364-0251 新宿区百人町
- ● 桜の芽クリニック Tel.03-6908-7740 新宿区高田馬場
- 新中野女性クリニック Tel.03-3384-3281 中野区本町
- 河北総合病院 Tel.03-3339-2121 杉並区阿佐ヶ谷北
- ● 東京衛生病院附属めぐみクリニック Tel.03-5335-6401 杉並区天沼
- ● 荻窪病院 虹クリニック Tel.03-5335-6577 杉並区荻窪
- ● 明大前アートクリニック Tel.03-3325-1155 杉並区和泉
- ● 慶愛クリニック Tel.03-3987-3090 豊島区東池袋
- ● 松本レディースリプロダクションオフィス Tel.03-5954-5675 豊島区東池袋
- ● 松本レディースクリニック Tel.03-5958-5633 豊島区東池袋
- ● 池袋えざきレディースクリニック Tel.03-5911-0034 豊島区池袋
- 小川クリニック Tel.03-3951-0356 豊島区南長崎
- ● 帝京大学医学部附属病院 Tel.03-3964-1211 板橋区加賀
- ● 日本大学医学部附属板橋病院 Tel.03-3972-8111 板橋区大谷口上町
- ● ときわ台レディースクリニック Tel.03-5915-5207 板橋区常盤台
- 渡辺産婦人科医院 Tel.03-5399-3008 板橋区高島平
- ● ウイメンズ・クリニック大泉学園 Tel.03-5935-1010 練馬区東大泉
- ● 池下レディースクリニック吉祥寺 Tel.0422-27-2965 武蔵野市吉祥寺本町
- ● うすだレディースクリニック Tel.0422-28-0363 武蔵野市吉祥寺本町
- ● 武蔵境いわもと婦人科クリニック Tel.0422-31-3737 武蔵野市境南町
- ● 杏林大学医学部附属病院 Tel.0422-47-5511 三鷹市新川
- ● ウィメンズクリニック神野 生殖医療センター Tel.0424-80-3105 調布市国領町
- ● 幸町IVFクリニック Tel.042-365-0341 府中市府中町
- ● 国分寺ウーマンズクリニック Tel.042-325-4124 国分寺市本町
- ● 貝原レディースクリニック Tel.042-352-8341 府中市府中町
- ● ジュンレディースクリニック小平 Tel.042-329-4103 小平市喜平町
- ● 立川ARTレディースクリニック Tel.042-527-1124 立川市曙町
- ● 井上レディスクリニック Tel.042-529-0111 立川市富士見町
- ● 八王子ARTクリニック Tel.042-649-5130 八王子市横山
- みなみ野レディースクリニック Tel.042-632-8044 八王子市西片倉
- 南大沢婦人科皮膚科クリニック Tel.0426-74-0855 八王子市南大沢
- 西島産婦人科医院 Tel.0426-61-6642 八王子市千人町
- ● みむろウィメンズクリニック Tel.042-710-3609 町田市中町
- ● ひろいウィメンズクリニック Tel.042-850-9027 町田市森野

●印は日本産科婦人科学会のART登録施設で、体外受精の診療を行っている施設です（2020年9月現在）

	施設名	Tel.	所在地
●	海老名レディースクリニック	Tel.046-236-1105	海老名市中央
●	矢内原ウィメンズクリニック	Tel.0467-50-0112	鎌倉市大船
●	小田原レディスクリニック	Tel.0465-35-1103	小田原市城山
●	湘南レディースクリニック	Tel.0466-55-5066	藤沢市鵠沼花沢町
●	山下湘南夢クリニック	Tel.0466-55-5011	藤沢市鵠沼石上町
●	メディカルパーク湘南	Tel.0466-41-0331	藤沢市湘南台
●	神奈川ARTクリニック	Tel.042-701-3855	相模原市南区
●	北里大学病院	Tel.042-778-8415	相模原市南区
●	ソフィアレディスクリニック	Tel.042-776-3636	相模原市中央区
	長谷川レディースクリニック	Tel.042-700-5680	相模原市緑区
	みうらレディースクリニック	Tel.0467-59-4103	茅ヶ崎市東海岸南
	平塚市民病院	Tel.0463-32-0015	平塚市南原
	牧野クリニック	Tel.0463-21-2364	平塚市八重咲町
●	須藤産婦人科医院	Tel.0463-77-7666	秦野市南矢名
	伊勢原協同病院	Tel.0463-94-2111	伊勢原市桜台
●	東海大学医学部附属病院	Tel.0463-93-1121	伊勢原市下糟屋
●	なかむらアートクリニック	Tel.045-534-6534	横浜市港北区
●	CMポートクリニック	Tel.045-948-3761	横浜市都筑区
	かもい女性総合クリニック	Tel.045-929-3700	横浜市都筑区
●	産婦人科クリニックさくら	Tel.045-911-9936	横浜市青葉区
●	田園都市レディースクリニック あざみ野本院	Tel.045-905-5524	横浜市青葉区
●	済生会横浜市東部病院	Tel.045-576-3000	横浜市鶴見区
	元町宮地クリニック<男性不妊専門>	Tel.045-263-9115	横浜市中区
●	馬車道レディスクリニック	Tel.045-228-1680	横浜市中区
●	メディカルパーク横浜	Tel.045-232-4741	横浜市中区
●	横浜市立大学医学部附属市民総合医療センター	Tel.045-261-5656	横浜市南区
●	東條ARTクリニック	Tel.045-841-0501	横浜市港南区
	天王町レディースクリニック	Tel.045-442-6137	横浜市保土ヶ谷区
●	福田ウイメンズクリニック	Tel.045-825-5525	横浜市戸塚区
	塩崎産婦人科	Tel.046-889-1103	三浦市南下浦町
●	愛育レディーズクリニック	Tel.046-277-3316	大和市南林間
	塩塚クリニック	Tel.046-228-4628	厚木市旭町
	町田市民病院	Tel.042-722-2230	町田市旭町
	松岡レディスクリニック	Tel.042-479-5656	東久留米市東本町
●	こまちレディースクリニック	Tel.042-357-3535	多摩市落合
	レディースクリニックマリアヴィラ	Tel.042-566-8827	東大和市上北台

神奈川県

	施設名	Tel.	所在地
	川崎市立川崎病院	Tel.044-233-5521	川崎市川崎区
	日本医科大学武蔵小杉病院	Tel.044-733-5181	川崎市中原区
●	ノア・ウィメンズクリニック	Tel.044-739-4122	川崎市中原区
●	南生田レディースクリニック	Tel.044-930-3223	川崎市多摩区
●	新百合ヶ丘総合病院	Tel.044-322-9991	川崎市麻生区
●	聖マリアンナ医科大学病院 生殖医療センター	Tel.044-977-8111	川崎市宮前区
●	みなとみらい夢クリニック	Tel.045-228-3131	横浜市西区
●	コシ産婦人科	Tel.045-432-2525	横浜市神奈川区
●	神奈川レディースクリニック	Tel.045-290-8666	横浜市神奈川区
●	横浜HARTクリニック	Tel.045-620-5731	横浜市神奈川区
●	菊名西口医院	Tel.045-401-6444	横浜市港北区
●	アモルクリニック	Tel.045-475-1000	横浜市港北区

関東地区／ ピックアップ クリニックガイダンス

茨城県

●根本産婦人科医院

笠間市

Tel.0296-77-0431　笠間市八雲1丁目4-21　since 2000.9

医師3名 培養士1名
心理士0名
◆倫理・厳守宣言
医　師/する…■
培養士/する…■

診療日		月	火	水	木	金	土	日	祝祭日
	am	●	●	●		●	●		
	pm	●	●	●		●	●		

予約受付時間　8・9・10・11・12・13・14・15・16・17・18・19・20・21・22時

ブライダルチェック＝○　婦人科検診＝○　※月・水・金は18:00まで受付（初診のみ）

夫婦での診療 …………●
患者への治療説明 ……●
使用医薬品の説明 ……●
治療費の詳細公開 ……●
治療費助成金扱い …有り
タイミング療法 ………●
人工授精 ………………●
人工授精 (AID) ………●
体外受精 ………………●
顕微授精 ………………●
自然・低刺激周期採卵法 ●
刺激周期採卵法(FSH,hMG) ●
凍結保存 ………………●
男性不妊 ○連携施設あり
不育症 …………………●
妊婦検診 ………41週まで
2人目不妊通院配慮 …○
腹腔鏡検査 ……………×
漢方薬の扱い …………●
新薬の使用 ……………○
カウンセリング ………○
運動指導 ………………○
食事指導 ………………○
女性医師がいる ………×

料金目安
初診費用　1万円～
体外受精費用　30万円～
顕微授精費用　30万円～

埼玉県

●秋山レディースクリニック

さいたま市

Tel.048-663-0005　さいたま市大宮区大成町3-542　since 2003.2

医師1名　培養士1名
心理士0名
◆倫理・厳守宣言
医　師/する…■
培養士/する…■

診療日		月	火	水	木	金	土	日	祝祭日
	am	●	●		●	●	●		
	pm	●	●		●	●			

予約受付時間　8・9・10・11・12・13・14・15・16・17・18・19・20・21・22時

ブライダルチェック＝●　婦人科検診＝●

夫婦での診療 …………●
患者への治療説明 ……●
使用医薬品の説明 ……●
治療費の詳細公開 ……●
治療費助成金扱い …有り
タイミング療法 ………●
人工授精 ………………●
人工授精 (AID) ………×
体外受精 ………………●
顕微授精 ………………●
自然・低刺激周期採卵法 ●
刺激周期採卵法(FSH,hMG) ●
凍結保存 ………………●
男性不妊 ○連携施設あり
不育症 …………………●
妊婦健診 ……○15週まで
2人目不妊通院配慮 …●
腹腔鏡検査 ……………×
漢方薬の扱い …………●
新薬の使用 ……………●
カウンセリング ………●
運動指導 ………………×
食事指導 ………………×
女性医師がいる ………×

料金目安
初診費用　1,000円～
体外受精費用　20万円～
顕微授精費用　25万円～

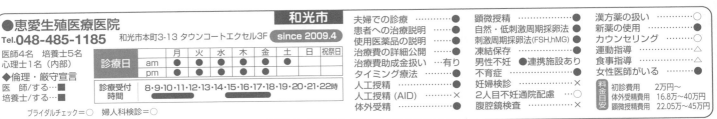

●恵愛生殖医療医院

和光市

Tel.048-485-1185　和光市本町3-13 タウンコートエクセル3F　since 2009.4

医師4名　培養士5名
心理士1名（内部）
◆倫理・厳守宣言
医　師/する…■
培養士/する…■

診療日		月	火	水	木	金	土	日	祝祭日
	am	●	●	●	●	●	●		
	pm	●	●	●	●	●			

診療受付時間　8・9・10・11・12・13・14・15・16・17・18・19・20・21・22時

ブライダルチェック＝○　婦人科検診＝○

夫婦での診療 …………●
患者への治療説明 ……●
使用医薬品の説明 ……●
治療費の詳細公開 ……●
治療費助成金扱い …有り
タイミング療法 ………●
人工授精 ………………●
人工授精 (AID) ………×
体外受精 ………………●
顕微授精 ………………●
自然・低刺激周期採卵法 ●
刺激周期採卵法(FSH,hMG) ●
凍結保存 ………………●
男性不妊 ●連携施設あり
不育症 …………………●
妊婦検診 ………………×
2人目不妊通院配慮 …○
腹腔鏡検査 ……………×
漢方薬の扱い …………○
新薬の使用 ……………●
カウンセリング ………○
運動指導 ………………△
食事指導 ………………△
女性医師がいる ………●

料金目安
初診費用　2万円～
体外受精費用　16.8万～40万円
顕微授精費用　22.05万～45万円

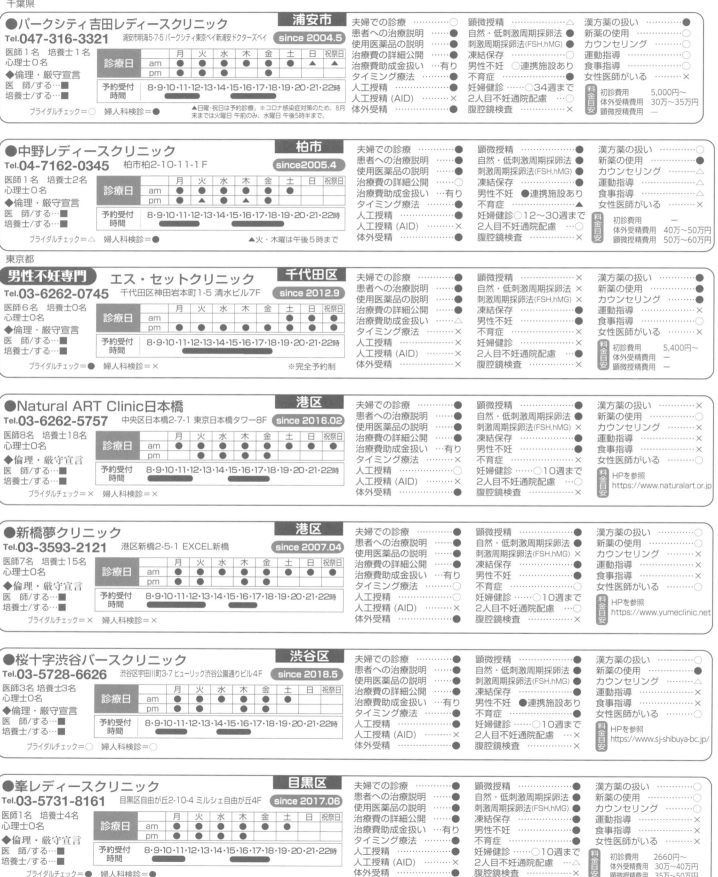

千葉県

●パークシティ吉田レディースクリニック

浦安市 since 2004.5

Tel.047-316-3321 浦安市明海5-7-5 パークシティ東京ベイ新浦安ドクターズベイ

医師１名　培養士１名
心理士０名
◆倫理・厳守宣言
医　師/する…■
培養士/する…■

診療日	月	火	水	木	金	土	日	祝祭日
am	●	●	●	●	●	●	▲	▲
pm	●	●	●		●			

予約受付時間　8・9・10・11・12・13・14・15・16・17・18・19・20・21・22時

ブライダルチェック＝○　婦人科検診＝●

▲日曜・祝日は予約診療。※コロナ感染症対策のため、8月末までは火曜日 午前のみ、水曜日 午後5時半まで。

- 夫婦での診療 …………○
- 患者への治療説明 ……●
- 使用医薬品の説明 ……●
- 治療費の詳細公開 ……●
- 治療費助成金扱い …有り
- タイミング療法 ………●
- 人工授精 ………………●
- 人工授精（AID） ………×
- 体外受精 ………………●
- 顕微授精 ………………△
- 自然・低刺激周期採卵法 ●
- 刺激周期採卵法(FSH,hMG) ●
- 凍結保存 ………………○
- 男性不妊 ○連携施設あり
- 不育症 …………………●
- 妊婦健診 ……○34週まで
- 2人目不妊通院配慮 …○
- 腹腔鏡検査 ……………×
- 漢方薬の扱い …………●
- 新薬の使用 ……………○
- カウンセリング ………○
- 運動指導 ………………○
- 食事指導 ………………○
- 女性医師がいる ………×

料金目安
初診費用　5,000円～
体外受精費用　30万～35万円
顕微授精費用　—

●中野レディースクリニック

柏市 since2005.4

Tel.04-7162-0345 柏市柏2-10-11-1Ｆ

医師１名　培養士2名
心理士０名
◆倫理・厳守宣言
医　師/する…■
培養士/する…■

診療日	月	火	水	木	金	土	日	祝祭日
am	●	●	●	●	●	●		
pm	●	▲	●	▲	●			

予約受付時間　8・9・10・11・12・13・14・15・16・17・18・19・20・21・22時

ブライダルチェック＝△　婦人科検診＝●

▲火・木曜は午後５時まで

- 夫婦での診療 …………●
- 患者への治療説明 ……●
- 使用医薬品の説明 ……●
- 治療費の詳細公開 ……○
- 治療費助成金扱い …有り
- タイミング療法 ………●
- 人工授精 ………………●
- 人工授精（AID） ………×
- 体外受精 ………………●
- 顕微授精 ………………●
- 自然・低刺激周期採卵法 ●
- 刺激周期採卵法(FSH,hMG) ●
- 凍結保存 ………………●
- 男性不妊 ●連携施設あり
- 不育症 …………………▲
- 妊婦健診○12～30週まで
- 2人目不妊通院配慮 …○
- 腹腔鏡検査 ……………×
- 漢方薬の扱い …………○
- 新薬の使用 ……………●
- カウンセリング ………△
- 運動指導 ………………△
- 食事指導 ………………△
- 女性医師がいる ………×

料金目安
初診費用　—
体外受精費用　40万～50万円
顕微授精費用　50万～60万円

東京都

男性不妊専門　エス・セットクリニック

千代田区 since 2012.9

Tel.03-6262-0745 千代田区神田岩本町1-5 清水ビル7F

医師６名　培養士0名
心理士0名
◆倫理・厳守宣言
医　師/する…■
培養士/する…■

診療日	月	火	水	木	金	土	日	祝祭日
am						●	●	●
pm	●	●	●	●	●	●	●	●

予約受付時間　8・9・10・11・12・13・14・15・16・17・18・19・20・21・22時

ブライダルチェック＝●　婦人科検診＝×

※完全予約制

- 夫婦での診療 …………●
- 患者への治療説明 ……●
- 使用医薬品の説明 ……●
- 治療費の詳細公開 ……●
- 治療費助成金扱い ……△
- タイミング療法 ………×
- 人工授精 ………………×
- 人工授精（AID） ………×
- 体外受精 ………………×
- 顕微授精 ………………×
- 自然・低刺激周期採卵法 ×
- 刺激周期採卵法(FSH,hMG) ×
- 凍結保存 ………………●
- 男性不妊 ………………●
- 不育症 …………………×
- 妊婦健診 ………………×
- 2人目不妊通院配慮 …●
- 腹腔鏡検査 ……………×
- 漢方薬の扱い …………●
- 新薬の使用 ……………●
- カウンセリング ………●
- 運動指導 ………………×
- 食事指導 ………………○
- 女性医師がいる ………×

料金目安
初診費用　5,400円～
体外受精費用　—
顕微授精費用　—

●Natural ART Clinic日本橋

港区 since 2016.02

Tel.03-6262-5757 中央区日本橋2-7-1 東京日本橋タワー8F

医師8名　培養士18名
心理士0名
◆倫理・厳守宣言
医　師/する…■
培養士/する…■

診療日	月	火	水	木	金	土	日	祝祭日
am	●	●	●	●	●	●	●	●
pm		●	●	●	●			

予約受付時間　8・9・10・11・12・13・14・15・16・17・18・19・20・21・22時

ブライダルチェック＝×　婦人科検診＝×

- 夫婦での診療 …………●
- 患者への治療説明 ……●
- 使用医薬品の説明 ……●
- 治療費の詳細公開 ……●
- 治療費助成金扱い …有り
- タイミング療法 ………×
- 人工授精 ………………○
- 人工授精（AID） ………×
- 体外受精 ………………●
- 顕微授精 ………………●
- 自然・低刺激周期採卵法 ●
- 刺激周期採卵法(FSH,hMG) ×
- 凍結保存 ………………●
- 男性不妊 ………………●
- 不育症 …………………×
- 妊婦健診 ……○10週まで
- 2人目不妊通院配慮 …○
- 腹腔鏡検査 ……………×
- 漢方薬の扱い …………×
- 新薬の使用 ……………○
- カウンセリング ………×
- 運動指導 ………………×
- 食事指導 ………………×
- 女性医師がいる ………○

料金目安
HPを参照
https://www.naturalart.or.jp

●新橋夢クリニック

港区 since 2007.04

Tel.03-3593-2121 港区新橋2-5-1 EXCEL新橋

医師7名　培養士15名
心理士0名
◆倫理・厳守宣言
医　師/する…■
培養士/する…■

診療日	月	火	水	木	金	土	日	祝祭日
am	●	●	●	●	●	●	●	●
pm	●	●		●	●			

予約受付時間　8・9・10・11・12・13・14・15・16・17・18・19・20・21・22時

ブライダルチェック＝×　婦人科検診＝×

- 夫婦での診療 …………●
- 患者への治療説明 ……●
- 使用医薬品の説明 ……●
- 治療費の詳細公開 ……●
- 治療費助成金扱い …有り
- タイミング療法 ………○
- 人工授精 ………………○
- 人工授精（AID） ………×
- 体外受精 ………………●
- 顕微授精 ………………●
- 自然・低刺激周期採卵法 ●
- 刺激周期採卵法(FSH,hMG) ×
- 凍結保存 ………………●
- 男性不妊 ………………●
- 不育症 …………………○
- 妊婦健診 ……○10週まで
- 2人目不妊通院配慮 …○
- 腹腔鏡検査 ……………×
- 漢方薬の扱い …………○
- 新薬の使用 ……………○
- カウンセリング ………×
- 運動指導 ………………×
- 食事指導 ………………×
- 女性医師がいる ………○

料金目安
HPを参照
https://www.yumeclinic.net

●桜十字渋谷バースクリニック

渋谷区 since 2018.5

Tel.03-5728-6626 渋谷区宇田川町3-7 ヒューリック渋谷公園通りビル4F

医師3名 培養士3名
心理士0名
◆倫理・厳守宣言
医　師/する…■
培養士/する…■

診療日	月	火	水	木	金	土	日	祝祭日
am	●	●	●	●	●	●		
pm	●	●		●	●			

予約受付時間　8・9・10・11・12・13・14・15・16・17・18・19・20・21・22時

ブライダルチェック＝○　婦人科検診＝○

- 夫婦での診療 …………●
- 患者への治療説明 ……●
- 使用医薬品の説明 ……●
- 治療費の詳細公開 ……●
- 治療費助成金扱い …有り
- タイミング療法 ………●
- 人工授精 ………………●
- 人工授精（AID） ………×
- 体外受精 ………………●
- 顕微授精 ………………●
- 自然・低刺激周期採卵法 ●
- 刺激周期採卵法(FSH,hMG) ●
- 凍結保存 ………………●
- 男性不妊 ●連携施設あり
- 不育症 …………………●
- 妊婦健診 ……○10週まで
- 2人目不妊通院配慮 …×
- 腹腔鏡検査 ……………×
- 漢方薬の扱い …………○
- 新薬の使用 ……………●
- カウンセリング ………△
- 運動指導 ………………×
- 食事指導 ………………×
- 女性医師がいる ………○

料金目安
HPを参照
https://www.sj-shibuya-bc.jp/

●峯レディースクリニック

目黒区 since 2017.06

Tel.03-5731-8161 目黒区自由が丘2-10-4 ミルシェ自由が丘4F

医師1名　培養士4名
心理士0名
◆倫理・厳守宣言
医　師/する…■
培養士/する…■

診療日	月	火	水	木	金	土	日	祝祭日
am	●	●	●	●	●	●		
pm	●	●	●	●				

予約受付時間　8・9・10・11・12・13・14・15・16・17・18・19・20・21・22時

ブライダルチェック＝●　婦人科検診＝●

- 夫婦での診療 …………●
- 患者への治療説明 ……●
- 使用医薬品の説明 ……●
- 治療費の詳細公開 ……●
- 治療費助成金扱い …有り
- タイミング療法 ………●
- 人工授精 ………………●
- 人工授精（AID） ………×
- 体外受精 ………………●
- 顕微授精 ………………●
- 自然・低刺激周期採卵法 ●
- 刺激周期採卵法(FSH,hMG) ●
- 凍結保存 ………………●
- 男性不妊 ………………●
- 不育症 …………………●
- 妊婦健診 ……○10週まで
- 2人目不妊通院配慮 …△
- 腹腔鏡検査 ……………×
- 漢方薬の扱い …………○
- 新薬の使用 ……………○
- カウンセリング ………○
- 運動指導 ………………×
- 食事指導 ………………×
- 女性医師がいる ………×

料金目安
初診費用　2660円～
体外受精費用　30万～40万円
顕微授精費用　35万～50万円

関東地区／ピックアップ クリニックガイダンス

東京都

●三軒茶屋ウィメンズクリニック　世田谷区

Tel.03-5779-7155　世田谷区太子堂1-12-34-2F　since2011.2

医師1名 培養士3名
心理士0名
◆倫理・厳守宣言
医　師/する…■
培養士/する…■

診療日	月	火	水	木	金	土	日	祝祭日
am	●	●	●	●	●	●		
pm	●	●	●		●			

予約受付時間　8·9·10·11·12·13·14·15·16·17·18·19·20·21·22時

ブライダルチェック＝○　婦人科検診＝○

- 夫婦での診療 …………●
- 患者への治療説明 ……●
- 使用医薬品の説明 ……●
- 治療費の詳細公開 ……●
- 治療費助成金扱い …有り
- タイミング療法 ………●
- 人工授精 ………………●
- 人工授精 (AID) ………×
- 体外受精 ………………●
- 顕微授精 ………………●
- 自然・低刺激周期採卵法 ●
- 刺激周期採卵法(FSH,hMG) ●
- 凍結保存 ………………●
- 男性不妊 ○連係施設あり
- 不育症 …………………○
- 妊婦健診………○8週まで
- 2人目不妊通院配慮 …○
- 腹腔鏡検査 ……………×
- 漢方薬の扱い …………○
- 新薬の使用 ……………○
- カウンセリング ………△
- 運動指導 ………………×
- 食事指導 ………………×
- 女性医師がいる ………×

料金目安
初診費用　2,500円〜
体外受精費用　21万〜28万円
顕微授精費用　26万〜38万円

●荻窪病院 虹クリニック　杉並区

Tel.03-5335-6577　杉並区荻窪4-32-2 東洋時計ビル8階/9階　since 2008.12

医師9名 培養士5名
心理士1名
◆倫理・厳守宣言
医　師/する…■
培養士/する…■

診療日	月	火	水	木	金	土	日	祝祭日
am	●	●	●	●	●	●		
pm	●	●	●	●	●			

診療受付時間　8·9·10·11·12·13·14·15·16·17·18·19·20·21·22時

ブライダルチェック＝×　婦人科検診＝×

- 夫婦での診療 …………●
- 患者への治療説明 ……●
- 使用医薬品の説明 ……●
- 治療費の詳細公開 ……●
- 治療費助成金扱い …有り
- タイミング療法 ………○
- 人工授精 ………………●
- 人工授精 (AID) ………×
- 体外受精 ………………●
- 顕微授精 ………………●
- 自然・低刺激周期採卵法 ●
- 刺激周期採卵法(FSH,hMG) ●
- 凍結保存 ………………●
- 男性不妊 ○連携施設あり
- 不育症 …………………○
- 妊婦検診 ………………○
- 2人目不妊通院配慮 …△
- 腹腔鏡検査 ……………×
- 漢方薬の扱い …………○
- 新薬の使用 ……………●
- カウンセリング ………●
- 運動指導 ………………△
- 食事指導 ………………△
- 女性医師がいる ………○

料金目安
初診費用　4,000円〜
体外受精費用　30万〜50万円
顕微授精費用　30万〜60万円

●明大前アートクリニック　杉並区

Tel.03-3325-1155　杉並区和泉2-7-1 甘酒屋ビル2F　since 2017.12

医師1名 培養士3名
心理士1名
◆倫理・厳守宣言
医　師/する…■
培養士/する…■

診療日	月	火	水	木	金	土	日	祝祭日
am	●	●	●	●	●	●		
pm	●	★	●	★	●	▲		

予約受付時間　8·9·10·11·12·13·14·15·16·17·18·19·20·21·22時

ブライダルチェック＝○　婦人科検診＝×　★火・木曜は18時、▲土曜は17時まで

- 夫婦での診療 …………●
- 患者への治療説明 ……●
- 使用医薬品の説明 ……●
- 治療費の詳細公開 ……●
- 治療費助成金扱い …有り
- タイミング療法 ………○
- 人工授精 ………………●
- 人工授精 (AID) ………×
- 体外受精 ………………●
- 顕微授精 ………………●
- 自然・低刺激周期採卵法 ●
- 刺激周期採卵法(FSH,hMG) ●
- 凍結保存 ………………●
- 男性不妊 ○連携施設あり
- 不育症 …………………○
- 妊婦検診………○8週まで
- 2人目不妊通院配慮 …△
- 腹腔鏡検査 ……………×
- 漢方薬の扱い …………○
- 新薬の使用 ……………●
- カウンセリング ………●
- 運動指導 ………………△
- 食事指導 ………………△
- 女性医師がいる ………×

料金目安
初診費用　9,000円〜
体外受精費用　30万〜50万円
顕微授精費用　40万〜60万円

●松本レディース リプロダクションオフィス　豊島区

Tel.03-6907-2555　豊島区東池袋1-41-7 池袋東口ビル7F　since1999.12

医師9名 培養士9名
心理士1名
◆倫理・厳守宣言
医　師/する…■
培養士/する…■

診療日	月	火	水	木	金	土	日	祝祭日
am	●	●	●	●	●	■	▲	▲
pm	●	●		●	●	■		

予約受付時間　8·9·10·11·12·13·14·15·16·17·18·19·20·21·22時

ブライダルチェック＝●　婦人科検診＝●
■土曜は8:00〜11:30、13:45〜16:00
▲日・祝日は8:00〜11:30(予約のみ)

- 夫婦での診療 …………●
- 患者への治療説明 ……●
- 使用医薬品の説明 ……●
- 治療費の詳細公開 ……●
- 治療費助成金扱い …有り
- タイミング療法 ………●
- 人工授精 ………………●
- 人工授精 (AID) ………×
- 体外受精 ………………●
- 顕微授精 ………………●
- 自然・低刺激周期採卵法 ●
- 刺激周期採卵法(FSH,hMG) ●
- 凍結保存 ………………●
- 男性不妊 ………………●
- 不育症 …………………○
- 妊婦健診 ………………×
- 2人目不妊通院配慮 …○
- 腹腔鏡検査 ……………×
- 漢方薬の扱い …………●
- 新薬の使用 ……………△
- カウンセリング ………○
- 運動指導 ………………×
- 食事指導 ………………×
- 女性医師がいる ………●

料金目安
初診費用　3,000円〜
体外受精費用　27万円〜
顕微授精費用　29万円〜

●幸町IVFクリニック　府中市

Tel.042-365-0341　府中市府中町1-18-17 コンテント府中1F・2F　since 1990.4

医師3名　培養士4名
心理士0名
◆倫理・厳守宣言
医　師/する…■
培養士/する…■

診療日	月	火	水	木	金	土	日	祝祭日
am		●	●	●	●	●	●	
pm		●	●	●	●	▲	▲	

予約受付時間　8·9·10·11·12·13·14·15·16·17·18·19·20·21·22時

ブライダルチェック＝×　婦人科検診＝○　▲土日の受付時間は15:00〜16:00

- 夫婦での診療 …………●
- 患者への治療説明 ……●
- 使用医薬品の説明 ……●
- 治療費の詳細公開 ……○
- 治療費助成金扱い …有り
- タイミング療法 ………×
- 人工授精 ………………○
- 人工授精 (AID) ………×
- 体外受精 ………………●
- 顕微授精 ………………●
- 自然・低刺激周期採卵法 ●
- 刺激周期採卵法(FSH,hMG) ●
- 凍結保存 ………………●
- 男性不妊 ●連携施設あり
- 不育症 …………………○
- 妊婦健診 ……○10週まで
- 2人目不妊通院配慮 …△
- 腹腔鏡検査 ……………×
- 漢方薬の扱い …………○
- 新薬の使用 ……………●
- カウンセリング ………△
- 運動指導 ………………△
- 食事指導 ………………△
- 女性医師がいる ………×

料金目安
初診費用　850円〜
体外受精費用　33万〜36万円
顕微授精費用　39万〜55万円

●みむろウィメンズクリニック　町田市

Tel.042-710-3609　町田市中町1-2-5 SHELL MIYAKO V 2F　since 2006.07

医師5名　培養士7名
心理士0名（内部）
◆倫理・厳守宣言
医　師/する…■
培養士/する…■

診療日	月	火	水	木	金	土	日	祝祭日
am	●	●	●	●	●	●		
pm	●	▲	●	▲	●			

予約受付時間　8·9·10·11·12·13·14·15·16·17·18·19·20·21·22時

ブライダルチェック＝○　婦人科検診＝○　▲火・木曜午後は再診患者さんのための相談及び検査の時間。

- 夫婦での診療 …………○
- 患者への治療説明 ……●
- 使用医薬品の説明 ……○
- 治療費の詳細公開 ……●
- 治療費助成金扱い …有り
- タイミング療法 ………●
- 人工授精 ………………●
- 人工授精 (AID) ………×
- 体外受精 ………………●
- 顕微授精 ………………●
- 自然・低刺激周期採卵法 ●
- 刺激周期採卵法(FSH,hMG) ●
- 凍結保存 ………………●
- 男性不妊 ●連携施設あり
- 不育症 …………………○
- 妊婦健診 ………………×
- 2人目不妊通院配慮 …●
- 腹腔鏡検査 ……………×
- 漢方薬の扱い …………●
- 新薬の使用 ……………○
- カウンセリング ………●
- 運動指導 ………………×
- 食事指導 ………………○
- 女性医師がいる ………●

料金目安
初診費用　860円〜
体外受精費用　20万円〜
顕微授精費用　30万円〜

神奈川県

●みなとみらい夢クリニック　横浜市

Tel.045-228-3131　横浜市西区みなとみらい3-6-3 MMパークビル2F・3F(受付)　since 2008.2

医師6名　培養士22名
心理士0名
◆倫理・厳守宣言
医　師/する…■
培養士/する…■

診療日	月	火	水	木	金	土	日	祝祭日
am	●	●	●	□	●	●	★	□
pm	●	■	●		●	■		

予約受付時間※　8·9·10·11·12·13·14·15·16·17·18·19·20·21·22時

ブライダルチェック＝×　婦人科検診＝×
■火曜・土曜午後は14:30〜16:30　★指定患者様のみ
□木曜・祝日は8:30〜13:00　※診療時間に準ずる

- 夫婦での診療 …………●
- 患者への治療説明 ……●
- 使用医薬品の説明 ……●
- 治療費の詳細公開 ……●
- 治療費助成金扱い …有り
- タイミング療法 ………○
- 人工授精 ………………○
- 人工授精 (AID) ………×
- 体外受精 ………………●
- 顕微授精 ………………●
- 自然・低刺激周期採卵法 ●
- 刺激周期採卵法(FSH,hMG) ×
- 凍結保存 ………………●
- 男性不妊 ………………●
- 不育症 …………………●
- 妊婦検診 ………9週まで
- 2人目不妊通院配慮 …●
- 腹腔鏡検査 ……………×
- 漢方薬の扱い …………○
- 新薬の使用 ……………○
- カウンセリング ………○
- 運動指導 ………………×
- 食事指導 ………………○
- 女性医師がいる ………○

料金目安
初診費用　4,000円〜
体外受精費用　34.5万円〜
顕微授精費用　上記+3.2万〜

神奈川県

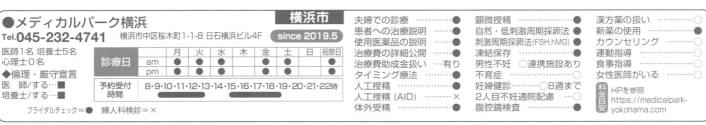

●神奈川レディースクリニック

横浜市

Tel.045-290-8666　横浜市神奈川区西神奈川1-11-5 ARTVISTA横浜ビル　since 2003.6

医師5名　培養士20名
心理士0名
◆倫理・厳守宣言
医　師/する…■
培養士/する…■

診療日	月	火	水	木	金	土	日	祝祭日
am	●	●	●	△	●	●	●	●
pm	●	●	●	△	●			

診療受付時間　8・9・10・11・12・13・14・15・16・17・18・19・20・21・22時

ブライダルチェック＝×　婦人科検診＝○　※受付順番システム導入（携帯で順番確認可能）△予約制

夫婦での診療…………●
患者への治療説明……●
使用医薬品の説明……●
治療費の詳細公開……●
治療費助成金扱い…有り
タイミング療法………●
人工授精………………●
人工授精（AID）………×
体外受精………………●
顕微授精………………●
自然・低刺激周期採卵法 ●
刺激周期採卵法(FSH,hMG) ●
凍結保存………………●
男性不妊　●連携施設あり
不育症…………………●
妊婦健診………………×
2人目不妊通院配慮…●
腹腔鏡検査……………×
漢方薬の扱い…………●
新薬の使用……………●
カウンセリング………●
運動指導………………○
食事指導………………○
女性医師がいる………×

料金目安
初診費用　6,000～ 2万円
体外受精費用　28万～38万円
顕微授精費用　32万～45万円

●馬車道レディスクリニック

横浜市

Tel.045-228-1680　横浜市中区相生町4-65-3 馬車道メディカルスクエア　since 2001.4

医師2名　培養士5名
心理士0名
◆倫理・厳守宣言
医　師/する…■
培養士/する…■

診療日	月	火	水	木	金	土	日	祝祭日
am	●		●	●	●	●	●	
pm	●		●	●	●			

予約受付時間　8・9・10・11・12・13・14・15・16・17・18・19・20・21・22時

ブライダルチェック＝○　婦人科検診＝×　※予約受付はWEBにて24時間対応

夫婦での診療…………●
患者への治療説明……●
使用医薬品の説明……●
治療費の詳細公開……●
治療費助成金扱い…有り
タイミング療法………●
人工授精………………●
人工授精（AID）………×
体外受精………………●
顕微授精………………●
自然・低刺激周期採卵法 ●
刺激周期採卵法(FSH,hMG) ●
凍結保存………………●
男性不妊　○連携施設あり
不育症…………………×
妊婦健診……○10週まで
2人目不妊通院配慮…●
腹腔鏡検査……………×
漢方薬の扱い…………○
新薬の使用……………●
カウンセリング………○
運動指導………………△
食事指導………………○
女性医師がいる………○

料金目安
初診費用　5,000円～
体外受精費用　25万～30万円
顕微授精費用　32万～37万円

●メディカルパーク横浜

横浜市

Tel.045-232-4741　横浜市中区桜木町1-1-8 日石横浜ビル4F　since 2019.5

医師1名 培養士5名
心理士０名
◆倫理・厳守宣言
医　師/する…■
培養士/する…■

診療日	月	火	水	木	金	土	日	祝祭日
am	●	●	●		●	●		●
pm	●	●	●		●	●		●

予約受付時間　8・9・10・11・12・13・14・15・16・17・18・19・20・21・22時

ブライダルチェック＝●　婦人科検診＝×

夫婦での診療…………●
患者への治療説明……●
使用医薬品の説明……●
治療費の詳細公開……●
治療費助成金扱い…有り
タイミング療法………●
人工授精………………●
人工授精（AID）………×
体外受精………………●
顕微授精………………●
自然・低刺激周期採卵法 ●
刺激周期採卵法(FSH,hMG) ●
凍結保存………………●
男性不妊　○連携施設あり
不育症…………………○
妊婦健診………○8週まで
2人目不妊通院配慮…○
腹腔鏡検査……………●
漢方薬の扱い…………○
新薬の使用……………●
カウンセリング………○
運動指導………………○
食事指導………………○
女性医師がいる………○

料金目安
HPを参照
https://medicalpark-yokohama.com

●福田ウイメンズクリニック

横浜市

Tel.045-825-5525　横浜市戸塚区品濃町549-2 三宅ビル7F　since 1993.8

医師１名　培養士4名
心理士０名
◆倫理・厳守宣言
医　師/する…■
培養士/する…■

診療日	月	火	水	木	金	土	日	祝祭日
am	●	●	●	●	●	●		
pm	●	●	●		●			

予約受付時間　8・9・10・11・12・13・14・15・16・17・18・19・20・21・22時

ブライダルチェック＝●　婦人科検診＝●　※ 卵巣刺激のための注射は日曜日・祝日も行います。

夫婦での診療…………●
患者への治療説明……●
使用医薬品の説明……●
治療費の詳細公開……●
治療費助成金扱い…有り
タイミング療法………●
人工授精………………●
人工授精（AID）………×
体外受精………………●
顕微授精………………●
自然・低刺激周期採卵法 ●
刺激周期採卵法(FSH,hMG) ●
凍結保存………………●
男性不妊………………●
不育症…………………●
妊婦健診………………○
2人目不妊通院配慮…●
腹腔鏡検査……………×
漢方薬の扱い…………●
新薬の使用……………●
カウンセリング………○
運動指導………………△
食事指導………………△
女性医師がいる………○

料金目安
初診費用　4,620円～
体外受精費用　25万～30万円
顕微授精費用　30万～35万円

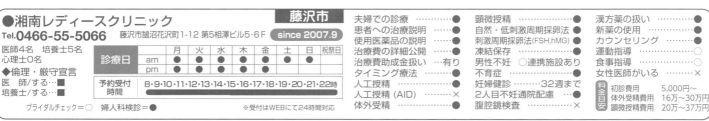

●湘南レディースクリニック

藤沢市

Tel.0466-55-5066　藤沢市鵠沼花沢町1-12 第5相澤ビル5･6F　since 2007.9

医師4名　培養士5名
心理士0名
◆倫理・厳守宣言
医　師/する…■
培養士/する…■

診療日	月	火	水	木	金	土	日	祝祭日
am	●	●	●	●	●	●	●	
pm	●	●	●	●	●			

予約受付時間　8・9・10・11・12・13・14・15・16・17・18・19・20・21・22時

ブライダルチェック＝○　婦人科検診＝●　※受付はWEBにて24時間対応

夫婦での診療…………●
患者への治療説明……●
使用医薬品の説明……●
治療費の詳細公開……●
治療費助成金扱い…有り
タイミング療法………●
人工授精………………●
人工授精（AID）………×
体外受精………………●
顕微授精………………●
自然・低刺激周期採卵法 ●
刺激周期採卵法(FSH,hMG) ●
凍結保存………………●
男性不妊　○連携施設あり
不育症…………………●
妊婦健診………32週まで
2人目不妊通院配慮…●
腹腔鏡検査……………×
漢方薬の扱い…………●
新薬の使用……………●
カウンセリング………●
運動指導………………○
食事指導………………○
女性医師がいる………×

料金目安
初診費用　5,000円～
体外受精費用　16万～30万円
顕微授精費用　20万～37万円

富山県

かみいち総合病院　Tel.076-472-1212　中新川郡上市町
富山赤十字病院　Tel.076-433-2222　富山市牛島本町
小嶋ウィメンズクリニック　Tel.076-432-1788　富山市五福
富山県立中央病院　Tel.0764-24-1531　富山市西長江
女性クリニックWe! TOYAMA　Tel.076-493-5533　富山市根塚町
富山市民病院　Tel.0764-22-1112　富山市今泉北部町
高岡市民病院　Tel.0766-23-0204　高岡市宝町
あいARTクリニック　Tel.0766-27-3311　高岡市下伏間江
済生会高岡病院　Tel.0766-21-0570　高岡市二塚

源川産婦人科クリニック　Tel.025-272-5252　新潟市東区
木戸病院　Tel.025-273-2151　新潟市東区上木戸
新津産科婦人科クリニック　Tel.025-384-4103　新潟市江南区
産科・婦人科ロイヤルハートクリニック　Tel.025-244-1122　新潟市中央区天神尾
新潟大学医歯学総合病院　Tel.025-227-2460　新潟市中央区旭町通
ART女性クリニック白山　Tel.025-378-3065　新潟市中央区白山
済生会新潟病院　Tel.025-233-6161　新潟市西区寺地
荒川レディースクリニック　Tel.025-672-2785　新潟市西蒲区
レディスクリニック石黒　Tel.0256-33-0150　三条市荒町
関塚医院　Tel.0254-26-1405　新発田市中田町

中部・東海地方

新潟県

立川綜合病院不妊体外受精センター　Tel.0258-33-3111　長岡市神田町
長岡レディースクリニック　Tel.0258-22-7780　長岡市新保
セントポーリアウイメンズクリニック　Tel.0258-21-0800　長岡市南七日町
大島クリニック　Tel.025-522-2000　上越市鴨島
菅谷ウィメンズクリニック　Tel.025-546-7660　上越市新光町

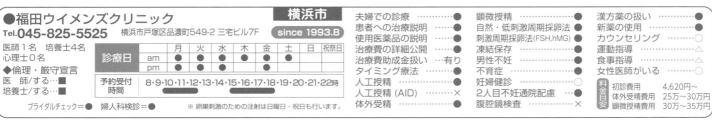

- 西垣ARTクリニック Tel.0538-33-4455 磐田市中泉

愛知県

- 豊橋市民病院 総合生殖医療センター Tel.0532-33-6111 豊橋市青竹町
- つつじが丘ウイメンズクリニック Tel.0532-66-5550 豊橋市つつじが丘
- 竹内産婦人科 ARTセンター Tel.0532-52-3463 豊橋市新本町
- 豊川市民病院 Tel.0533-86-1111 豊川市光明町
- エンジェルベルホスピタル Tel.0564-66-0050 岡崎市錦町
- ARTクリニックみらい Tel.0564-24-9293 岡崎市大樹寺
- 稲垣レディスクリニック Tel.0563-54-1188 西尾市横手町
- 八千代病院 Tel.0566-97-8111 安城市住吉町
- ジュンレディースクリニック安城 Tel.0566-71-0308 安城市篠目町
- G&Oレディスクリニック Tel.0566-27-4103 刈谷市泉田町
- セントソフィアクリニック Tel.052-551-1595 名古屋市中村区
- 浅田レディース名古屋駅前クリニック Tel.052-551-2203 名古屋市中村区
- かとうのりこレディースクリニック Tel.052-587-2888 名古屋市中村区
- レディースクリニックミュウ Tel.052-551-7111 名古屋市中村区
- かなくらレディスクリニック Tel.052-587-3111 名古屋市中村区
- 名古屋第一赤十字病院 Tel.052-481-5111 名古屋市中村区
- ダイヤビルレディースクリニック Tel.052-561-1881 名古屋市西区
- 川合産婦人科 Tel.052-502-1501 名古屋市西区
- 野崎クリニック Tel.052-303-3811 名古屋市中川区
- 金山レディースクリニック Tel.052-681-2241 名古屋市熱田区
- 山口レディスクリニック Tel.052-823-2121 名古屋市南区
- 名古屋市立緑市民病院 Tel.052-892-1331 名古屋市緑区
- ロイヤルベルクリニック 不妊センター Tel.052-879-6660 名古屋市緑区
- おち夢クリニック名古屋 Tel.052-968-2203 名古屋市中区
- 飯田レディースクリニック Tel.052-241-0512 名古屋市中区
- いくたウィメンズクリニック Tel.052-263-1250 名古屋市中区
- 可世木婦人科ARTクリニック Tel.052-251-8801 名古屋市中区
- 成田産婦人科 Tel.052-221-1595 名古屋市中区
- おかだウィメンズクリニック Tel.052-683-0018 名古屋市中区
- AOI名古屋病院 Tel.052-932-7128 名古屋市東区
- 上野レディスクリニック Tel.052-981-1184 名古屋市北区
- 平田レディースクリニック Tel.052-914-7277 名古屋市北区
- 稲垣婦人科 Tel.052-910-5550 名古屋市北区
- 星ケ丘マタニティ病院 Tel.052-782-6211 名古屋市千種区
- 咲江レディスクリニック Tel.052-757-0222 名古屋市千種区
- さわだウイメンズクリニック Tel.052-788-3588 名古屋市千種区
- まるたARTクリニック Tel.052-764-0010 名古屋市千種区
- レディースクリニック山原 Tel.052-731-8181 名古屋市千種区
- 若葉台クリニック Tel.052-777-2888 名古屋市名東区
- あいこ女性クリニック Tel.052-777-8080 名古屋市名東区
- 名古屋大学医学部附属病院 Tel.052-741-2111 名古屋市昭和区
- 名古屋市立大学病院 Tel.052-851-5511 名古屋市瑞穂区
- 菜の花マタニティクリニック Tel.0265-76-7087 伊那市日影
- 平岡産婦人科 Tel.0266-72-6133 茅野市ちの
- 諏訪マタニティークリニック Tel.0266-28-6100 諏訪郡下諏訪町
- ひろおか さくらレディースウィメンズクリニック Tel.0263-85-0013 塩尻市広丘吉田

岐阜県

- 高橋産婦人科 Tel.058-263-5726 岐阜市梅ケ枝町
- 古田産科婦人科クリニック Tel.058-265-2395 岐阜市金町
- 岐阜大学医学部附属病院 Tel.058-230-6000 岐阜市柳戸
- 操レディスホスピタル Tel.058-233-8811 岐阜市津島町
- おおのレディースクリニック Tel.058-233-0201 岐阜市光町
- 花林レディースクリニック Tel.058-393-1122 羽島市竹鼻町
- クリニックママ Tel.0584-73-5111 大垣市今宿
- 大垣市民病院 Tel.0584-81-3341 大垣市南頬町
- 東海中央病院 Tel.058-382-3101 各務原市蘇原東島町
- 久美愛厚生病院 Tel.0577-32-1115 高山市中切町
- 中西ウィメンズクリニック Tel.0572-25-8882 多治見市大正町
- とまつレディースクリニック Tel.0574-61-1138 可児市広見
- 松波総合病院 Tel.058-388-0111 羽島郡笠松町

静岡県

- いながきレディースクリニック Tel.055-926-1709 沼津市宮前町
- 沼津市立病院 Tel.055-924-5100 沼津市東椎路
- 岩端医院 Tel.055-962-1368 沼津市大手町
- かぬき岩端医院 Tel.055-932-8189 沼津市下香貫前原
- 聖隷沼津病院 Tel.0559-52-1000 沼津市本字松下
- こまきウィメンズクリニック Tel.055-972-1057 三島市西若町
- 三島レディースクリニック Tel.055-991-0770 三島市南本町
- 富士市立中央病院 Tel.0545-52-1131 富士市高島町
- 長谷川産婦人科医院 Tel.0545-53-7575 富士市吉原
- 望月産婦人科医院 Tel.0545-34-0445 富士市比奈
- 宮崎クリニック Tel.0545-66-3731 富士市松岡
- 静岡市立静岡病院 Tel.054-253-3125 静岡市葵区
- レディースクリニック古川 Tel.054-249-3733 静岡市葵区
- 静岡レディースクリニック Tel.054-251-0770 静岡市葵区
- 菊池レディースクリニック Tel.054-272-4124 静岡市葵区
- 俵IVFクリニック Tel.054-288-2882 静岡市駿河区
- 静岡市立清水病院 Tel.054-336-1111 静岡市清水区
- 焼津市立総合病院 Tel.054-623-3111 焼津市道原
- アクトタワークリニック Tel.053-413-1124 浜松市中区
- 聖隷浜松病院 Tel.053-474-2222 浜松市中区
- 西村ウイメンズクリニック Tel.053-479-0222 浜松市中区
- 水本レディスクリニック Tel.053-433-1103 浜松市東区
- 浜松医科大学病院 Tel.053-435-2309 浜松市東区
- 聖隷三方原病院リプロダクションセンター Tel.053-436-1251 浜松市北区
- 可睡の杜レディースクリニック Tel.0538-49-5656 袋井市可睡の杜
- 厚生連高岡病院 Tel.0766-21-3930 高岡市永楽町
- 黒部市民病院 Tel.0765-54-2211 黒部市三日市
- あわの産婦人科医院 Tel.0765-72-0588 下新川郡入善町
- 津田産婦人科医院 Tel.0763-33-3035 砺波市寿町

石川県

- 石川県立中央病院 Tel.076-237-8211 金沢市鞍月東
- 吉澤レディースクリニック Tel.076-266-8155 金沢市稚日野町
- あいARTクリニック金沢 Tel.050-5873-3935 金沢市堀川新町
- 金沢大学附属病院 Tel.076-265-2000 金沢市宝町
- 金沢医療センター Tel.076-262-4161 金沢市石引
- 金沢たまごクリニック Tel.076-237-3300 金沢市諸江町
- うきた産婦人科医院 Tel.076-291-2277 金沢市新神田
- 鈴木レディスホスピタル Tel.076-242-3155 金沢市寺町
- 金沢医科大学病院 Tel.076-286-2211 河北郡内灘町
- やまぎしレディスクリニック Tel.076-287-6066 野々市市藤平田
- 永遠幸レディスクリニック Tel.0761-23-1555 小松市小島町
- 荒木病院 Tel.0761-22-0301 小松市若杉町
- 川北レイクサイドクリニック Tel.0761-22-0232 小松市今江町
- 恵寿総合病院 Tel.0767-52-3211 七尾市富岡町
- 深江レディースクリニック Tel.076-294-3336 野々市市郷町

福井県

- 本多レディースクリニック Tel.0776-24-6800 福井市宝永
- 福井県立病院 Tel.0776-54-5151 福井市四ツ井
- 西ウイミンズクリニック Tel.0776-33-3663 福井市木田
- 公立丹南病院 Tel.0778-51-2260 鯖江市三六町
- 中山クリニック Tel.0770-56-5588 小浜市多田
- 福井大学医学部附属病院 Tel.0776-61-3111 吉田郡永平寺町

山梨県

- このはな産婦人科 Tel.055-225-5500 甲斐市西八幡
- 薬袋レディースクリニック Tel.055-226-3711 甲府市飯田
- 甲府昭和婦人クリニック Tel.055-226-5566 中巨摩郡昭和町
- 山梨大学医学部附属病院 Tel.055-273-1111 中央市下河東

長野県

- 吉澤産婦人科医院 Tel.026-226-8475 長野市七瀬中町
- 長野赤十字病院 Tel.026-226-4131 長野市若里
- 長野市民病院 Tel.026-295-1199 長野市富竹
- 南長野医療センター篠ノ井総合病院 Tel.026-292-2261 長野市篠ノ井会
- 佐久市立国保浅間総合病院 Tel.0267-67-2295 佐久市岩村田
- 佐久平エンゼルクリニック Tel.0267-67-5816 佐久市長土呂
- 三浦産婦人科 Tel.0268-22-0350 上田市中央
- 西澤産婦人科クリニック Tel.0265-24-3800 飯田市本町
- わかばレディス＆マタニティクリニック Tel.0263-45-0103 松本市浅間温泉
- 信州大学医学部附属病院 Tel.0263-35-4600 松本市旭
- 北原レディースクリニック Tel.0263-48-3186 松本市島立

- みのうらレディースクリニック Tel.059-380-0018 鈴鹿市磯山
- ヨナハ産婦人科小児科病院 Tel.0594-27-1703 桑名市大字和泉
- 金丸産婦人科 Tel.059-229-5722 津市観音寺町
- 三重大学病院 Tel.059-232-1111 津市江戸橋
- 西山産婦人科 不妊治療センター Tel.059-229-1200 津市栄町
- 山本産婦人科 Tel.059-235-2118 津市雲出本郷町
- 済生会松阪総合病院 Tel.0598-51-2626 松阪市朝日町
- 本橋産婦人科 Tel.0596-23-4103 伊勢市一之木
- 武田産婦人科 Tel.0595-64-7655 名張市鴻之台
- 森川病院 Tel.0595-21-2425 伊賀市上野忍町
- 江南厚生病院 Tel.0587-51-3333 江南市高屋町
- 小牧市民病院 Tel.0568-76-4131 小牧市常普請
- 浅田レディース勝川クリニック Tel.0568-35-2203 春日井市松新町
- 中原クリニック Tel.0561-88-0311 瀬戸市山手町
- 一宮市立市民病院 Tel.0586-71-1911 一宮市文京
- つかはらレディースクリニック Tel.0586-81-8000 一宮市浅野居森野
- 可世木レディスクリニック Tel.0586-47-7333 一宮市平和

三重県

- こうのとりWOMAN'S CAREクリニック Tel.059-355-5577 四日市市諏訪栄町
- 慈芳産婦人科・内科・リウマチ科 Tel.059-353-0508 四日市市ときわ

愛知県

- 八事レディースクリニック Tel.052-834-1060 名古屋市天白区
- 平針北クリニック Tel.052-803-1103 日新市赤池町
- 森脇レディースクリニック Tel.0561-33-5512 みよし市三好町
- 藤田医科大学病院 Tel.0562-93-2111 豊明市沓掛町
- グリーンベルARTクリニック Tel.0120-822-229 豊田市喜多町
- トヨタ記念病院不妊センター ジョイファミリー Tel.0565-28-0100 豊田市平和町
- 常滑市民病院 Tel.0569-35-3170 常滑市飛香台
- ふたばクリニック Tel.0569-20-5000 半田市吉田町
- 原田レディースクリニック Tel.0562-36-1103 知多市寺本新町

中部・東海地区／ ピックアップ クリニックガイダンス

長野県

●吉澤産婦人科医院 長野市

Tel.026-226-8475 長野市七瀬中町96 since 1966.2

医師1名 培養士4名
不妊カウンセラー0名
◆倫理・厳守宣言
医 師/する…■
培養士/する…■

診療日	月	火	水	木	金	土	日	祝祭日
am	●	●	●	●	●	●		
pm	●	●		●	●			

予約受付時間 8・9・10・11・12・13・14・15・16・17・18・19・20・21・22時

ブライダルチェック＝○ 婦人科検診＝○

夫婦での診療…○ / 患者への治療説明…○ / 使用医薬品の説明…○ / 治療費の詳細公開…○ / 治療費助成金扱い…有り / タイミング療法…○ / 人工授精…● / 人工授精 (AID)…× / 体外受精…●

顕微授精…● / 自然・低刺激周期採卵法 × / 刺激周期採卵法(FSH,hMG) ○ / 凍結保存…● / 男性不妊…○ / 不育症…○ / 妊婦健診…× / 2人目不妊通院配慮…○ / 腹腔鏡検査…×

漢方薬の扱い…○ / 新薬の使用…○ / カウンセリング…△ / 運動指導…× / 食事指導…× / 女性医師がいる…×

料金目安
初診費用 ー
体外受精費用 25万円～
顕微授精費用 30万円～

●佐久平エンゼルクリニック 佐久市

Tel.0267-67-5816 佐久市長土呂字宮ノ前1210-1 since 2014.4

医師1名 培養士2名
心理士0名
◆倫理・厳守宣言
医 師/する…■
培養士/する…■

診療日	月	火	水	木	金	土	日	祝祭日
am	●	●	●	●	●	●	※	※
pm	●	●		△	●		●	

予約受付時間 8・9・10・11・12・13・14・15・16・17・18・19・20・21・22時

ブライダルチェック＝● 婦人科検診＝●

夫婦での診療…● / 患者への治療説明…● / 使用医薬品の説明…● / 治療費の詳細公開…● / 治療費助成金扱い…有り / タイミング療法…● / 人工授精…● / 人工授精 (AID)…× / 体外受精…●

顕微授精…● / 自然・低刺激周期採卵法 ● / 刺激周期採卵法(FSH,hMG) ● / 凍結保存…● / 男性不妊…● / 不育症…● / 妊婦健診…○10週まで / 2人目不妊通院配慮…● / 腹腔鏡検査…×

漢方薬の扱い…● / 新薬の使用…● / カウンセリング…● / 運動指導…× / 食事指導…● / 女性医師がいる…×

料金目安
初診費用 12,000円～
体外受精費用 125,200円～
顕微授精費用 137,700円～

岐阜県

●操レディスホスピタル 岐阜市

Tel.058-233-8811 岐阜市津島町6-19 since 2001.1

医師4名 培養士5名
心理士1名（内部）
◆倫理・厳守宣言
医 師/する…■
培養士/する…■

診療日	月	火	水	木	金	土	日	祝祭日
am	●	●	●	●	●	●		
pm	●	●	●		●	●		

予約受付時間 8・9・10・11・12・13・14・15・16・17・18・19・20・21・22時

ブライダルチェック＝○ 婦人科検診＝●

夫婦での診療…● / 患者への治療説明…● / 使用医薬品の説明…● / 治療費の詳細公開…● / 治療費助成金扱い…有り / タイミング療法…● / 人工授精…● / 人工授精 (AID)…× / 体外受精…●

顕微授精…● / 自然・低刺激周期採卵法 ● / 刺激周期採卵法(FSH,hMG) ● / 凍結保存…● / 男性不妊…● / 不育症…● / 妊婦健診…●出産まで / 2人目不妊通院配慮…● / 腹腔鏡検査…×

漢方薬の扱い…● / 新薬の使用…● / カウンセリング…● / 運動指導…● / 食事指導…● / 女性医師がいる…●

料金目安
初診費用 ー
体外受精費用 18万円～
顕微授精費用 上記＋3万円～

●中西ウィメンズクリニック 多治見市

Tel.0572-25-8882 多治見市大正町1-45 since 2003.7

医師4名 培養士5名
心理士0名
◆倫理・厳守宣言
医 師/する…■
培養士/する…■

診療日	月	火	水	木	金	土	日	祝祭日
am	●	●	●	●	●	●		
pm	●	●	●		●			

予約受付時間 8・9・10・11・12・13・14・15・16・17・18・19・20・21・22時

ブライダルチェック＝○ 婦人科検診＝○

夫婦での診療…○ / 患者への治療説明…● / 使用医薬品の説明…● / 治療費の詳細公開…● / 治療費助成金扱い…有り / タイミング療法…● / 人工授精…● / 人工授精 (AID)…× / 体外受精…●

顕微授精…● / 自然・低刺激周期採卵法 ○ / 刺激周期採卵法(FSH,hMG) ● / 凍結保存…● / 男性不妊 ○連係施設あり / 不育症…○ / 妊婦健診…●出産まで / 2人目不妊通院配慮…● / 腹腔鏡検査…×

漢方薬の扱い…● / 新薬の使用…○ / カウンセリング…● / 運動指導…○ / 食事指導…○ / 女性医師がいる…×

料金目安
初診費用 3,000円～
体外受精費用 24万円～
顕微授精費用 上記+5万5千円～

静岡県

●可睡の杜レディースクリニック 袋井市

Tel.0538-49-5656 袋井市可睡の杜31-6 since 2003.11

医師1名 培養士2名
心理士0名
◆倫理・厳守宣言
医 師/する…■
培養士/する…■

診療日	月	火	水	木	金	土	日	祝祭日
am	●	●	●	●	●	●		
pm	●	●		●	●			

予約受付時間 8・9・10・11・12・13・14・15・16・17・18・19・20・21・22時

ブライダルチェック＝● 婦人科検診＝○

夫婦での診療…● / 患者への治療説明…● / 使用医薬品の説明…● / 治療費の詳細公開…● / 治療費助成金扱い…有り / タイミング療法…● / 人工授精…● / 人工授精 (AID)…× / 体外受精…●

顕微授精…● / 自然・低刺激周期採卵法 ○ / 刺激周期採卵法(FSH,hMG) ● / 凍結保存…● / 男性不妊…○ / 不育症…○ / 妊婦健診…× / 2人目不妊通院配慮…○ / 腹腔鏡検査…×

漢方薬の扱い…● / 新薬の使用…△ / カウンセリング…× / 運動指導…× / 食事指導…× / 女性医師がいる…×

料金目安
初診費用 3,450円～
体外受精費用 20万～45万円
顕微授精費用 上記+5万円～

東海地区／ピックアップ クリニックガイダンス

愛知県

●ダイヤビルレディースクリニック　名古屋市

Tel.052-561-1881　名古屋市西区名駅1-1-17 名駅ダイヤメイテツビル2F　since 2004.04

医師5名　培養士3名
心理士1名（外部）

診療日	月	火	水	木	金	土	日	祝祭日
am	●	●	●	●	●	●		
pm	●	●	●	●	●			

予約受付時間　8・9・10・11・12・13・14・15・16・17・18・19・20・21・22時

◆倫理・厳守宣言
医　師/する…■
培養士/する…■

ブライダルチェック＝○　婦人科検診＝○

夫婦での診療 …………○
患者への治療説明 ……●
使用医薬品の説明 ……○
治療費の詳細公開 ……○
治療費助成金扱い …有り
タイミング療法 ………○
人工授精 ………………○
人工授精 (AID) ………×
体外受精 ………………●
顕微授精 ………………●
自然・低刺激周期採卵法 ○
刺激周期採卵法(FSH,hMG) ○
凍結保存 ………………●
男性不妊 ○連係施設あり
不育症 …………………●
妊婦健診 ……○33週まで
2人目不妊通院配慮 …○
腹腔鏡検査 ……………○
漢方薬の扱い …………○
新薬の使用 ……………○
カウンセリング ………○
運動指導 ………………○
食事指導 ………………○
女性医師がいる ………○

料金目安
初診費用　3千円～
体外受精費用　11万～32万円
顕微授精費用　14万～35万円

●いくたウィメンズクリニック　名古屋市

Tel.052-263-1250　名古屋市中区栄3丁目15-17 いちご栄ビル3F　since2003.5

医師１名　培養士１名
心理士１名（外部）

診療日	月	火	水	木	金	土	日	祝祭日
am	●	●	●	●	●	●		
pm	●	●	●		●			

予約受付時間　8・9・10・11・12・13・14・15・16・17・18・19・20・21・22時

◆倫理・厳守宣言
医　師/する…■
培養士/する…■

ブライダルチェック＝○　婦人科検診＝○

夫婦での診療 …………○
患者への治療説明 ……●
使用医薬品の説明 ……○
治療費の詳細公開 ……○
治療費助成金扱い …有り
タイミング療法 ………○
人工授精 ………………○
人工授精 (AID) ………×
体外受精 ………………●
顕微授精 ………………●
自然・低刺激周期採卵法 ○
刺激周期採卵法(FSH,hMG) ○
凍結保存 ………………○
男性不妊 ………………○
不育症 …………………○
妊婦検診 ………16週まで
2人目不妊通院配慮 …△
腹腔鏡検査 ……………○
漢方薬の扱い …………○
新薬の使用 ……………○
カウンセリング ………○
運動指導 ………………—
食事指導 ………………—
女性医師がいる ………×

料金目安
初診費用　5千円～
体外受精費用　37万～
顕微授精費用　42万～

●おかだウィメンズクリニック　名古屋市

Tel.052-683-0018　名古屋市中区正木4-8-7 れんが橋ビル3F　since 2014.4

医師1名　培養士2名
心理士０名

診療日	月	火	水	木	金	土	日	祝祭日
am	●	●	●	●	●	●		
pm	●	●		●	●			

予約受付時間　8・9・10・11・12・13・14・15・16・17・18・19・20・21・22時

◆倫理・厳守宣言
医　師/する…■
培養士/する…■

ブライダルチェック＝○　婦人科検診＝○

夫婦での診療 …………●
患者への治療説明 ……●
使用医薬品の説明 ……●
治療費の詳細公開 ……○
治療費助成金扱い …有り
タイミング療法 ………●
人工授精 ………………●
人工授精 (AID) ………×
体外受精 ………………●
顕微授精 ………………●
自然・低刺激周期採卵法 ●
刺激周期採卵法(FSH,hMG) ●
凍結保存 ………………●
男性不妊 ○連携施設あり
不育症 …………………○
妊婦検診 ……○12週まで
2人目不妊通院配慮 …○
腹腔鏡検査 ……………×
漢方薬の扱い …………○
新薬の使用 ……………○
カウンセリング ………△
運動指導 ………………○
食事指導 ………………○
女性医師がいる ………×

料金目安
初診費用　2,500円～
体外受精費用　25万～35万円
顕微授精費用　30万～40万円

●さわだウィメンズクリニック 名古屋不妊センター　名古屋市

Tel.052-788-3588　名古屋市千種区四谷通1-18-1　since 2001.4

医師２名　培養士5名
心理士０名

診療日	月	火	水	木	金	土	日	祝祭日
am	●	●	●	●	●	●		
pm	●	●		●	●			

予約受付時間　8・9・10・11・12・13・14・15・16・17・18・19・20・21・22時

◆倫理・厳守宣言
医　師/する…■
培養士/する…■

ブライダルチェック＝○　婦人科検診＝○

夫婦での診療 …………○
患者への治療説明 ……●
使用医薬品の説明 ……●
治療費の詳細公開 ……○
治療費助成金扱い …有り
タイミング療法 ………○
人工授精 ………………●
人工授精 (AID) ………×
体外受精 ………………●
顕微授精 ………………●
自然・低刺激周期採卵法 ●
刺激周期採卵法(FSH,hMG) ●
凍結保存 ………………●
男性不妊 ○連携施設あり
不育症 …………………●
妊婦健診 ………10週まで
2人目不妊通院配慮 …△
腹腔鏡検査 ……紹介あり
漢方薬の扱い …………●
新薬の使用 ……………●
カウンセリング ………●
運動指導 ………………○
食事指導 ………………○
女性医師がいる ………●

料金目安
初診費用　7千～8千円
体外受精費用　～30万円
顕微授精費用　上記＋5万～7万

近畿地方

滋賀県

● リプロダクション浮田クリニック
Tel.077-574-3751　大津市本堅田

● 木下レディースクリニック
Tel.077-526-1451　大津市打出浜

● 桂川レディースクリニック
Tel.077-511-4135　大津市御殿浜

● 竹林ウィメンズクリニック
Tel.077-547-3557　大津市大萱

● 滋賀医科大学医学部附属病院
Tel.077-548-2111　大津市瀬田月輪町

● 希望ヶ丘クリニック
Tel.077-586-4103　野洲市市三宅

甲西　野村産婦人科
Tel.0748-72-6633　湖南市鉗子袋

山崎クリニック
Tel.0748-42-1135　東近江市山路町

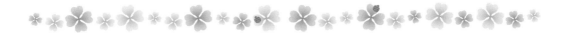

● 神野レディースクリニック
Tel.0749-22-6216　彦根市中央町

足立レディースクリニック
Tel.0749-22-2155　彦根市佐和町

● 草津レディースクリニック
Tel.077-566-7575　草津市渋川

● 清水産婦人科
Tel.077-562-4332　草津市野村

南草津 野村病院
Tel.077-561-3788　草津市野路町

産科・婦人科ハピネスバースクリニック
Tel.077-564-3101　草津市矢橋町

京都府

志馬クリニック四条烏丸
Tel.075-221-6821　京都市下京区

南部産婦人科
Tel.075-313-6000　京都市下京区

● 醍醐渡辺クリニック
Tel.075-571-0226　京都市伏見区

● 京都府立医科大学病院
Tel.075-251-5560　京都市上京区

● 田村秀子婦人科医院
Tel.075-213-0523　京都市中京区

● 足立病院
Tel.075-253-1382　京都市中京区

大野婦人科医院
Tel.075-253-2465　京都市中京区

京都第一赤十字病院
Tel.075-561-1121　京都市東山区

日本バプテスト病院
Tel.075-781-5191　京都市左京区

● 京都大学医学部附属病院
Tel.075-751-3712　京都市左京区

● IDAクリニック
Tel.075-583-6515　京都市山科区

細田クリニック
Tel.075-322-0311　京都市右京区

● 身原病院
Tel.075-392-3111　京都市西京区

田村産婦人科医院
Tel.0771-24-3151　亀岡市安町

大阪府

● 大阪New ARTクリニック
Tel.06-6341-1556　大阪市北区

オーク梅田レディースクリニック
Tel.06-6348-1511　大阪市北区

● HORACグランフロント大阪クリニック
Tel.06-6377-8824　大阪市北区

● リプロダクションクリニック大阪
Tel.06-6136-3344　大阪市北区

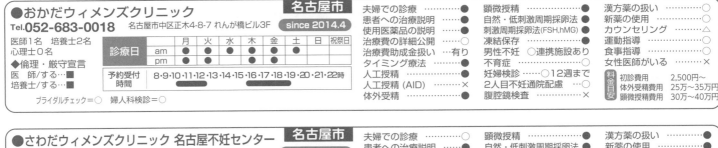

●	レディースクリニックTaya	Tel.072-771-7717	伊丹市伊丹
●	近畿中央病院	Tel.072-781-3712	伊丹市車塚
●	小原ウイメンズクリニック	Tel.0797-82-1211	宝塚市山本東
●	ベリタス病院	Tel.072-793-7890	川西市新田
●	シオタニレディースクリニック	Tel.079-561-3500	三田市中央町
	タマル産婦人科	Tel.079-590-1188	篠山市東吹
●	中林産婦人科クリニック	Tel.079-282-6581	姫路市白国
●	Kobaレディースクリニック	Tel.079-223-4924	姫路市北条口
●	西川産婦人科	Tel.079-253-2195	姫路市花田町
●	親愛産婦人科医院	Tel.079-271-6666	姫路市網干区
	久保みずきレディースクリニック 明石診療所	Tel.078-913-9811	明石市本町
	私立 二見レディースクリニック	Tel.078-942-1783	明石市二見町
●	博愛産科婦人科	Tel.078-941-8803	明石市二見町
●	親愛レディースクリニック	Tel.0794-21-5511	加古川市加古川町
	ちくご・ひらまつ産婦人科	Tel.079-424-5163	加古川市加古川町
●	小野レディースクリニック	Tel.0794-62-1103	小野市西本
●	福田産婦人科麻酔科	Tel.0791-43-5357	赤穂市加里屋
●	赤穂中央病院	Tel.0791-45-7290	赤穂市惣門町
	公立神崎総合病院	Tel.0790-32-1331	神崎郡神河町

奈良県

	好川婦人科クリニック	Tel.0743-75-8600	生駒市東新町
	高山クリニック	Tel.0742-35-3611	奈良市柏木町
●	ASKAレディース・クリニック	Tel.0742-51-7717	奈良市北登美ヶ丘
	すぎはら婦人科	Tel.0742-33-9080	奈良市中登美ヶ丘
●	久永婦人科クリニック	Tel.0742-32-5505	奈良市西大寺東町
●	赤崎クリニック・高度生殖医療センター	Tel.0744-43-2468	桜井市谷
	桜井病院	Tel.0744-43-3541	桜井市大字桜井
●	SACRAレディースクリニック	Tel.0744-23-1199	橿原市上品寺町
	奈良県立医科大学病院	Tel.0744-22-3051	橿原市四条町
●	ミズクリニックメイワン	Tel.0744-20-0028	橿原市四条町
●	三橋仁美レディースクリニック	Tel.0743-51-1135	大和郡山市矢田町

和歌山県

●	日赤和歌山医療センター	Tel.073-422-4171	和歌山市小松原通
●	うつのみやレディースクリニック	Tel.073-423-1987	和歌山市美園町
	和歌山県立医科大学付属病院周産期部	Tel.073-447-2300	和歌山市紀三井寺
●	岩橋産科婦人科	Tel.073-444-4060	和歌山市関戸
	いくこレディースクリニック	Tel.073-482-0399	海南市日方
	榎本産婦人科	Tel.0739-22-0019	田辺市湊
●	奥村レディースクリニック	Tel.0736-32-8511	橋本市東家

●	関西医科大学附属病院	Tel.072-804-0101	枚方市新町
●	天の川レディースクリニック	Tel.072-892-1124	交野市私部西
●	IVF大阪クリニック	Tel.06-6747-8824	東大阪市長田東
	なかじまレディースクリニック	Tel.072-929-0506	八尾市東本町
	平松産婦人科クリニック	Tel.072-955-8881	藤井寺市藤井寺
	船内クリニック	Tel.072-955-0678	藤井寺市藤井寺
●	てらにしレディースクリニック	Tel.072-367-0666	大阪狭山市池尻自由丘
●	近畿大学病院	Tel.0723-66-0221	大阪狭山市大野東
●	ルナレディースクリニック 不妊・更年期センター	Tel.0120-776-778	堺市堺区
●	いしかわクリニック	Tel.072-232-8751	堺市堺区
●	KAWAレディースクリニック	Tel.072-297-2700	堺市南区
	小野産婦人科	Tel.072-285-8110	堺市東区
●	府中のぞみクリニック	Tel.0725-40-5033	和泉市府中町
●	谷口病院	Tel.0724-63-3232	泉佐野市大西
●	レオゲートタワーレディースクリニック	Tel.072-460-2800	泉佐野市りんくう往来北

兵庫県

	神戸大学医学部附属病院	Tel.078-382-5111	神戸市中央区
●	英ウィメンズクリニック さんのみや	Tel.078-392-8723	神戸市中央区
●	神戸元町夢クリニック	Tel.078-325-2121	神戸市中央区
●	山下レディースクリニック	Tel.078-265-6475	神戸市中央区
●	神戸ARTレディスクリニック	Tel.078-261-3500	神戸市中央区
●	神戸アドベンチスト病院	Tel.078-981-0161	神戸市北区
●	中村レディースクリニック	Tel.078-925-4103	神戸市西区
●	久保みずきレディースクリニック 菅原記念診療所	Tel.078-961-3333	神戸市西区
	英ウィメンズクリニック たるみ	Tel.078-704-5077	神戸市垂水区
●	くぼたレディースクリニック	Tel.078-843-3261	神戸市東灘区
●	レディースクリニックごとう	Tel.0799-45-1131	南あわじ市
●	オガタファミリークリニック	Tel.0797-25-2213	芦屋市松ノ内町
	吉田レディースクリニック	Tel.06-6483-6111	尼崎市西大物町
	武庫之荘レディ一スクリニック	Tel.06-6435-0488	尼崎市南武庫之荘
	産科・婦人科衣笠クリニック	Tel.06-6494-0070	尼崎市若王寺
	JUNレディースクリニック	Tel.06-4960-8115	尼崎市潮江
●	徐クリニック・ARTセンター	Tel.0798-54-8551	西宮市松籟荘
●	スギモトレディースクリニック	Tel.0798-63-0325	西宮市甲風園
●	すずきレディースクリニック	Tel.0798-39-0555	西宮市田中町
●	レディース＆ARTクリニック サンタクルス	Tel.0798-62-1188	西宮市高松町
●	兵庫医科大学病院	Tel.0798-45-6111	西宮市武庫川
	山田産婦人科	Tel.0798-41-0272	西宮市甲子園町
	明和病院	Tel.0798-47-1767	西宮市上鳴尾町
	木内女性クリニック	Tel.0798-63-2271	西宮市高松町

大阪府

●	越田クリニック	Tel.06-6316-6090	大阪市北区
●	扇町レディースクリニック	Tel.06-6311-2511	大阪市北区
●	うめだファティリティークリニック	Tel.06-6371-0363	大阪市北区
●	レディースクリニックかたかみ	Tel.06-6100-2525	大阪市淀川区
	かわばたレディスクリニック	Tel.06-6308-7660	大阪市淀川区
●	小林産婦人科	Tel.06-6924-0934	大阪市都島区
●	レディースクリニック北浜	Tel.06-6202-8739	大阪市中央区
●	西川婦人科内科クリニック	Tel.06-6201-0317	大阪市中央区
●	ウィメンズクリニック本町	Tel.06-6251-8686	大阪市中央区
●	春木レディースクリニック	Tel.06-6281-3788	大阪市中央区
●	脇本産婦人科・麻酔可	Tel.06-6761-5537	大阪市天王寺区
	大阪赤十字病院	Tel.06-6771-5131	大阪市天王寺区
	聖バルナバ病院	Tel.06-6779-1600	大阪市天王寺区
	おおつかレディースクリニック	Tel.06-6776-8856	大阪市天王寺区
	都竹産婦人科医院	Tel.06-6754-0333	大阪市生野区
	SALAレディースクリニック	Tel.06-6622-0221	大阪市阿部野区
	大阪市立大学病院	Tel.06-6645-2121	大阪市阿倍野区
●	大阪鉄道病院	Tel.06-6628-2221	大阪市阿倍野区
●	IVFなんばクリニック	Tel.06-6534-8824	大阪市西区
●	オーク住吉産婦人科	Tel.06-4398-1000	大阪市西成区
●	岡本クリニック	Tel.06-6696-0201	大阪市住吉区
	沢井産婦人科医院	Tel.06-6694-1115	大阪市住吉区
●	大阪急性期・総合医療センター生殖医療センター	Tel.06-6692-1201	大阪市住吉区
	たかせ産婦人科	Tel.06-6855-4135	豊中市上野東
●	園田桃代ARTクリニック	Tel.06-6155-1511	豊中市新千里東町
●	たまごクリニック　内分泌センター	Tel.06-4865-7017	豊中市曽根西町
	松崎産婦人科クリニック	Tel.072-750-2025	池田市菅原町
●	なかむらレディースクリニック	Tel.06-6378-7333	吹田市豊津町
●	吉本婦人科クリニック	Tel.06-6337-0260	吹田市片山町
	市立吹田市民病院	Tel.06-6387-3311	吹田市片山町
	廣田産婦人科	Tel.06-6380-0600	吹田市千里山西
●	大阪大学医学部附属病院	Tel.06-6879-5111	吹田市山田丘
●	奥田産婦人科	Tel.072-622-5253	茨木市竹橋町
	サンタマリア病院	Tel.072-627-3459	茨木市新庄町
●	大阪医科大学附属病院	Tel.072-683-1221	高槻市大学町
●	後藤レディースクリニック	Tel.072-683-8510	高槻市白梅町
●	イワサクリニック セント・マリー不妊センター	Tel.072-831-1666	寝屋川市香里本通町
●	ひらかたARTクリニック	Tel.072-804-4124	枚方市大垣内町
	折野産婦人科	Tel.072-857-0243	枚方市楠葉朝日

●印は日本産科婦人科学会のART登録施設で、体外受精の診療を行っている施設です（2020年9月現在）

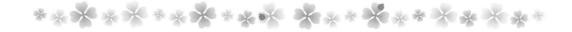

近畿地区／ ピックアップ クリニックガイダンス

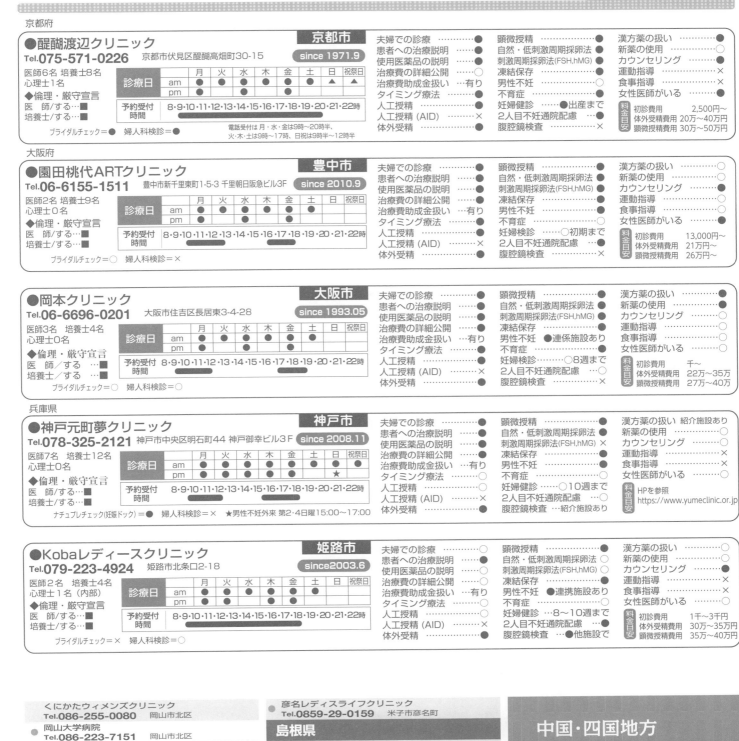

京都府

●醍醐渡辺クリニック　京都市

Tel.075-571-0226　京都市伏見区醍醐高畑町30-15　since 1971.9

医師6名 培養士8名
心理士1名
◆倫理・厳守宣言
医　師／する…■
培養士／する…■

診療日		月	火	水	木	金	土	日	祝祭日
	am	●	●	●	●	●	●	▲	▲
	pm	●		●		●			

予約受付時間　8・9・10・11・12・13・14・15・16・17・18・19・20・21・22時

ブライダルチェック＝●　婦人科検診＝●

電話受付は 月・水・金は9時～20時半、
火・木・土は9時～17時、日祝は9時半～12時半

夫婦での診療 …………●
患者への治療説明 ……●
使用医薬品の説明 ……●
治療費の詳細公開 ……○
治療費助成金扱い …有り
タイミング療法 ………●
人工授精 ………………●
人工授精 (AID) ………×
体外受精 ………………●
顕微授精 ………………●
自然・低刺激周期採卵法 ●
刺激周期採卵法(FSH,hMG) ●
凍結保存 ………………●
男性不妊 ………………○
不育症 …………………●
妊婦健診 ……●出産まで
2人目不妊通院配慮 …●
腹腔鏡検査 ……………×
漢方薬の扱い …………●
新薬の使用 ……………○
カウンセリング ………●
運動指導 ………………×
食事指導 ………………×
女性医師がいる ………●

料金目安
初診費用　2,500円～
体外受精費用 20万～40万円
顕微授精費用 30万～50万円

大阪府

●園田桃代ARTクリニック　豊中市

Tel.06-6155-1511　豊中市新千里東町1-5-3 千里朝日阪急ビル3F　since 2010.9

医師2名 培養士9名
心理士0名
◆倫理・厳守宣言
医　師／する…■
培養士／する…■

診療日		月	火	水	木	金	土	日	祝祭日
	am	●	●	●	●	●	●		
	pm	●		●		●			

予約受付時間　8・9・10・11・12・13・14・15・16・17・18・19・20・21・22時

ブライダルチェック＝○　婦人科検診＝×

夫婦での診療 …………●
患者への治療説明 ……●
使用医薬品の説明 ……●
治療費の詳細公開 ……●
治療費助成金扱い …有り
タイミング療法 ………○
人工授精 ………………●
人工授精 (AID) ………×
体外受精 ………………●
顕微授精 ………………●
自然・低刺激周期採卵法 ●
刺激周期採卵法(FSH,hMG) ●
凍結保存 ………………●
男性不妊 ………………●
不育症 …………………○
妊婦健診 ……○初期まで
2人目不妊通院配慮 …●
腹腔鏡検査 ……………×
漢方薬の扱い …………○
新薬の使用 ……………○
カウンセリング ………●
運動指導 ………………○
食事指導 ………………○
女性医師がいる ………●

料金目安
初診費用　13,000円～
体外受精費用　21万円～
顕微授精費用　26万円～

●岡本クリニック　大阪市

Tel.06-6696-0201　大阪市住吉区長居東3-4-28　since 1993.05

医師3名 培養士4名
心理士0名
◆倫理・厳守宣言
医　師／する　…■
培養士／する　…■

診療日		月	火	水	木	金	土	日	祝祭日
	am	●	●	●	●	●	●		
	pm	●		●		●			

予約受付時間　8・9・10・11・12・13・14・15・16・17・18・19・20・21・22時

ブライダルチェック＝○　婦人科検診＝○

夫婦での診療 …………●
患者への治療説明 ……●
使用医薬品の説明 ……●
治療費の詳細公開 ……●
治療費助成金扱い …有り
タイミング療法 ………●
人工授精 ………………●
人工授精 (AID) ………×
体外受精 ………………●
顕微授精 ………………●
自然・低刺激周期採卵法 ●
刺激周期採卵法(FSH,hMG) ●
凍結保存 ………………●
男性不妊 ●連係施設あり
不育症 …………………●
妊婦検診………○8週まで
2人目不妊通院配慮 …○
腹腔鏡検査 ……………×
漢方薬の扱い …………●
新薬の使用 ……………●
カウンセリング ………○
運動指導 ………………○
食事指導 ………………○
女性医師がいる ………○

料金目安
初診費用　千～
体外受精費用　22万～35万
顕微授精費用　27万～40万

兵庫県

●神戸元町夢クリニック　神戸市

Tel.078-325-2121　神戸市中央区明石町44 神戸御幸ビル3Ｆ　since 2008.11

医師7名 培養士12名
心理士0名
◆倫理・厳守宣言
医　師／する…■
培養士／する…■

診療日		月	火	水	木	金	土	日	祝祭日
	am	●	●	●	●	●	●	●	●
	pm	●	●	●	●	●		★	

予約受付時間　8・9・10・11・12・13・14・15・16・17・18・19・20・21・22時

ナチュプレチェック(妊娠ドック)＝●　婦人科検診＝×　★男性不妊外来 第2・4日曜15:00～17:00

夫婦での診療 …………●
患者への治療説明 ……●
使用医薬品の説明 ……●
治療費の詳細公開 ……●
治療費助成金扱い …有り
タイミング療法 ………○
人工授精 ………………○
人工授精 (AID) ………×
体外受精 ………………●
顕微授精 ………………●
自然・低刺激周期採卵法 ●
刺激周期採卵法(FSH,hMG) ×
凍結保存 ………………●
男性不妊 ………………●
不育症 …………………○
妊婦健診 ……○10週まで
2人目不妊通院配慮 …○
腹腔鏡検査 …紹介施設あり
漢方薬の扱い 紹介施設あり
新薬の使用 ……………○
カウンセリング ………○
運動指導 ………………×
食事指導 ………………×
女性医師がいる ………○

料金目安
HPを参照
https://www.yumeclinic.or.jp

●Kobaレディースクリニック　姫路市

Tel.079-223-4924　姫路市北条口2-18　since2003.6

医師2名　培養士4名
心理士１名（内部）
◆倫理・厳守宣言
医　師／する…■
培養士／する…■

診療日		月	火	水	木	金	土	日	祝祭日
	am	●	●	●	●	●	●		
	pm	●	●		●	●			

予約受付時間　8・9・10・11・12・13・14・15・16・17・18・19・20・21・22時

ブライダルチェック＝×　婦人科検診＝○

夫婦での診療 …………○
患者への治療説明 ……●
使用医薬品の説明 ……○
治療費の詳細公開 ……○
治療費助成金扱い …有り
タイミング療法 ………○
人工授精 ………………○
人工授精 (AID) ………×
体外受精 ………………●
顕微授精 ………………●
自然・低刺激周期採卵法 ●
刺激周期採卵法(FSH,hMG) ○
凍結保存 ………………●
男性不妊 ●連携施設あり
不育症 …………………○
妊婦健診 ……8～10週まで
2人目不妊通院配慮 …●
腹腔鏡検査 …●他施設で
漢方薬の扱い …………○
新薬の使用 ……………○
カウンセリング ………●
運動指導 ………………×
食事指導 ………………×
女性医師がいる ………○

料金目安
初診費用　1千～3千円
体外受精費用　30万～35万円
顕微授精費用　35万～40万円

中国・四国地方

鳥取県

● タグチIVFレディースクリニック
Tel.0857-39-2121　鳥取市覚寺

● 鳥取県立中央病院
Tel.0857-26-2271　鳥取市江津

● ミオ・ファティリティ・クリニック
Tel.0859-35-5211　米子市車尾南

● 鳥取大学医学部附属病院
Tel.0859-33-1111　米子市西町

● 彦名レディスライフクリニック
Tel.0859-29-0159　米子市彦名町

島根県

● 内田クリニック
Tel.0852-55-2889　松江市浜乃木

● 八重垣レディースクリニック
Tel.0852-52-7790　松江市東出雲町

● 家族・絆の吉岡医院
Tel.0854-22-2065　安来市安来町

● 島根大学医学部附属病院
Tel.0853-20-2389　出雲市塩冶町

● 島根県立中央病院
Tel.0853-22-5111　出雲市姫原

● 大田市立病院
Tel.0854-82-0330　太田市太田町

岡山県

● くにかたウィメンズクリニック
Tel.086-255-0080　岡山市北区

● 岡山大学病院
Tel.086-223-7151　岡山市北区

● 名越産婦人科リプロダクションセンター
Tel.086-293-0553　岡山市北区

● 岡山二人クリニック
Tel.086-256-7717　岡山市北区

● さくらクリニック
Tel.086-241-8188　岡山市南区

● 三宅医院 生殖医療センター
Tel.086-282-5100　岡山市南区

● 岡南産婦人科医院
Tel.086-264-3366　岡山市南区

● ペリネイト母と子の病院
Tel.086-276-8811　岡山市中区

● 赤堀病院
Tel.0868-24-1212　津山市山下

● 回生病院
Tel.0877-46-1011 坂出市室町

● 厚仁病院
Tel.0877-23-2525 丸亀市通町

● NHO 四国こどもとおとなの医療センター
Tel.0877-62-0885 善通寺市善通寺町

谷病院
Tel.0877-63-5800 善通寺市原田町

高瀬第一医院
Tel.0875-72-3850 三豊市高瀬町

愛媛県

● 梅岡レディースクリニック
Tel.089-943-2421 松山市竹原町

● 矢野産婦人科
Tel.089-921-6507 松山市昭和町

● 福井ウイメンズクリニック
Tel.089-969-0088 松山市星岡町

● つばきウイメンズクリニック
Tel.089-905-1122 松山市北土居

● ハートレディースクリニック
Tel.089-955-0082 東温市野田

● こにしクリニック
Tel.0897-33-1135 新居浜市庄内町

● 愛媛労災病院
Tel.0897-33-6191 新居浜市南小松原町

サカタ産婦人科
Tel.0897-55-1103 西条市下島山甲

県立今治病院
Tel.0898-32-7111 今治市石井町

高知県

愛宕病院
Tel.088-823-3301 高知市愛宕町

● レディスクリニックコスモス
Tel.088-861-6700 高知市杉井流

● 高知医療センター
Tel.088-837-3000 高知市池

小林レディスクリニック
Tel.088-805-1777 高知市竹島町

北村産婦人科
Tel.0887-56-1013 香美郡野市町

● 高知大学医学部附属病院
Tel.088-886-5811 南国市岡豊町

● 山口県立総合医療センター
Tel.0835-22-4411 防府市大字大崎

● 関門医療センター
Tel.083-241-1199 下関市長府外浦町

● 済生会下関総合病院
Tel.083-262-2300 下関市安岡町

総合病院山口赤十字病院
Tel.083-923-0111 山口市八幡馬場

● 新山口こうのとりクリニック
Tel.083-902-8585 山口市小郡花園町

● 山口大学医学部付属病院
Tel.0836-22-2522 宇部市南小串

なかむらレディースクリニック
Tel.0838-22-1557 萩市大字熊谷町

都志見病院
Tel.0838-22-2811 萩市江向

徳島県

● 蕙愛レディースクリニック
Tel.088-653-1201 徳島市佐古三番町

● 徳島大学病院
Tel.088-631-3111 徳島市蔵本町

春名産婦人科
Tel.088-652-2538 徳島市南二軒屋町

徳島市民病院
Tel.088-622-5121 徳島市北常三島町

● 中山産婦人科
Tel.0886-92-0333 板野郡藍住町

徳島県鳴門病院
Tel.0886-85-2191 鳴門市撫養町

木下産婦人科内科
Tel.0884-23-3600 阿南市学原町

香川県

● 高松市立みんなの病院
Tel.087-813-7171 高松市仏生山町

● 高松赤十字病院
Tel.087-831-7101 高松市番町

● よつばウィメンズクリニック
Tel.087-885-4103 高松市円座町

● 安藤レディースクリニック
Tel.087-815-2833 高松市多肥下町

香川大学医学部附属病院
Tel.087-898-5111 木田郡三木町

岡山県

石井医院
Tel.0868-24-4333 津山市沼

● 倉敷中央病院
Tel.086-422-0210 倉敷市美和

● 倉敷成人病センター 体外受精センター
Tel.086-422-2111 倉敷市白樂町

落合病院
Tel.0867-52-1133 真庭市落合垂水

広島県

まつなが産科婦人科
Tel.084-923-0145 福山市三吉町

● 幸の鳥レディスクリニック
Tel.084-940-1717 福山市春日町

● よしだレディースクリニック内科・小児科
Tel.084-954-0341 福山市新涯町

● 広島中央通り香月産婦人科
Tel.082-546-2555 広島市中区

● 絹谷産婦人科クリニック
Tel.082-247-6399 広島市中区

● 広島HARTクリニック
Tel.082-244-3866 広島市南区

● IVFクリニックひろしま
Tel.082-264-1131 広島市南区

真田病院
Tel.082-253-1291 広島市南区

● 県立広島病院
Tel.082-254-1818 広島市南区

● 香月産婦人科
Tel.082-272-5588 広島市西区

● 笠岡レディースクリニック
Tel.0823-23-2828 呉市西中央

松田医院
Tel.0824-28-0019 東広島市八本松町

山口県

周東総合病院
Tel.0820-22-3456 柳井市古開作

● 山下ウイメンズクリニック
Tel.0833-48-0211 下松市瑞穂町

● 徳山中央病院
Tel.0834-28-4411 周南市孝田町

中国・四国地区／ ピックアップ クリニックガイダンス

高知県

●レディスクリニックコスモス

高知市 since 2001.1

Tel.088-861-6700 高知市杉井流6-27

医師2名 培養士4名
心理士０名

◆倫理・厳守宣言
医　師/する…■
培養士/する…■

診療日		月	火	水	木	金	土	日	祝祭日
	am	●	●	●	●	●	●		
	pm	●	●		●	●	●		

予約受付時間 8・9・10・11・12・13・14・15・16・17・18・19・20・21・22時

ブライダルチェック＝○　婦人科検診＝○

夫婦での診療 ……●	顕微授精 ……●	漢方薬の扱い ……○
患者への治療説明 ……○	自然・低刺激周期採卵法 ○	新薬の使用 ……○
使用医薬品の説明 ……○	刺激周期採卵法(FSH,hMG) ●	カウンセリング ……○
治療費の詳細公開 ……○	凍結保存 ……○	運動指導 ……×
治療費助成金扱い …有り	男性不妊 ……○	食事指導 ……○
タイミング療法 ……○	不育症 ……○	女性医師がいる ……○
人工授精 ……○	妊婦健診 ……×	
人工授精 (AID) ……×	2人目不妊通院配慮 …○	
体外受精 ……●	腹腔鏡検査 ……×	

料金目安
初診費用 －
体外受精費用 20万～35万円
顕微授精費用 25万～40万円

● 中央レディスクリニック
Tel.092-736-3355 福岡市中央区

MRしょうクリニック ＜男性不妊専門＞
Tel.092-739-8688 福岡市中央区

● en婦人科クリニック
Tel.092-791-2533 福岡市中央区

ガーデンヒルズウィメンズクリニック
Tel.092-521-7500 福岡市中央区

日浅レディースクリニック
Tel.092-726-6105 福岡市中央区

さのウィメンズクリニック
Tel.092-739-1717 福岡市中央区

● 浜の町病院
Tel.092-721-0831 福岡市中央区

● ほりたレディースクリニック
Tel.093-513-4122 北九州市小倉北区

● セントマザー産婦人科医院
Tel.093-601-2000 北九州市八幡西区

● 齊藤シーサイドレディースクリニック
Tel.093-701-8880 遠賀郡芦屋町

野崎ウイメンズクリニック
Tel.092-733-0002 福岡市中央区

● 井上 善レディースクリニック
Tel.092-406-5302 福岡市中央区

● アイブイエフ詠田クリニック
Tel.092-735-6655 福岡市中央区

● 古賀文敏ウイメンズクリニック
Tel.092-738-7711 福岡市中央区

九州・沖縄地方

福岡県

産婦人科麻酔科いわさクリニック
Tel.093-371-1131 北九州市門司区

● 石松ウイメンズクリニック
Tel.093-474-6700 北九州市小倉南区

●印は日本産科婦人科学会のART登録施設で、体外受精の診療を行っている施設です（2020年9月現在）

● 野田産婦人科医院
Tel.0986-24-8553 都城市蔵原町

● 丸田病院
Tel.0986-23-7060 都城市八幡町

宮崎大学医学部附属病院
Tel.0985-85-1510 宮崎市清武町

鹿児島県

● 徳永産婦人科
Tel.099-202-0007 鹿児島市田上

● あかつきARTクリニック
Tel.099-296-8177 鹿児島市中央町

中江産婦人科
Tel.099-255-9528 鹿児島市中央町

● 鹿児島大学病院　女性診療センター
Tel.099-275-5111 鹿児島市桜ケ丘

マミィクリニック伊集院
Tel.099-263-1153 鹿児島市中山町

● レディースクリニックあいいく
Tel.099-260-8878 鹿児島市小松原

● 松田ウイメンズクリニック 不妊生殖医療センター
Tel.099-224-4124 鹿児島市山之口町

中村（哲）産婦人科内科
Tel.099-223-2236 鹿児島市樋之口町

みつお産婦人科
Tel.0995-44-9339 霧島市隼人町

● フィオーレ第一病院
Tel.0995-63-2158 姶良市加治木町

● 竹内レディースクリニック附設高度生殖医療センター
Tel.0995-65-2296 姶良市東餅田

沖縄県

● ウイメンズクリニック糸数
Tel.098-869-8395 那覇市泊

● 友愛医療センター
Tel.098-850-3811 豊見城市字与根

● 空の森クリニック
Tel.098-998-0011 島尻郡八重瀬町

Naoko女性クリニック
Tel.098-988-9811 浦添市経塚

● うえむら病院 リプロ・センター
Tel.098-895-3535 中頭郡中城村

● 琉球大学附属病院
Tel.098-895-3331 中頭郡西原町

● やびく産婦人科・小児科
Tel.098-936-6789 中頭郡北谷町

佐世保共済病院
Tel.0956-22-5136 佐世保市島地町

熊本県

● 福田病院
Tel.096-322-2995 熊本市中央区

● 熊本大学医学部附属病院
Tel.096-344-2111 熊本市中央区

● ソフィアレディースクリニック水道町
Tel.096-322-2996 熊本市中央区

● 森川レディースクリニック
Tel.096-381-4115 熊本市中央区

● ＡＲＴ女性クリニック
Tel.096-360-3670 熊本市中央区

● 伊井産婦人科病院
Tel.096-364-4003 熊本市中央区

下川産婦人科病院
Tel.0968-73-3527 玉名市中

熊本労災病院
Tel.0965-33-4151 八代市竹原町

● 片岡レディスクリニック
Tel.0965-32-2344 八代市本町

愛甲産婦人科ひふ科医院
Tel.0966-22-4020 人吉市駒井田町

大分県

● セント・ルカ産婦人科
Tel.097-547-1234 大分市東大通

● 大川産婦人科・高砂
Tel.097-532-1135 大分市高砂町

別府医療センター
Tel.0977-67-1111 別府市大字内竈

みよしクリニック
Tel.0973-24-1515 日田市三芳小渕町

● 大分大学附属病院
Tel.097-549-4411 由布市挾間町

宮崎県

● 古賀総合病院
Tel.0985-39-8888 宮崎市池内町

● ゆげレディスクリニック
Tel.0985-77-8288 宮崎市橘通東

● ARTレディスクリニックやまうち（旧とえだウィメンズクリニック）
Tel.0985-32-0511 宮崎市高千穂通り

● 渡辺病院
Tel.0982-57-1011 日向市平岩

よしみつ婦人科クリニック
Tel.092-414-5224 福岡市博多区

● 蔵本ウイメンズクリニック
Tel.092-482-5558 福岡市博多区

原三信病院
Tel.092-291-3434 福岡市博多区

● 九州大学病院
Tel.092-641-1151 福岡市東区

● 福岡山王病院
Tel.092-832-1100 福岡市早良区

すみい婦人科クリニック
Tel.092-534-2301 福岡市南区

● 婦人科永田おさむクリニック
Tel.092-938-2209 糟屋郡粕屋町

● 福岡東医療センター
Tel.092-943-2331 古賀市千鳥

● 久留米大学病院
Tel.0942-35-3311 久留米市旭町

● いでウィメンズクリニック
Tel.0942-33-1114 久留米市天神町

高木病院
Tel.0944-87-0001 大川市酒見

● メディカルキューブ平井外科産婦人科
Tel.0944-54-3228 大牟田市明治町

佐賀県

● 谷口眼科婦人科
Tel.0954-23-3130 武雄市武雄町

● おおくま産婦人科
Tel.0952-31-6117 佐賀市高木瀬西

長崎県

● 岡本ウーマンズクリニック
Tel.095-820-2864 長崎市江戸町

● 長崎大学病院
Tel.095-849-7200 長崎市坂本町

● みやむら女性のクリニック
Tel.095-849-5507 長崎市川口町

杉田レディースクリニック
Tel.095-849-3040 長崎市松山町

まつお産科・婦人科クリニック
Tel.095-845-1721 長崎市石神町

山崎産婦人科医院
Tel.0957-64-1103 島原市湊町

レディースクリニックしげまつ
Tel.0957-54-9200 大村市古町

九州地区／ピックアップ クリニックガイダンス

福岡県

●アイブイエフ詠田クリニック

福岡市

Tel.092-735-6655 福岡市中央区天神1-12-1-6Ｆ

since1999.4

医師4名　培養士8名
公認心理師1名

◆倫理・厳守宣言
医　師/する…■
培養士/する…■

診療日		月	火	水	木	金	土	日	祝祭日
	am	●	●	●	●	●	●		
	pm	●	●		●		▲		

予約受付時間　8・9・10・11・12・13・14・15・16・17・18・19・20・21・22時

ブライダルチェック＝×　婦人科検診＝×

▲土曜日は9：00〜15：00

夫婦での診療 …………●
患者への治療説明 ……●
使用医薬品の説明 ……●
治療費の詳細公開 ……●
治療費助成金扱い …有り
タイミング療法 ………△
人工授精 ………………●
人工授精（AID） ………×
体外受精 ………………●

顕微授精 ………………●
自然・低刺激周期採卵法 ●
刺激周期採卵法(FSH,hMG) ●
凍結保存 ………………●
男性不妊　●連携施設あり
不育症 …………………●
妊婦健診………○8週まで
2人目不妊通院配慮 …△
腹腔鏡検査 ……………×

漢方薬の扱い …………○
新薬の使用 ……………●
カウンセリング ………●
運動指導 ………………●
食事指導 ………………○
女性医師がいる ………●

料金目安
初診費用　約5,000円〜
体外受精費用　24万円〜
顕微授精費用　32万円〜

鹿児島県

●徳永産婦人科

鹿児島市

Tel.099-202-0007 鹿児島市田上2-27-17

since 2019.9

医師1名 培養士4名
心理士0名

◆倫理・厳守宣言
医　師/する…■
培養士/する…■

診療日		月	火	水	木	金	土	日	祝祭日
	am	●	●	●	●	●	●		
	pm	★	●		●	★			

予約受付時間　8・9・10・11・12・13・14・15・16・17・18・19・20・21・22時

ブライダルチェック＝○　婦人科検診＝●

午前9時〜13時、午後15時〜19時　★月・金午後15〜18時

夫婦での診療 …………●
患者への治療説明 ……●
使用医薬品の説明 ……●
治療費の詳細公開 ……●
治療費助成金扱い …有り
タイミング療法 ………●
人工授精 ………………●
人工授精（AID） ………×
体外受精 ………………●

顕微授精 ………………●
自然・低刺激周期採卵法 ●
刺激周期採卵法(FSH,hMG) ●
凍結保存 ………………●
男性不妊 ………………○
不育症 …………………●
妊婦健診 ……●出産まで
2人目不妊通院配慮 …○
腹腔鏡検査 ……………△

漢方薬の扱い …………●
新薬の使用 ……………●
カウンセリング ………●
運動指導 ………………●
食事指導 ………………●
女性医師がいる ………△

料金目安
初診費用　2,500円〜
体外受精費用 18万〜21万円
顕微授精費用 19万〜26万円

特定治療支援事業
問い合わせ窓口
＜各地区の助成金などの問合せ窓口です＞

都道府県、政令指定都市、中核市

北海道・東北地区

北海道	子ども未来推進局 子育て支援課	tel：011-231-4111
札幌市	不妊専門相談センター	tel：011-622-4500
函館市	保健所健康づくり 母子保健課	tel：0138-32-1533
旭川市	子育て支援部 子育て相談課 母子保健係	tel：0166-26-2395
青森県	こどもみらい課 家庭支援グループ	tel：017-734-9303
青森市	保健所健康づくり推進課 健康支援室	tel：017-743-6111
岩手県	保健福祉部 子ども子育て支援室	tel：019-629-5456
八戸市	健康部 健康づくり推進課	tel：0178-43-9061
盛岡市	保健所健康推進課 母子保健担当	tel：019-603-8303
宮城県	保健福祉部 子育て支援課 助成支援班	tel：022-211-2532
仙台市	子供未来局 子供保健福祉課	tel：022-214-8189
秋田県	健康推進課 母子・健康増進班	tel：018-860-1426
秋田市	子ども未来部子ども健康課	tel：018-883-1172
山形県	子ども家庭課 母子保健担当	tel：023-630-2260
山形市	健康医療部母子保健課 母子保健第一係	tel：023-647-2280
福島県	こども未来局 子育て支援課	tel：024-521-7174
福島市	こども未来部こども政策課	tel：024-525-7671
郡山市	子ども部 子ども支援課	tel：024-924-3691
いわき市	子ども家庭課 母子保健係	tel：0246-27-8597

関東地区

茨城県	少子化対策課・母子保健グループ	tel：029-301-3257
水戸市	水戸市保健センター	tel：029-243-7311
栃木県	こども政策課	tel：028-623-3064
宇都宮市	子ども家庭課 子ども給付グループ	tel：028-632-2296
群馬県	生活こども部 児童福祉·青少年課	tel：027-226-2606
前橋市	前橋保健センター　子育て支援課	tel：027-220-5704
高崎市	健康課	tel：027-381-6113
埼玉県	保健医療部健康長寿課 母子保健担当	tel：048-830-3561
さいたま市	保健福祉局 保健所 地域保健支援課	tel：048-840-2218
川越市	保健医療部 総合保健センター 健康づくり支援課	tel：049-229-4125
川口市	保健所地域保健センター母子保健係	tel：048-256-2022
越谷市	福祉部 保健センター	tel：048-978-3511
千葉県	児童家庭課 母子保健担当	tel：043-223-2332
千葉市	健康支援課	tel：043-238-9925
船橋市	健康部健康増進課	tel：047-409-3274
柏市	保健所 地域健康づくり課	tel：04-7167-1256
東京都	家庭支援課 母子医療助成担当	tel：03-5320-4375
八王子市	健康部 保健対策課	tel：042-645-5162
神奈川県	保健医療部健康増進課	tel：045-210-4786
横浜市	こども家庭課 親子保健係 治療費助成担当	tel：045-671-3874
川崎市	市民·こども局こども本部 こども家庭課	tel：044-200-2450
相模原市	保健所 健康企画課	tel：042-769-8345
横須賀市	こども健康課	tel：046-824-7141

中部・東海地区

新潟県	福祉保健部 健康対策課 母子保健係	tel：025-280-5197
新潟市	保健所 健康増進課	tel：025-226-8157
富山県	厚生部 健康課	tel：076-444-3226
富山市	こども家庭部 こども健康課	tel：076-443-2248
石川県	健康福祉部 少子化対策監室 子育て支援課	tel：076-225-1421
金沢市	健康総務課	tel：076-220-2233
〃	泉野福祉保健センター	tel：076-242-1131
〃	元町福祉健康センター	tel：076-251-0200
〃	駅西福祉健康センター	tel：076-234-5103
福井県	健康福祉部 子ども家庭課	tel：0776-20-0341
福井市	福井市保健センター 母子保健係	tel：0776-28-1256
山梨県	子育て支援局子育て政策課 母子保健担当	tel：055-223-1425
甲府市	健康衛生課	tel：055-237-8950
長野県	健康福祉部 保健疾病対策課	tel：026-235-7141
長野市	健康課	tel：026-226-9960
岐阜県	健康福祉部 子ども·女性局 子育て支援課	tel：058-272-1111
岐阜市	岐阜市保健所 子育て支援課	tel：058-252-7193
静岡県	健康福祉部こども未来局 こども家庭課	tel：054-221-3309
静岡市	子ども未来部 子ども家庭課	tel：054-221-1161
浜松市	健康福祉部 健康増進課	tel：053-453-6125
愛知県	健康福祉部児童家庭課 母子保健グループ	tel：052-954-6283
名古屋市	子ども青少年局 子育て支援課	tel：052-972-2629
豊橋市	保健所 こども保健課	tel：0532-39-9153
岡崎市	保健所 健康増進課 母子保健2班	tel：0564-23-6180
豊田市	子ども部 子ども家庭課	tel：0565-34-6636
三重県	健康福祉部 こども家庭局 子育て支援課	tel：059-224-2248

近畿地区

滋賀県	健康医療福祉部 健康寿命推進課	tel：077-528-3653
大津市	大津市総合保健センター 母子保健グループ健康	tel：077-528-2748
京都府	健康福祉部 こども青少年総合対策室	tel：075-414-4727
京都市	子ども若者未来部子ども家庭支援課	tel：075-746-7625
奈良県	保健予防課 保健対策係	tel：0742-27-8661
奈良市	母子保健課	tel：0742-34-1978
和歌山県	健康推進課 母子保健班、各保健所	tel：073-441-2642
和歌山市	和歌山市保健所 地域保健課	tel：073-433-2261
大阪府	健康医療部 保健医療室 地域保健課	tel：06-6944-6698
大阪市	子ども青少年局 子育て支援部	tel：06-6208-9966
堺市	子ども青少年育成部 子ども育成課	tel：072-228-7612
豊中市	保健所 健康増進課	tel：06-6858-2800
高槻市	子ども部 子ども育成室 子ども保健課	tel：072-661-1108
枚方市	保健予防課	tel：072-807-7625
八尾市	健康まちづくり部保健予防課	tel：072-994-6644
寝屋川市	保険事業室	tel：072-812-2363
東大阪市	保健所 母子保健・感染症課	tel：072-960-3805
兵庫県	健康福祉部健康局 健康増進課	tel：078-341-7711
神戸市	こども企画育成部 こども家庭支援課	tel：078-322-6513
姫路市	保健所 健康課	tel：0792-89-1641
尼崎市	保健所 健康増進担当	tel：06-4869-3053
明石市	福祉局保健総務課	tel：078-918-5414
西宮市	健康増進課	tel：0798-26-3667

中国・四国地区

鳥取県	子育て･人財局 家庭支援課	tel：0857-26-7572
鳥取市	保健所 健康・子育て推進課 子育て支援係	tel：0857-30-8584
島根県	健康福祉部 健康推進課	tel：0852-22-6130
松江市	子育て部子育て支援課	tel：0852-55-5326
岡山県	保健福祉部健康推進課	tel：086-226-7329
岡山市	保健所健康づくり課 母子歯科保健係	tel：086-803-1264
倉敷市	健康づくり課 健康管理係	tel：086-434-9820
呉市	呉市保健所 健康増進課	tel：0823-25-3540
広島県	健康福祉局子育て・少子化対策課	tel：082-513-3175
広島市	こども家庭支援課	tel：082-504-2623
福山市	福山市保健所健康推進課	tel：084-928-3421
山口県	健康福祉部 こども政策課	tel：083-933-2947
下関市	保健部　健康推進課	tel：083-231-1447
徳島県	保健福祉部 健康増進課	tel：088-621-2220
香川県	子ども家庭課	tel：087-832-3285
高松市	健康づくり推進課	tel：087-839-2363
愛媛県	健康衛生局 健康増進課	tel：089-912-2400
松山市	健康づくり推進課	tel：089-911-1870
高知県	健康政策部 健康対策課	tel：088-823-9659
高知市	母子保健課	tel：088-855-7795

九州・沖縄地区

福岡県	保健医療介護部 健康増進課	tel：092-643-3307
北九州市	子ども家庭部 子育て支援課	tel：093-582-2410
福岡市	こども未来局 子ども発達支援課	tel：092-711-4178
	各区の保健福祉センター 健康課	
久留米市	保健所健康推進課	tel：0942-30-9731
佐賀県	健康福祉部 男女参画・こども局 こども家庭課	tel：0952-25-7056
長崎県	こども家庭課	tel：095-895-2442
長崎市	こども健康課	tel：095-829-1316
佐世保市	子ども未来部 子ども保健課	tel：0956-24-1111
熊本県	子ども未来課	tel：096-383-2209
熊本市	健康福祉局 子ども政策課	tel：096-328-2156
大分県	福祉保健部 こども未来課	tel：097-506-2712
大分市	大分市保健所 健康課	tel：097-536-2562
宮崎県	福祉保健部 健康増進課	tel：0985-44-2621
宮崎市	宮崎市保健所 健康支援課	tel：0985-29-5286
鹿児島県	保健福祉部 子ども福祉課	tel：099-286-2775
鹿児島市	母子保健課	tel：099-216-1485
沖縄県	保健医療部 健康長寿課	tel：098-866-2209
那覇市	那覇市保健所 地域保健課	tel：098-853-7962

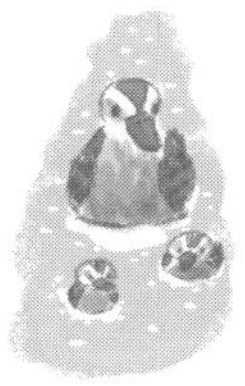

全国の不妊専門相談センター一覧

都道府県、指定都市、中核市が設置している不妊専門相談センターでは、不妊に悩む夫婦に対し、不妊に関する医学的・専門的な相談や不妊による心の悩み等について医師・助産師等の専門家が相談に対応したり、診療機関ごとの不妊治療の実施状況などに関する情報提供を行っています。（各センターの受付は祝祭日と年末年始を除きます）

厚生労働省一覧より（2020年8月1日現在）

北海道・東北地区

実施	開設場所	相談方式			電話番号、相談日及び時間など
		電話	面接	メール	
北海道	国立大学法人旭川医科大学	○	○	×	火曜日　11：00～16：00　電話相談　☎ 0166-68-2568 火曜日　11：00～16：00　面接相談　※要予約　☎ 0166-68-2568　月～金曜日　10：00～16：00
札幌市	札幌市不妊専門相談センター	○	○	×	月～金曜日　9：00～12：15　13：00～17：00　一般相談：電話・面接　☎ 011-622-4500（専用） 毎月第1・3火曜日／午後　専門相談：面接相談／医師による相談　※要予約　☎ 011-622-4500 毎月第2・4月曜日／午後　専門相談：面接相談／不妊カウンセラーによる相談　※要予約　☎ 同上
青森県	弘前大学医学部附属病院 産科婦人科	×	○	○	金曜日　14：00～16：00　※要予約　☎ 017-734-9303　青森県こどもみらい課 メール相談　http://www.pref.aomori.lg.jp/life/family/funincenter.html
青森市	青森市保健所	×	○	×	月1回　産婦人科医師等による面接　※要予約　☎ 017-718-2984　青森市保健所あおもり親子はぐくみプラザ
八戸市	八戸市保健所　健康づくり推進課 （八戸市総合保健センター内）	○	○	×	月1回指定日　産婦人科医による面接相談　※要予約　☎ 0178-38-0714
岩手県	岩手医科大学附属病院	○	○	×	火・水曜日　14：30～16：30　電話相談　☎ 019-653-6251 木曜日　14：30～16：30　面接相談　※要予約　電話相談実施日に受付 ウェブ予約は随時　https://reserva.be/iwatefuninsoudan
宮城県	東北大学病院産婦人科	○	○	×	水曜日　9：00～10：00 ／ 毎週木曜日　15：00～17：00　電話相談　☎ 022-728-5225 木曜日　15：00～17：00　面接相談　※要予約　☎ 022-728-5225
仙台市	東北大学病院産婦人科	○	○	×	水曜日　9：00～10：00 ／ 毎週木曜日　15：00～17：00　電話相談　☎ 022-728-5225 毎週木曜日　15：00～17：00　面接相談　※要予約　☎ 022-728-5225
秋田県	秋田大学医学部附属病院婦人科	○	○	○	毎週水・金曜日　12：00～14：00　電話相談　☎ 018-884-6234 月～金曜日　9：00～17：00　☎ 018-884-6666　面接相談予約専用 毎週月曜日と金曜日　14：00～16：00　治療・費用等 第1・3水曜日　14：00～16：00　心理的な相談 URL：https://common3.pref.akita.lg.jp/kokokara/　メール相談 ホームページ上の専用フォーム使用
山形県	山形大学医学部附属病院産婦人科	○	○	×	月・水・金曜日　9：00～12：00　面接相談予約受付　☎ 023-628-5571 火・金曜日　15：00～16：00　電話及び面接相談　☎ 023-628-5571
福島県	専門相談 福島県立医科大学附属病院 生殖医療センター内 一般相談 各保健福祉事務所	○	○	×	毎週木曜日　13：30～16：30　専門相談　※要予約　予約は以下の各保健福祉事務所で受付 月～金曜日　9：00～17：00　一般相談 県北保健福祉事務所　☎ 024-535-5615　県中保健福祉事務所　☎ 0248-75-7822 県南保健福祉事務所　☎ 0248-21-0067　会津保健福祉事務所　☎ 0242-27-4550 南会津保健福祉事務所　☎ 0241-62-1700　相双保健福祉事務所　☎ 0244-26-1186
郡山市	郡山市こども総合支援センター	×	○	×	☎ 024-924-3691 奇数月に専門相談日を開設（休止中）　事前予約制　不妊症看護認定看護師等対応

関東地区

実施	開設場所	電話	面接	メール	電話番号、相談日及び時間など
茨城県	茨城県三の丸庁舎 茨城県県南生涯学習センター	×	○	○	月～金曜日　9：00～15：00　※要予約　☎ 029-241-1130 第1·4日曜日 14：00～17：00／第2·3木曜日 17：30～20：30　県三の丸庁舎 第1·3木曜日 18：00～21：00／第2·4日曜日　9：00～12：00　県南生涯学習センター URL：http://www.ibaog.jp　メール相談 ホームページ上の専用フォーム使用
栃木県	とちぎ男女共同参画センター（パルティ）	○	○	○	火～土曜日及び第4日曜日　10：00～12：30、13：30～16：00　助産師による電話相談 毎月1回　14：00～16：00　医師による面接相談　※要予約　☎ 028-665-8099 メール相談　funin.fuiku-soudan@air.ocn.ne.jp
群馬県	群馬県不妊・不育専門相談センター （群馬大学医学部附属病院内）	×	○	×	第2金曜日、第4水曜日　14：00～16：00 ※要予約／月～金曜日　9：00～16：00　☎ 027－220－8425
埼玉県	埼玉医科大学総合医療センター	×	○	×	火曜日・金曜日　16：00～17：30　医師による面接相談　※要予約　☎ 049-228-3674
埼玉県	一般社団法人埼玉県助産師会	○	×	×	月曜日・金曜日　10：00～15：00 第1・3土曜日　11：00～15：00、16：00～19：00　☎ 048-799-3613
さいたま市	さいたま市保健所	○	○	×	月・木・金曜日　10：00～16：00 月1回　10：00～11：35　カウンセラーによる面接相談　※要予約　☎ 048-840-2233
川越市	埼玉医科大学総合医療センター	×	○	×	火曜日・金曜日　16：00～　※要予約　月～金曜日 14：00～16：30　☎ 049-228-3674
川口市	埼玉医科大学総合医療センター	×	○	×	火・金曜日 16：00～18：00　※要予約　月～金曜日 14：00～16：30　☎ 049-228-3674
越谷市	埼玉医科大学総合医療センター	×	○	×	火・金曜日 16：00～、16：30～、17：00～　※要予約　月～金曜日 14：00～16：30　☎ 049-228-3674

＊は国庫補助を受けず、自治体単独で実施している事業　　※相談日及び時間は変更することがあります

実 施	開設場所	相談方式			電話番号、相談日及び時間など
		電話	面接	メール	
千葉県	千葉県不妊・不育オンライン相談	○	○	×	火曜日 10：00 ～ 14：00、木曜日 18：00 ～ 22：00、土曜日 10：00 ～ 14：00（Zoom による音声相談） 第 2・4 日曜日 11：00 ～ 14：45 （1 日 4 組）（Zoom によるビデオ通話）
千葉市	千葉市助産師会（電話相談） 千葉市保健所（健康支援課）（面接相談）	○	○	×	木曜日 15：30 ～ 20：00（最終受付 19：30） 助産師による電話相談 ☎ 090-6307-1122 毎月 1 回水曜日（午後）、年 3 回金曜日（夜間） ※要予約 ☎ 043 － 238-9925
船橋市	船橋市保健所 地域保健課	○	○	×	医師による面接相談 ※要予約 ☎ 047-409-3274 助産師による面接（要予約）・電話相談 ☎ 047-409-3274
東京都	不妊・不育ホットライン	○	×	×	火曜日 10：00 ～ 16：00 ☎ 03-3235-7455
八王子市＊	八王子市保健所＊	○	○	×	月～金曜日 9：00 ～ 16：30 保健師による電話相談 ☎ 042-645-5196
神奈川県	神奈川県不妊・不育専門相談センター （神奈川県平塚保健福祉事務所内）	○	○	×	毎月 2 ～ 3 回 9：00 ～ 11：30 助産師による電話相談 ☎ 0463-34-6717 毎月 2 ～ 3 回 14：00 ～ 16：00 医師・臨床心理士等面接相談 ※要予約 ☎ 045-210-4786 神奈川県健康増進課 8：30 ～ 17：15（来所または Zoom）
横浜市	横浜市立大学附属市民総合医療センター	×	○	×	月 2 ～ 3 回 第 1 水曜日（奇数月）、第 2 水曜日、第 4 水曜日 16：00 ～ 17：00 ※要予約 ☎（予約）045-671-3874 月～金曜日 8:45 ～ 17:00（こども青少年局こども家庭課親子保健係） 第 3 水曜日 年 4 回 16：30 ～ 17：00 男性不妊専門相談日あり
川崎市	川崎市ナーシングセンター （川崎市不妊・不育専門相談センター）	×	○	×	毎月 1 回 土曜日 9：30 ～ 11：30 専門医師や不妊症看護認定看護師による面接相談 ☎（予約）：044-711-3995 9：30 ～ 16：30 月～金曜日
相模原市	妊活サポート相談（不妊・不育専門相談）	○	○	×	月 1 回 9：00 ～ 11：30 電話相談 ☎ 042-769-8345（相模原市こども家庭課、面接予約兼用） 月 1 回 13：00 ～ 15：30 ※要予約 ☎ 042-769-8345
横須賀市	横須賀市不妊・不育専門相談センター （こども健康課内）	○	○	○	月～金曜日 8：30 ～ 17：00 電話相談 ☎ 046-822-9818 月 1 回程度 医師による面接相談 ※要予約 メール相談：chaw-cfr@city.yokosuka.kanagawa.jp

中部・東海地区

新潟県	新潟大学医歯学総合病院	○	○	○	火曜日 15：00 ～ 17：00 電話相談 面接相談 ※要予約 平日 10：00 ～ 16：00 ☎ 025-225-2184 メール相談：sodan@med.niigata-u.ac.jp
富山県	富山県不妊専門相談センター	○	○	×	火、木、土曜日 9：00 ～ 13：00 水、金曜日 14：00 ～ 18：00 電話相談 ☎ 076-482-3033 火、木、土曜日 14：00 ～ 18：00 水、金曜日 9：00 ～ 13：00 面接相談 ※要予約
石川県	石川県不妊相談センター	○	○	○	月～土曜日 9：30 ～ 12：30 火曜日 18：00 ～ 21：00 助産師による（電話・面接・メール） 年4回 14：00 ～ 16：00 <泌尿器科医師による男性不妊専門 面接相談> ※面接要予約 ☎ 076-237-1871 メール相談：funin@pref.ishikawa.lg.jp
福井県＊	福井県看護協会＊	○	○	×	月・水曜日 13：30 ～ 16：00 電話相談 ☎ 0776-54-0080 水曜日 16：00 ～ 17：00、毎月第 2 火 15：00 ～ 16：00 医師による面接相談 ※要予約 水曜日 13：30 ～ 16：00 助産師による面接相談 ※要予約
山梨県	山梨県福祉プラザ 3 階 ルピナス	○	○	○	水曜日 15：00 ～ 17：00 保健師による電話相談 ☎ 055-254-2001 第 2、第 4 水曜日 15：00 ～ 17：00 専門医師、心理カウンセラーによる面接相談 ※要予約 メール相談：kosodate@pref.yamanashi.lg.jp
長野県	長野県看護協会会館 （（公社）長野県看護協会内）	○	○	○	火・木曜日 10：00 ～ 16：00 毎月第 3 土曜日 13：00 ～ 16：00 電話相談 ☎ 026-226-9963 ／不妊相談コーディネーターによる面接相談 ※要予約 / 電話相談日 第 4 木曜日 13：30 ～ 16：00 産婦人科医師による面接相談 ※要予約 / 電話相談日 メール相談：funin@nursen.or.jp
長野市	長野市保健所	○	○	×	平日 8：30 ～ 17：00 保健師による電話相談 ☎ 026-226-9963 毎月第 3 水曜日 13：00 ～ 16：00 不妊カウンセラーによる面接相談 ※要予約
岐阜県	岐阜県健康科学センター内	○	○	○	月・金曜日 10：00 ～ 12：00 13：00 ～ 16：00 電話相談 ☎ 058-389-8258 ※面接要予約 メール相談：c11223a@pref.gifu.lg.jp
静岡県	静岡県不妊・不育専門相談センター （一般社団法人静岡県助産師会内）	○	○	×	火曜日 10：00 ～ 19：00 木・土曜日 10：00 ～ 15：00 ☎ 080-3636-3229 年 3 回（開設日は電話でお問い合わせください） 医師による面接相談 ※要予約 問い合わせ先：静岡県庁こども家庭課 ☎ 054-221-3309
浜松市	健康増進課	×	○	×	開催日等詳細はお問合せください 医師による面接相談 ※要予約 ☎ 053-453-6188 はままつ女性の健康相談 月～金曜日 13：00 ～ 16：00
愛知県	名古屋大学医学部附属病院	○	○	○	月曜日 10：00 ～ 14：00 木曜日 10：00 ～ 13：00、第 3 水曜日 18：00 ～ 21：00 電話相談 ☎ 052-741-7830 火曜日 16：00 ～ 17：30 医師による面接相談 ※要予約 第 1・3 月曜日 14：30 ～ 15：30、第 2・4 木曜日 13：30 ～ 14：30 カウンセラーによる面接相談 ※要予約 メール相談：http://www.med.nagoya-u.ac.jp/obgy/afsc/aichi/
名古屋市	名古屋市立大学病院内	○	×	×	火曜日 12：00 ～ 15：00 金曜日 9：00 ～ 12：00 ☎ 052-851-4874
豊田市	豊田市役所	×	○	×	広報とよた・市ホームページに日時を掲載 不妊症看護認定看護師による面接相談 ☎ 0565-34-6636
豊橋市	豊橋市不妊・不育専門相談センター （豊橋市保健所こども保健課内）	○	○	×	月～金曜日 8：30 ～ 17：15 予約不要、随時相談可 ☎ 0532-39-9160
岡崎市	岡崎市保健所	×	○	×	毎月第 4 金曜日の午後 ※ 2 日前までの事前予約必要 ☎ 0564-23-6084
三重県	三重県不妊専門相談センター （三重県立看護大学内）	○	○	×	相談専用ダイヤル ☎ 059-211-0041 火曜日 10：00 ～ 16：00（第 3 火曜日のみ 10:00 ～ 20:00） 電話相談 ☎ 059-211-0041 火曜日 面接相談 ※要予約

近畿地区

実 施	開設場所	相談方式			電話番号、相談日及び時間など
		電話	面接	メール	
滋賀県	滋賀県不妊専門相談センター (滋賀医科大学附属病院内)	○	○	○	月～金曜日　9：00～16：00 電話相談　☎ 077-548-9083 毎週水曜日　15：00～　面接相談　※要予約 メール相談フォーム：http://www.sumsog.jp/consulting-a-doctor/advice-for-sterility
大津市	大津市総合保健センター内	○	○	×	平日 10：00～16：00　☎ 077-528-2748　※要予約
京都府	きょうと子育てピアサポートセンター	○	○	×	月～金曜日 9：15～13：15、14：00～16：00 電話 / 面接相談（助産師）要予約　☎ 075-692-3449 毎月 第1金曜日 9：15～13：15、月～金曜日　9：00～21：00 仕事との両立に関する相談　☎ 075-692-3467　※面接相談は要予約
京都市	京都府助産師会（京都府助産師会館）	×	○	×	助産師による面接相談・交流会　要予約　受付　☎ 075-841-1521（月～金曜日 10：00～15：00） 相談日　第1木曜日・第3土曜日　14：00～16：00（7、9、12、3月は第1木曜日のみ） 交流会　7、9、12、3月の第3土曜日　14：00～16：00
大阪府 大阪市	おおさか不妊専門相談センター （ドーンセンター）	○	○	×	☎ 06-6910-8655（電話相談専用）　☎ 06-6910-1310（面接相談予約電話） 電話相談　第1・3水曜日 10：00～19：00　第2・4水曜日 10：00～16：00　第1～4金曜日 10：00～16：00　第4土曜日 13：00～16：00　（第5水曜日、第5金曜日、平日の祝日は除く） 面接相談　第4土曜日 14：00～17：00（30分/4組）　※要予約　火～金曜日 13：30～18：00 18：45～21：00、土・日曜日 9：30～13：00 13：45～18：00
堺市	堺市役所等	×	○	×	助産師・不妊カウンセラーによる面接相談　（要予約）各保健センター受付 相談日時　月1回（第4木曜日）13：00～16：00（相談時間45分間）　日時変更されることもあり
兵庫県	兵庫県立男女共同参画センター （神戸クリスタルタワー7階）	○	○	×	不妊・不育専門相談 電話相談　☎ 078-360-1388　第1、3土曜日 10：00～16：00 助産師（不妊症看護認定看護師） 面接相談（完全予約制予約専用　☎ 078-362-3250） 第2土曜日 14：00～17：00 助産師（不妊症看護認定看護師） 第4水曜日 14：00～17：00 産婦人科医師
	兵庫医科大学病院内	×	○	×	不妊・不育専門相談　面接相談（完全予約制 ☎ 078-362-3250） 第1火曜日 14：00～15：00　産婦人科医師
	男性不妊専門相談：神戸市内	○	○	×	男性不妊専門相談　☎ 078-360-1388 第1、3土曜日 10：00～16：00 助産師（不妊症看護認定看護師） 面接相談（完全予約制）予約専用　☎ 078-362-3250 第1水曜日 15:00～17:00 泌尿器科医師　第2土曜日 14:00～17:00 助産師（不妊症看護認定看護師）
西宮市＊	西宮市保健所＊	○	×	×	月～金曜日 9：00～17：30　☎ 0798-26-3667
明石市	あかし保健所	×	○	×	毎月第4水曜日 13：30～16：30（一人1時間まで）予約受付　☎ 078-918-5414（保健総務課） （広報あかしに日時を掲載）市の委託保健師による面接相談（不育症相談窓口を兼ねる）
奈良県	奈良県医師会館内	○	○	×	金曜日 13:00～16:00　電話相談（助産師）　☎ 0744-22-0311 毎月第2金曜日 13:00～16:00　面接相談（産婦人科医師）　要予約
和歌山県	県内3保健所（岩出、湯浅、田辺）	○	○	○	相談受付（予約兼用）岩出 ☎ 0736-61-0049　湯浅 ☎ 0737-64-1294　田辺 ☎ 0739-26-7952 電話相談　月～金曜日 9：00～17：45（保健師）　面接相談　（医師）要予約 メール相談：e0412004@pref.wakayama.lg.jp
和歌山市＊	和歌山市保健所 地域保健課＊	○	○	×	月～金　8：30～17：15　☎ 073-488-5120　保健師による電話相談 医師による面接相談（予約制）　毎月第1水曜日 13：00～15：15

中国地区

鳥取県	鳥取県東部不妊専門相談センター (鳥取県立中央病院内)	○	○	○	火・金・土曜日 8：30～17：00　☎ 0857-26-2271 水・木曜日 13：00～17：00（メール・電話のみ）　※面接要予約 メール相談：funinsoudan@pref.tottori.lg.jp　FAX相談：0857-29-3227
	鳥取県西部不妊専門相談センター (ミオ・ファティリティ・クリニック内)	○	○	○	月・水・金曜日　9：00～12：00、14：00～17：00　電話・面接相談　☎ 0859-35-5223 火・木・土曜日　14：00～17：00 メール相談：seibufuninsoudan@mfc.or.jp
島根県	島根県立中央病院	○	○	○	月～金曜日　15：00～17：00　電話相談　☎ 0853-21-3584 医師による面接　※要予約　☎ 0853-21-3584 メール相談：funinshimane@spch.izumo.shimane.jp
岡山県	岡山大学病院	○	○	○	月・水・金曜日 13：00～17：00 毎月 第1土・日曜日 10：00～13：00　電話／面接　※面接相談は要予約　☎ 086-235-6542 メール相談：funin@okayama-u.ac.jp
広島県	広島県不妊専門相談センター	○	○	○	月・木・土曜日　10：00～12：30　火・水・金曜日 15：00～17：30　☎ 082-870-5445 金曜日　15：00～16：00　助産師による面接相談 年6回　医師による面接相談　※要予約　☎ 082-870-5445 メール相談フォーム：https://www.pref.hiroshima.lg.jp/soshiki/248/funinsenmonsoudan.html ※ FAX相談・メール相談／原則1週間以内に返信
山口県	山口県立総合医療センター	○	○	○	9：30～16：00　保健師又は助産師　電話相談　☎ 0835-22-8803 第1・第3月曜日　14：00～16：00　臨床心理士による面接相談　☎ 0835-22-8803 産婦人科医師による面接相談　※要予約　☎ 0835-22-8803 メール相談：nayam119@ymghp.jp
下関市	下関市役所	○	○	×	産婦人科医師・泌尿器科医師・臨床心理士による専門相談　※要予約 詳細は、URL：　http://www.city.shimonoseki.lg.jp/www/contents/1133251371142/index_k.html 保健師による一般相談　☎ 083-231-1447 下関市保健部健康推進課

＊は国庫補助を受けず、自治体単独で実施している事業　　※相談日及び時間は変更することがあります

四国地区

実施	開設場所	相談方式			電話番号、相談日及び時間など
		電話	面接	メール	
徳島県	徳島県不妊・不育相談室	×	○	×	月・金曜日 15：00 ～ 17：00 ※要予約　火曜　9：30 ～ 12：00　月曜日、木曜日　13：30 ～ 17：00　☎ 088-633-7227
香川県	不妊・不育症相談センター	○	○	○	専用ダイヤル　☎ 087-816-1085（相談と予約） 月～金曜日　10：00 ～ 16：00　電話相談 月 1 ～ 2 回　専門医による面接相談　※要予約 月 2 回　13：30 ～ 16：00　心理カウンセラーによる面接相談　※要予約 メール相談：サイト内フォームより　https://www.pref.kagawa.lg.jp/kosodate/baby/index.html
愛媛県	愛媛県心と体の健康センター	○	○	×	水曜日　13：00 ～ 16：00　電話相談　☎ 089-927-7117 月 1 回　面接相談　※要予約 / 毎週水曜日 13：00 ～ 16：00　☎ 089-927-7117
愛媛県	休日不妊相談ダイヤル＊ （愛媛助産師会）	○	×	×	土曜日　13：00 ～ 17：00　☎ 080-4359-8187（2020 年 7 月～ 2021 年 3 月まで実施）
松山市	松山市保健所　健康づくり推進課	○	○	×	平日 8：30 ～ 17：15　☎ 089-911-1870
高知県	高知県・高知市病院企業団立高知医療センター内「ここから相談室」	○	○	×	水曜日、毎月第 3 土曜日　9：00 ～ 12：00　電話相談　☎ 070-5511-1679 毎月第 1 水曜日 13：00 ～ 16：20　面接相談　※要予約 / 水曜日、毎月第 3 土曜日　9：00 ～ 12：00 2020 年度 1 月に男性不妊専門相談　※要予約　水曜日、毎月第 3 土曜日　9：00 ～ 12：00 予約専用アドレス：kokokara@khsc.or.jp

九州・沖縄地区

福岡県	県内 3 保健福祉環境事務所 （宗像・遠賀、嘉穂・鞍手、北筑後）	○	○	×	月～金曜日　9：00 ～ 17：00　電話相談　※面接相談は要予約 宗像・遠賀保健福祉環境事務所　☎ 0940-37-4070 …… 第 3 金曜日 13：00 ～ 16：00 嘉穂・鞍手保健福祉環境事務所　☎ 0948-29-0277 …… 第 1 水曜日 13：30 ～ 16：30 北筑後保健福祉環境事務所　☎ 0946-22-4211 ………… 偶数月の第 3 金曜日 13：30 ～ 16：30
北九州市	小倉北区役所健康相談コーナー内	○	○	×	月～金曜日　9：00 ～ 12：00　13：00 ～ 17：00　電話相談・助産師による面接相談　☎ 093-571-2305 月 1 回　医師による面接相談　※要予約
福岡市	福岡市不妊専門相談センター	○	○	×	月、火、木曜日　10：00 ～ 18：00　水、金曜日　13：00 ～ 19：00 第 2・4 土曜日　13：00 ～ 17：00　不妊カウンセラーによる面接相談　※要予約　☎ 080-3986-8872
福岡市	各区保健福祉センター健康課				助産師による面接相談　※要予約　☎ 各区保健福祉センター健康課
佐賀県	佐賀中部保健福祉事務所（専門相談）	○	○	×	月～金曜日　9：00 ～ 17：00　☎ 0952-33-2298 第 3 水曜日　15：00 ～ 17：00　専門医・カウンセラー面接相談　※要予約 月～金曜日　9：00 ～ 17：00　保健師面接相談
佐賀県	各保健福祉事務所（一般相談）				月～金曜日　9：00 ～ 17：00　電話 / 面接相談　（面接相談は要事前連絡） 鳥栖　☎ 0942-83-2172　伊万里　☎ 0955-23-2102　唐津　☎ 0955-73-4228　杵藤　☎ 0954-23-3174
長崎県	各保健所	○	○	×	月曜日～金曜日　9：00 ～ 17：45　電話／面接相談 西彼保健所 ☎ 095-856-5159　県央保健所 ☎ 0957-26-3306 県南保健所 ☎ 0957-62-3289　県北保健所 ☎ 0950-57-3933 五島保健所 ☎ 0959-72-3125　上五島保健所 ☎ 0959-42-1121 壱岐保健所 ☎ 0920-47-0260　対馬保健所 ☎ 0920-52-0166
熊本県	熊本県女性相談センター	○	○	×	月～土曜日　9：00 ～ 20：00　電話相談　☎ 096-381-4340 第 4 金曜　14：00 ～ 16：00　産婦人科医師による面接相談　※要予約　☎ 096-381-4340
大分県	大分県不妊専門相談センター （大分大学医学部附属病院）	○	○	○	☎ 097-586-6368（直通）　☎ 080-1542-3268（携帯） 火曜日～土曜日　10：00 ～ 16：00　電話相談 随時　不妊カウンセラー（専任助産師）による面接相談 週 1 回　医師による面接相談 月 2 ～ 3 回　臨床心理士による面接相談 月 2 回　胚培養士による面接相談　※面接相談は要予約 メール相談：hopeful@oita-u.ac.jp
宮崎県	宮崎県中央保健所	○	○	×	月～金曜日　9：30 ～ 15：30　☎ 0985-22-1018（専用）　※面接は要予約
宮崎県	宮崎県都城保健所 宮崎県延岡保健所	×	○	×	都城保健所　9：30 ～ 15：30　☎ 0986-23-4504　※要予約 延岡保健所　9：30 ～ 15：30　☎ 0982-33-5373　※要予約
鹿児島県	鹿児島大学病院（専門相談）	○	×	○	月・金曜日　15：00 ～ 17：00　電話相談　☎ 099-275-6839 メール相談：funin@pref.kagoshima.lg.jp
鹿児島県	各保健所（一般相談）	○	○	×	月～金曜日　8：30 ～ 17：15　電話相談／面接相談 指宿保健所 ☎ 0993-23-3854　志布志保健所 ☎ 099-472-1021　加世田保健所 ☎ 0993-53-2315 鹿屋保健所 ☎ 0994-52-2105　伊集院保健所 ☎ 099-273-2332　西之表保健所 ☎ 0997-22-0012 川薩保健所 ☎ 0996-23-3165　屋久島保健所 ☎ 0997-46-2024　出水保健所 ☎ 0996-62-1636 名瀬保健所 ☎ 0997-52-5411　大口保健所 ☎ 0995-23-5103　徳之島保健所 ☎ 0997-82-0149 姶良保健所 ☎ 0995-44-7953
鹿児島市	鹿児島県助産師会 （鹿児島中央助産院）	○	○	○	水曜日　10：00 ～ 17：00　☎ 099-210-7559　※面接相談は要予約 メール相談：so-dan@k-midwife.or.jp
沖縄県	沖縄県看護研修センター内	○	○	○	水・木・金曜日　13：30 ～ 16：30　電話相談　☎ 098-888-1176（直通） 月 1 ～ 2 回　14：00 ～ 17：00　面接相談　☎ 098-888-1176（直通）　※要予約 メール相談：woman.h@oki-kango.or.jp

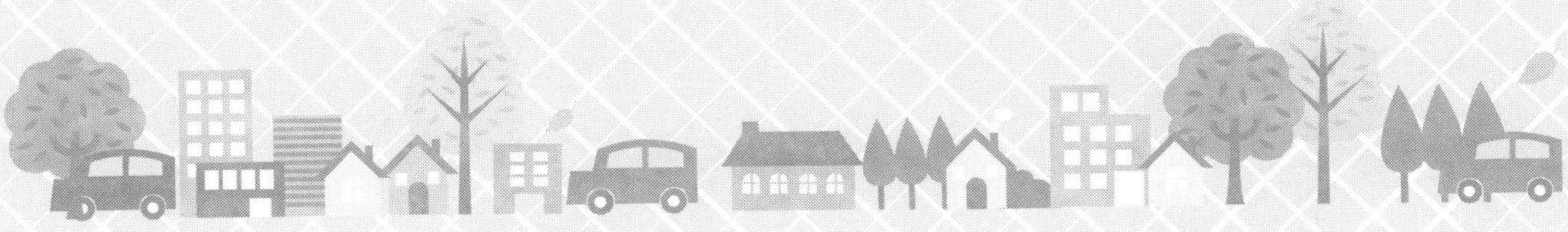

〔 編集後記 〕

今回は、「No more! 流産」をタイトルに流産と不育症、また着床障害を特集しました。流産は、とても辛く悲しい経験です。このとき体と心に感じた痛みは、赤ちゃんとさよならしなくてはならない恐怖感や喪失感から去来することのほうが強かったかもしれません。また着床障害も、流産と同じように喪失感を覚える人も少なくありません。それでも傷を癒し、次の妊娠へと向かい、願うご夫婦が「赤ちゃんを授かる」ために、まずは流産がなぜ起こるのか？ それを十分に知って、自分を責めずにいてほしいと思います。

着床障害の検査と治療、そして胚の染色体異常の検査は、生殖医療に大きく貢献することとして研究が進み、実際の治療現場では多くのご夫婦に赤ちゃんが授かっています。また、不育症で悩んでいる夫婦も、適切な検査と治療で 85%が赤ちゃんを授かっています。

そうした治療と取材をした着床障害や不育症の治療に長けた生殖医療専門医、臨床遺伝専門医の先生お話から「流産は仕方ないこと」、「着床はブラックボックスの中」ではなく、向こうに光が見えたように思いました。

あなたにも、この光が届きますように！

i-wish... ママになりたい

No more！流産

発行日	｜	2020 年 11 月 20 日
発行人	｜	谷高　哲也
構成 & 編集	｜	不妊治療情報センター・funin.info
発行所	｜	株式会社シオン　電話 03-3397-5877 〒 167- 0042 東京都杉並区西荻北 2-3-9 グランピア西荻窪 6 F
発売所	｜	丸善出版株式会社　電話 03-3512-3256 〒 101- 0051 東京都千代田区神田神保町 2-17 神田神保町ビル 6F
印刷・製本	｜	シナノ印刷株式会社

ISBN978-4-903598-75-8